ジェフリー・A・リーバーマン
with オギ・オーガス
宮本聖也 監訳　柳沢圭子 訳

The Untold Story of Psychiatry

Jeffrey A. Lieberman
with Ogi Ogas

Shrinks
〈シュリンクス〉

誰も語らなかった
精神医学の真実

Ψ
金剛出版

私を元気づけてくれる、両親のハワードとルース
私を支えてくれる、妻のローズマリー、息子のジョナサンとジェレミー
そして私を教え導いてくれる患者さんたちに捧げる

Shrinks : The Untold Story of Psychiatry
Jeffrey A. Lieberman, M.D., with Ogi Ogas

日本語版序文

私が本書を執筆した理由は数多くあるが、なかでも特に際立つものをひとつ紹介したい。数年前、私の友人の妻が自殺したことを知った。私の友人を仮にポール氏と呼ぶことにしよう。彼は有名で大きな影響力をもつ政治家であり、有力な知人が多く、物事をうまく成し遂げる方法をよく知っていた。実際、その痛ましい問題の出来事は、有力な官職者との会合の直前に起こった。ポール氏は妻の状態について私に一度も相談しなかったが、彼女は長い間うつ病を罹患して、精神科の治療を受けていたことを私は知っていた。彼女に精神疾患の既往歴があったという事実は、驚くべきことではなかった。なぜなら自殺者の九割には、診断や治療の有無にかかわらず既存の病気があり、うつ病が最も多いからである。

私が驚いたのは、夫婦の病歴である。妻は以前乳がんに罹患して、地域で先端的ながん専門病院で治療を受けた。またポール氏は心臓疾患に罹患した際、地域でトップクラスの心臓外科医によるバイパス手術を受けたり、一流の整形外科専門病院で肩股関節置換術を受けたりした。身体的健康のケアに関して言えば、最良の治療を受けるために、どこに行って誰に診てもらえばよいかを、この夫婦ははっきりわかっていた。彼らの高度な知識と多くの人脈を考慮すれば、実にもっともな話である。

ただ不可解で、私が驚き戸惑ったのは、彼らが身体疾患に対して受けた一流の医療（彼らの長寿や活力は、現代医学の威力の証明である）と、故人が受けた比較的平凡なレベルの精神科医療とが、著しく異なっていた点である。彼女が亡くなった原因は、当時投薬されていたが最近はほとんど使われていない古い三環系抗うつ薬の過量服用だった。それは、ポール氏の妻が受診していた精神科の開業医が、何年も前に処方した薬だった。表向きは有能（たとえば認定医、公認医とか同僚から一目置かれているとか）だが、その精神科医には際立った資質もなく、夫妻がいつも治療を任せている医師たちのレベルに達しているとは思えなかった。さらに、その医師は精神科の研修を修了してから何十年も経過していた。つまり、現代精神医学の幾多の進歩を知らないまま研修を終えていたわけである。ポール氏の妻は、どうやら年に二、三回しかこの精神科医の診察を受けなかったようである（彼らは同じ都市に住んでさえいなかった）。したがって、次の予約まで大量の薬が一度に処方されたのだが、それは致死的副作用の可能性をもつ薬を、自殺のリスクのある患者に処方するというきわめて危険な医療であった。

夫妻は最善策をつねに求める見識の高い人たちだが、こと精神科の治療となると、なぜその基準が異なったのだろうか？　なぜ内科的・外科的医療を受けたときと同じように、妻の精神科医療も重要視しなかったのだろうか？　夫妻のように博識で有能な人たちの判断や認識のなかに、このような盲点がどうして存在したのだろうか？　その答えは、精神疾患や精神医学に対する汚名しかないと思う。精神医学は、汚名を着せられた責任に対して、真摯に向き合わないといけない医学分野である。

悲しいことに、このような悲劇は決して珍しくないという現実がある。同じようなシナリオは、世界中のあらゆる国、文化や社会階級にわたって存在している。人類史を通じて、精神障害に対する認識はまったく不足しており、ほとんど理解されないまま不適切な治療を受ける機会が多すぎた。脳に関する知識の欠如や精神障害の原因に関する無知のために、われわれの精神医学の先人たちは、有害で無効な治療を数多く施してきた。精神異常者の収容施設の悲惨な状況やロボトミーのような野蛮な治療、そしてオルゴン理論や「統合失調症を作る母親」のような精神疾患に対する途方もない説明で、精神医学は公衆からの非難と嘲笑を受けてきた。そしてこの状況は今日まで続いている。

汚名とは、恥や不名誉の刻印を指す。これまで精神疾患には、汚名をそそがれるような基盤が、まことしやかに存在したのかもしれない。しかし、その汚名は現在まで持続しており、疾患の姿や実態が明らかになってきた精神医学という分野にまで、偏見や差別というかたちで波及している。ただ単純明快な事実として言えることは、精神疾患や精神医学の汚名が、二一世紀まで持続した理由は何も見つけられないということである。われわれが精神疾患を理解し治療する能力は、飛躍的に進歩してきた。ほんの一世紀以上前、統合失調症患者は収容施設や地下室で鎖につながれる日々を送っていた。しかし今日では、もし現代の最新治療を受けられれば、生活機能をしっかり保って、差別など受けずに充実した人生を送ることができる。

精神医学は、遅ればせながらも奇跡的な進展を果たしてきたにもかかわらず、その不名誉な歴史から逃れられないでいる。ほかの医学分野では、進歩が成功物語を牽引しているのに対し、精神医学は過去の失敗がつねにつきまとってくる。精神医学の黎明期には、神話、誤解、誤診、空想的理論や危険で不合理な治療法でも、明確な学問分野として発展してきたのは事実である。精神科という専門職は、今でも嘲笑や懐疑的な見方にさいなまれており、治療によって大きな恩恵が得られるかもしれない多くの人々は、無知であったり、過剰な心配をしていたり、治療を求めることを恥じたりしているのである。そのかわりに、彼らとその愛する者たちは、沈黙したまま苦しんでいる。

ぞっとするようなポール氏の妻のケースからお気づきのように、精神疾患を治療しないことから生じる費用は莫大である。世界保健機関（ＷＨＯ）は、世界で約四億五千万人（アメリカでは約六千万人）が精神疾患に罹患していると見積もっている。つまり、ほぼ四人のうち一人が、一生の間に精神疾患に罹患する可能性がある。また精神疾患の総合的な治療費は、年間二・五兆ドル（アメリカでの直接および間接的費用は約三千億ドル）と推定されている。ＷＨＯによる世界の疾病負担研究によれば、神経精神疾患は、心血管系疾患や感染症に次いで三番目に費用のかかる疾患群に入り、うつ病は二〇三〇年までに世界で最も費用を要する障害になるだろうと予測している。

私が本書を執筆した別の理由は、精神医学の変革的進展期が、私の職業人としての人生とほぼ重なり、私の専門的な仕事と同時に進行したことである。私は精神医学の進歩に多大な貢献をしたわけではない。精神医学は科学界の外れや医学界の僻地から、最も刺激的で急速に発展した医学の専門領域に仲間入りした。私は幸運か偶然の一致によって、精神医学の進歩とともに自分の職歴を築けたのである。私が医学校で精神医学を最初に学んだ頃、向精神薬は使用されはじめたばかりで、アメリカでは精神分析的理論と実践がまだ優勢だった。心のケアと治療には一貫性がなく、本質的なエビデンスに基づいたものではなかった。おまけに精神科の診断体系は混沌としたものが使われていた。最も重要なことは、精神医学の焦点はまだ真っ向から心にあり、脳への関心は端緒についたばかりであった。したがって、私の職業の進展は、精神医学の再生と出現を強く反映したものとなっている。

本書を書きはじめた際、編集者は私に、精神疾患や精神科の治療の実例となるような症例の臨床経験や、関連した個人的体験を盛り込むよう勧めた。個人のプライバシーを守るために、これらはすべて匿名化した。

私はさらに、精神疾患を罹患した人々に敬意を表したかった。彼らはその窮状や治療の可能性が知られる前の長い歴史を通して、ひどい苦悶を味わってきた。同時に私は、精神医学が有効な医療を提供し、症状を緩和することによって有意義な人生を送ることができる時代に、幸運にも生まれた患者さんたちをたたえたかった。そして最後に、精神障害に対して医学的支援が必要になるかもしれない現在そして未来の世代の人々に、科学的で医学的適格性を有する精神医学がついに、そしてまぎれもなく実在していることを伝えたかった。

本書では**精神疾患とは何なのか？　精神医学や心のケアは何を治療できるのか？**を説明するつもりだが、精神医学の過去の**善悪や醜さ**には言及しない。精神医学は無知、傲慢さや人間の誤りにより後退を繰り返し、緩徐で不規則ながらも確実に進歩してきたひるむことのない領域の歴史である。振り返ってみると、精神医学の理論や実践には不合理で野蛮なものも存在したが、現代のレンズを通して過去を批判的に俯瞰したり、現在の基準で判断したりする「現代的な思考」に屈服するべきではない。本書を読み、間違った方向に導かれたか最低だと思えるような出来事や行為が生じた当時の状況を心に留めておいてほしい。これらの事例の圧倒的多数は、今では絶望的で無謀と思えるかもしれない。しかし、効果的な治療の選択肢がなく、患者を助けようという嘘偽りのない意図の下に行われてきたのである。

もし読者が本書を読むことで、精神疾患が多くの人々に強い影響を与える可能性や、治療を受けることで苦しみを速やかに軽減できる期待や希望についてより深く認識できたら、この本を執筆した私の目的はかなえられるだろう。

ジェフリー・A・リーバーマン

ニューヨーク市にて

脳は空より広い
二つを並べると
一方に、もう一方が
楽々と入るし、自分自身まで入ってしまう。

脳は海より深い
手に持つと
一方が、もう一方を吸い込んでしまう
まるでスポンジやバケツのように。

脳は神と同じ重さである
持ち上げて比べると
その差は――あるとすれば――
音節と音の差ほどでしかない。

――エミリー・ディキンソン

シュリンクス

誰も語らなかった精神医学の真実

目次

シュリンクス

誰も語らなかった精神医学の真実

序章

エレナに何が起きたのか？

精神科医のところへ行く者はみな、脳を検査してもらったほうがいい。
――サミュエル・ゴールドウィン（アメリカの映画製作者）

数年前、誰もが知る有名な人物が、気の進まない様子で二二歳の娘を私のところへ連れてきた。この人物を仮にコンウェイ氏と呼ぼう。説明によると、娘のエレナはイェール大学を休学しており、それは原因不明の成績低下をめぐるさまざまな一連の問題のためだという。コンウェイ夫人は相槌を打ち、エレナが勉強しなくなったのは「やる気のなさと自信の低さ」のせいだと付け加えた。

娘が陥った問題を解決するために、夫妻はやる気を高める専門家や、人生を指導するコーチ、家庭教師など、多くの人材を雇った。しかし、それだけお金をかけてお目付役を連れてきても、娘の態度に改善は見られない。実際、「娘さんはどこか悪いようです」と（相手は有名人なので、かなりためらいがちに）進言した家庭教師もいたのだが、夫妻はその指摘を家庭教師自身の力不足をごまかす言い訳だと切り捨て、娘を「落ち込みから脱出」させる方法を探しつづけた。

自然療法薬と瞑想に救いを求め、それでも効果がないと、さらにお金をつぎ込んで催眠療法と鍼療法を試した。実のところ、精神科医を避けるためにできることは一つ残らず試していたのである。しかし、それも「あの事件」が起きるまでのことだった。

母親と落ち合って昼食をとるため、ニューヨークの地下鉄で市の中心部に向かっていたエレナは、薄汚れた革ジャケット姿の、頭のはげかかった中年男に声をかけられ、言われるままに電車を降りた。そして母親に断りなく昼食の約束をすっぽかし、男が住むロウアー・イーストサイドの小汚い地下のアパートまでついていってしまったのである。取り乱した母親からの電話にエレナがようやく答えたのは、男がキッチンでエレナに酒を用意しているときだった。

コンウェイ夫人は娘の居場所を知ると素早く警察に通報し、現場に踏み込んだ警察が娘を両親のもとへ送り届けた。エレナは母親の突然の介入に抗議しないどころか、この事件にまったく動揺していないように見えた。

マンハッタンにある私のオフィスで一連の出来事を説明する様子を見ると、夫妻が娘を愛し、その身を心から案じていることは明らかだった。娘がたどりかねなかった運命を考えたときの心痛は、二人の息子のいる私にも容易に理解できた。しかし、娘を心配しながらも、夫妻は私の診療が必要かどうか、疑いの念をあらわにした。椅子に座ってからコンウェイ氏が真っ先に発した言葉は、「実を言うと、娘にはシュリンクなんてまったく必要ないと思うんですよ」というものだった。

私が一生を捧げてきた精神医学という分野は、依然として、ほかのどの医学分野よりも強烈な不信感と恐怖と中傷を向けられている。心臓病医の追放を求める反心臓病学運動など存在しない。がん治療に抗議する反腫瘍学運動も存在しない。しかし、精神科医を減らすことや規制すること、あるいは撲滅することを求める、大規模でかまびすしい反精神医学運動というものは存在する。コロンビア大学精神医学科の学科長、ニューヨーク・プレスビテリアン病院コロンビア大学医療センターの精神科医長、そしてアメリカ精神医学会の元会長である私のもとには、毎週、辛辣な批判を綴った電子メールが寄せられる。

「おまえらのインチキな診断名は、大手製薬会社を肥やすためだけにあるのだ」

「あなたがたは自分の存在を正当化するために、正常そのものの言動を取り上げて病気呼ばわりしている」

「精神障害なんてものは存在しない。あるのはただ、多様な精神状態だけだ」

「おまえたち偽医者《にせ》どもは、自分が何をしているか、わかっちゃいない。でも、これだけは知っておけ。おまえたちの薬は人間の脳を破壊するということだ」

このような疑り深い人たちは、精神医学が精神的な健康問題の**解決**に役立つとは思っていない。むしろ、精神医学こそが精神的健康に関わる問題点だと主張する。世界中どこでも、人は「シュリンク」に対して消えない疑念を抱いている。シュリンクとは、この分野に巣食っていると思われている、横柄な偽医者たちを指す最も一般的な蔑称である。

私はコンウェイ夫妻の疑念に見て見ぬ振りをし、エレナの評価を開始した。詳しい生い立ちや医学的な情報を両親に尋ねて、これまでの履歴を調べるのである。わかったのは、エレナが四人の子の中の第一子で、最も優秀であり、最も将来性があるように見えたということである。エレナの人生は何もかもが順風満帆だったと両親は無念そうに語った。イェール大学の二年生のとき、その状況が変わったからである。

一年生のときは屈託なく、社交的で友達も多かったが、数カ月の間に、所属している女子学生クラブの話や恋愛の話を、友達にも親にも徐々にしなくなっていった。厳格な菜食主義になり、カバラ〔ユダヤ教の神秘思想〕に夢中になって、カバラが教える秘密の象徴学を学べば宇宙に関する知識が得られると信じた。授業を休みがちになり、成績はがくんと落ちた。

当初、両親はこのような変化を気にかけてはいなかった。夫人が「子どもには自分探しの機会を与えなければいけませんからね」と言うと、コンウェイ氏も「私だって、あの年頃のときは人と違うことをしましたよ」と同意した。そんな夫妻が心配しはじめたきっかけは、大学の学生保健サービスからかかってきた一本の電話だった。

エレナは、女子学生クラブのメンバーからばかにされ、金のブレスレットを盗まれたと申し出たという。しかし、大学の管理者に事情を訊かれたメンバーたちは、いじめを否定し、ブレスレットなど見たこともないと主張したばかりか、エレナの言動がだんだんおかしくなってきていると指摘した。ある教授は、試験問題に対するエレナの回答にまで懸念を示した。アイルランドの作家ジェイムズ・ジョイスの意識の流れ的手法〔絶えず移り変わる思考などをそのまま記述する手法〕を説明せよという問いに、エレナは、ジョイスの文体は「宇宙の霊的な力によって叡智を吹き込まれた、選ばれし読者への特別なメッセージを秘めた暗号」だと答えたのである。

この一件の後、夫妻はエレナの休学を申請し、個人的なコーチを雇ったりニューエイジの療法を受けさせたりしていたが、あるとき友人から、人気の高いマンハッタンの心理療法家を奨められた。その心理療法家はソーシャルワーカーで、精神疾患に関してあくまでも非医学的な考え方を謳っていることで知られ、心理的な問題は「心の障害物」だと公言していた。治療法としては、独自に開発した直面的な〔クライアントが意識化しつつある問題を提示し、それに直面させる〕会話療法の一種を好んで用いていた。エレナに下した診断は「自尊心の不調」で、この障害物を取り除くために、週二回の高額なセラピーを実施しはじめた。

このセラピーを丸一年ほど続けても改善が見られなかったため、コンウェイ夫妻は今度はホリスティック医学〔人間を身体・心・霊性などの統合体ととらえる医学〕の療法士に助けを求めた。療法士は、下剤の投薬、菜食、そして瞑想の練習を処方したが、どれだけ独創的な方法で治療しても、エレナの感情の欠如や支離滅裂な思考は変わらなかった。

そこへ、見ず知らずの男による誘拐未遂事件が起こり、夫妻は、行きずりの猥褻男の家についていく危険性が娘にはわからないらしいという、衝撃の事実に直面せざるを得なくなった。この時点で、かんかんに怒った家庭医から「頼むから本物の医者に診せるように！」と言われ、私のもとにやってきた次第である。

エレナの両親との面談が終わると、私は「娘さんと二人きりで話をさせてもらえませんか」と頼んだ。夫妻はオフィスから出て行き、エレナと私だけが残った。エレナはほっそりとした長身で、顔は青白く、金色の長い髪は絡み合い、しばらく洗っていないようだった。先ほど私と両親が話していたときは、何もすることのないネコのように、人目を気にせずきょろきょろしていたが、私と向かい合っても視線をあちこち泳がせていた。まるで面談の相手より天井の照明のほうがおもしろいと思っているかのようである。

私は軽んじられた屈辱感ではなく、純粋な懸念を抱いた。このうつろな目つきと取り留めのない視線の動きには見覚えがあった。ある同業者が「断片的な注意」と呼ぶものである。これはつまり、エレナがこの部屋の中ではなく、心の中の刺激に注意を向けているということだった。私はエレナの上の空な様子について考えつづけながら、気分はどうかと尋ねてみた。すると、エレナは私の机の上にあった妻子の写真を指して、「私、この人たちを知っています」と、天井扇の音のように静かで単調な声で答えた。どうして知っているのかと訊きはじめると、こちらの言葉を遮り、「もう行かなきゃ。約束に遅れてしまいます」と言う。

私は元気づけるように微笑んだ。「これがその約束だよ、エレナ。私はリーバーマンという医者でね、君の役に立てるのではないかと思ってご両親が会わせてくれたんだ」。

「私、どこも悪くありません」とエレナは小さい平板な声で答える。「妹たちがいつも私をからかったり、作品づくりの邪魔をしたりすること以外は、気分も上々です」。

大学の様子や休学の理由を尋ねると、もう大学なんてどうでもいいと言い捨てた。自分は世界を救うために、聖なる力の秘密の源を突き止めようとしている。この尊い使命を帯びた自分を教え導くため、神は両親の体の中に天使を送り込んだ。そうエレナは信じていた。

「先生の秘書もそれをご存知ですよ」とエレナは言い添えた。

「なぜそう思うの？」

「私が入ってきたときの彼女の微笑み方で。それがサインでした」

このような妄想――分類するなら「自己愛的」（外的な偶然の出来事を自己と関連づける）で「誇大」（ありふれた行動に超越的な意味を吹き込む）な妄想――はシュナイダー症状と呼ばれている。ドイツの精神科医クルト・シュナイダーが、一九四〇年代にこの症状を精神病（サイコシス）（幻覚や妄想を特徴的な症状とする精神障害の総称。統合失調症が代表的）の特徴的症状として初めて記述したからである。初回の面談で認められたエレナの言動と履歴は、統合失調症の診断を強く示唆していた。これは精神疾患の中で最も深刻で危険なものであり、私が三〇年にわたって研究してきた病気である。

コンウェイ夫妻にこのことを伝えなければならないのは気が重かったが、それと同時に、かつては活発だったこの女性が、十分に治療可能な疾患をおそらく三年前から患いながら、再三、無駄な療法を受けさせられていたことにショックと悲しみを感じた。それどころか、両親は本格的な精神科治療を避けることによって、娘をとても深刻な危険にさらしていたのである。第一に、判断力の低下によって、エレナは最悪の決断をする恐れがあった。第二に、統合失調症を治療せずにいると、オイル交換なしで運転しつづけた車のエンジンのように、取り返しのつかない脳の損傷が徐々に起きていくことが、現在ではわかっている。

エレナの両親をオフィスに呼び戻すと、コンウェイ夫人が指で椅子を軽く打ち鳴らしながら、「で、判定は?」と、ぞんざいに尋ねた。私は答えた。「もっと検査をしてみなければ完全には確信がもてませんが、娘さんは統合失調症である可能性が高そうです。これはおよそ一〇〇人に一人がかかる脳の病気で、たいてい青年期の終わり頃か成人期の初め頃に現れます。残念ながら、この病気は深刻で、再発しやすく、完全には治りません。でも幸い、適切な治療と持続的なケアを行えば、回復して、普通に近い生活を送れるようになる可能性も十分あります。復学だってできるかもしれません」。だが、問題はここからだった。私は夫妻の目を見ながら、「娘さんを今すぐ入院させてください」と告げたのである。

夫人は、「ええっ」と抗議と驚きの声を上げた。コンウェイ氏もとんでもないというふうに首を横に振り、「あの子に必要なのは**病院**に閉じ込められることなんかじゃありませんよ。ただ身を入れて勉強に取り組めば、それでいいんです!」と怒鳴ったが、私は引かず、エレナが無事に正常な精神状態に戻り、地下鉄で起きたような事件の再発を防ぐためには、絶え間ない監督と速やかな治療が必要だと説明した。最後には二人が折れて、この病院の精神科病棟に入院させることを承諾した。

エレナのケアは私が自ら監督した。ほかの原因から症状が起きている可能性を除外するため、血液検査や脳波検査、MRI、神経心理学的評価を行うよう指示し、その後、リスペリドンを処方した。副作用の危険性が低い、非常に効果的な抗精神病薬である。それと並行して、社会化グループでは療法士が社会的技能の向上を手助けし、認知療法では注意力と集中力を高めた。日常生活の基本的作業も指導して、清潔さを保ち、身だしなみを整えられるようにした。

三週間、投薬と集中的なケアを続けると、宇宙に関する象徴からは関心が逸れ、本来の人格が現れはじめた。エレナは快活で聡明な、茶目っ気のある女の子だったのである。ここ最近の自分の言動を恥じ、復学してニューヘイブンの友達に会いたいという強い希望も口にした。

エレナの劇的な症状改善は現代精神医学の威力の証明であり、私はエレナを両親と早く会わせたくてたまらなかった。事実、コンウェイ夫妻は娘との再会を喜び、特にコンウェイ氏は娘の変化に気づくと、初めて私の前で相好を崩した。

しかし、治療チームが夫妻と会って退院計画と継続的な外来ケアの必要性について話し合ったとき、夫妻は、エレナの劇的な改善が医学的治療によるものだとは最後まで信じなかった。案の定、数週間後には、エレナが来院しなくなったと外来診察室から報告があった。そこでコンウェイ夫妻に連絡をとり、医学的治療を続けてほしい、そうでなければ必ず症状が再発してしまうと説得したが、夫妻は私の尽力に感謝しながらも、娘にとって何が最善かは自分たちが知っているから、治療方法はこちらで決めて受けさせると主張した。

正直に言うと、もしこの件に遭遇したのが一九七〇年代で、まだ私が医学部に在籍して患者の治療をはじめたばかりの頃だったら、精神科医に対するコンウェイ夫妻の嫌悪感を理解していただろう。あるいは、まったく同じ気持ちさえ抱いていたかもしれない。当時は、精神科病院の大部分がイデオロギーと怪しい科学に蝕まれていた。ジークムント・フロイトの信奉者があらゆる権力の座を握りつづける、エセ医学の世界だった。しかし、コンウェイ夫妻が娘を治療しようとしているのは、ここ二一世紀の世界なのである。

精神医学は、悪評紛々たる長い歴史の中で初めて、精神疾患を抱えた人に、科学的かつ人道的しかも**効果的な**治療を行えるようになった。私はこの医学分野の歴史的転換点で、アメリカ精神医学会の会長になった。精神医学は長らく科学界の外れに身を置いていたが、本書執筆現在、ようやく本来の居場所である医学界に足を踏み入れはじめた。新たな研究と技術と知見により、精神医学は暗闇から抜け出す力を得ただけではなく、立ち上がって、その癒やしの光を世に示す責務も負ったのである。

アメリカ国立精神保健研究所によると、四人に一人は精神疾患にかかるという。しかも、ある人に精神科の医療サービスが必要となる確率は、ほかのどの診療科と比べても高い。にもかかわらず、今では症状を緩和することが証明されている治療法を、あまりにも多くの人が、コンウェイ夫妻と同様、意識的に避けている。といっても誤解しないでほしい。精神医学にあまねく抱かれている負のイメージは、精神医学自らが招いた部分が大きいことを、私は進んで認めたい。大勢の人が精神科の受診を何としてでも避けようとするのは、もっともなのである。私たち精神科医がどれだけ暗闇から遠ざかったのかを示すには、まず、長い過ちの歴史を洗いざらい告白し、怪しげな過去をどのように乗り越えたかを嘘偽りなく語るしかないと私は思う。

この本を書いた理由の一つは、まさにそこにある。悪党もペテン師も、胸の悪くなるような治療法もばかげた理論もひっくるめた、精神医学のありのままの歴史を提示するのである。精神医学界では、つい最近まで真に科学的な成果と言えるものはまれだったし、英雄と呼べる人物はさらにまれだった。心臓病学、感染症、腫瘍学など、ほかの医学分野の歴史の大部分は、数々の大躍進を含む絶え間ない進歩の物語であるのに対し、精神医学の歴史は主に、誤った方向に行きかけたり、長きにわたって立ち止まったり、二歩進んで一歩下がったりすることの連続である。

しかし、精神医学史を詳しく見ると、それは突拍子もない失敗ばかりのブラックコメディとは言いきれない。どの世代の精神科医をも悩ませ、引きつけてきた、三つの深遠な問いをめぐる推理小説でもある。第一に、精神疾患とは何なのか。第二に、何が原因で起きるのか。そして第三は、どうすれば精神疾患を**治療**できるのか——ヒポクラテスの誓い〔医師の義務や倫理に関する宣誓文〕を守ろうとする学問分野すべてにとって、非常に切実な問い——である。

一九世紀初めから二一世紀初めまで、これらの謎を追う精神科医が次々に現れては、新たな手がかりを掘り出し、見当違いの方角を目指して、結局は精神疾患の基本的性質について大きく異なる結論を下してきた。それによって精神医学は、正反対に見える二つの考え方の間を振り子のように絶えず揺れ動くことになる。一つは、精神疾患はもっぱら心の中に存在するというもので、もう一つは、もっぱら脳の中に存在するというものである。残念ながら、基本的前提がこれほど極端に変わってきた医学分野はほかにない。この変化の激しさこそ、精神医学が医学界の中で異端視され、他分野の医師からも患者からも蔑まれてきた一因である。しかし、数々の誤った手がかりや袋小路に惑わされながらも、この推理小説はハッピーエンドで終わる。不可解だった謎が解明されはじめたからである。

本書には、問題だらけの自らの専門分野をよりよくするため、当代流行の説に果敢に異議を唱えた、数少ない反逆者と先見の明の持ち主が登場する。このような英雄たちが示したのは、精神科医は将来シュリンクなどに堕するのではなく、ほかに類のない独特の医師集団になるということだった。

英雄たちが残した先駆的な功績のおかげで、精神科医は現在、精神疾患をうまく治療するには、心と脳を同時に尊重しなければならないことを知っている。精神医学は特殊な医学分野であり、単なる身体医学の枠を超えて、人間のアイデンティティ、目的、可能性に関する根本的な問いに迫る。また、きわめて独特な医師・患者関係を基盤としてもいる。精神科医は、患者の私的世界や心の奥底にある考え、たとえば恥ずかしい秘密や大切にしている夢を知ることも多い。これだけ親密な関係になる以上、精神科医は患者の幸福に重い責任を負うことになる。今まで精神科医はその責任を果たせない場合が少なくなかったが、それは過去の話になった。現代の精神科医は、どのような人をも精神的混乱の迷宮から引き出し、明瞭な世界へ、そしてケアや回復へと導く手段をもっている。人々は温もりのある科学的な精神医学を必要としているが、そのような精神医学が――あまり世間の注目を浴びることなく――ついに誕生したことを私はここでお知らせしたい。

ここまで来るのにどのような犠牲が払われたのか、これからそれをお伝えしていこう。

I
診断をめぐる物語

名づけることは、手なずけることである。
ジェレミー・シャーマン

I

医学界ののけ者——メスメリスト、エイリアニスト、精神分析家

病んだ考えは、発熱や肺病以上に肉体を蝕むことがある。
——ギ・ド・モーパッサン〔フランスの作家〕

万物は、一つの遍在する流体で意思疎通する。神経は、この遍在する磁気を通す体内で最良の導体だから、こういった部分に触れれば、幸せな気質をもたらし、根治を実現できる。
——フランツ・メスマー「動物磁気の発見に関する論文」

空中でも地中でも燃えているもの

何かはわからないが、自分に異変が起きている。アビー・アバクロンビーは、もうそれを否定できなかった。一九四六年、アビーはメイン州ポートランドの上位裁判所で速記官として働いていた。大変な集中力が必要な職業だが、最近までアビーは毎日の仕事にやりがいを感じていた。しかし、現在はどういうわけか、四六時中、気が散っていた。証言を記録するとき、頻繁に綴りを間違え、語句を丸ごと書き漏らすこともあった。何もかも、また「発作」が起きるのではないかという、絶え間ない不安に頭を占領されていたからである。

発作は二カ月前、二六歳の誕生日が過ぎた頃にはじまった。最初は、混雑した食料品店での買いもの中に襲ってき

た。何の前触れもなく、ありとあらゆる感覚器官が非常警報を発した。息ができないように感じ、動悸が激しくなって、このまま死ぬに違いないと思ったほどである。病院に駆け込んだが、検査後、医師に手を軽く叩かれ、健康そのものですよと言われただけだった。

しかし、**何か**おかしいという確信があった。それから一カ月間、突然の発作に二回、見舞われた。いずれも二、三分間、感情が乱れ、心臓が早鐘のごとく打ち、強烈な恐怖感に満たされた。**医者が身体には何も問題がないと言うのなら、もしかして問題は頭のほうにあるのだろうか**と思いはじめた。

精神状態がおかしいと思っても、それが正真正銘の医学的異常であり、人生につきものの自然な波ではないと判断するには、どうすればよいのだろうか？　自分自身や大切な人の精神状態は病的であり、通常の認知力の変化や気分の起伏ではないと判断するには、どうすればよいのだろう？　精神疾患とは厳密には何なのだろうか？

がん専門医はゴムのような腫瘍に触れることができ、呼吸器科医は肺炎を起こす細菌を顕微鏡で見ることができる。心臓専門医は、動脈血栓となるコレステロールの黄色いプラークを難なく見つけることができる。しかし、精神医学は、ほかのどの医学分野より、病気が存在するという明確な証拠を提示するのに苦労してきた。そのため、精神医学はこれまでずっと、異様な思いつきや奇っ怪としか表現しようのない考えに影響されやすかった。人は困り果てると、どのような説明や可能性にも、つい耳を傾けてしまう。途方に暮れていたアビーは、ある日、一つの新聞記事に目を留めた。

それは、オルゴン研究所という精神保健施設が行っている、情緒障害のための画期的な新治療法を褒めそやす記事だった。オルゴン研究所を創立したのは、オーストリア出身の高名な精神科医ヴィルヘルム・ライヒで、一流の医療機関で働いた華々しい経歴の持ち主だった。ノーベル賞受賞者から指導を受けた経験があり、世界一有名な精神科医、ジークムント・フロイトのウィーン精神分析総合診療所で副所長を務めてもいた。医学専門誌はライヒの業績について好意的に書いていたし、何冊かのベストセラー本も出版しており、あのアルベルト・アインシュタインまでもが、

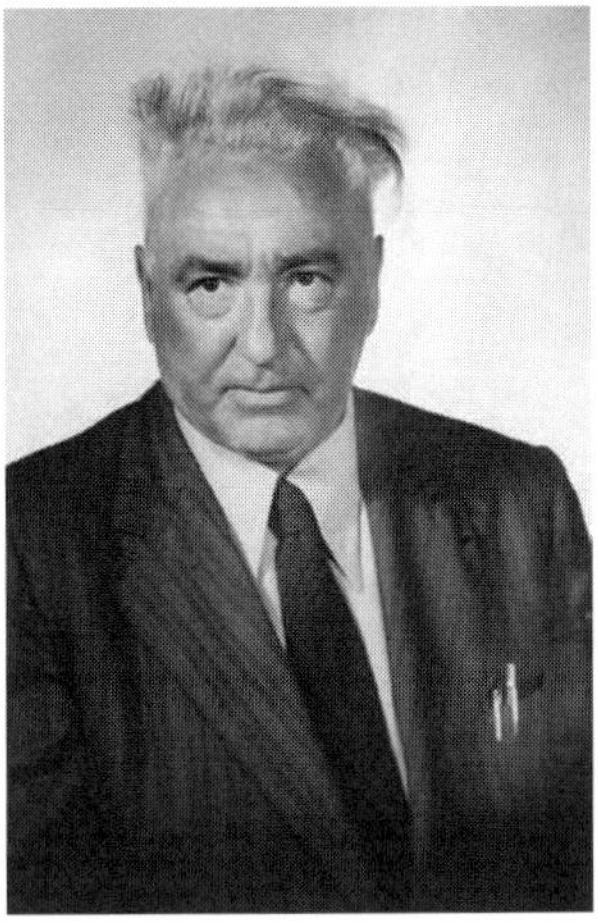

ヴィルヘルム・ライヒ（1897-1957）。フロイトの門弟、精神分析家、オルゴン理論の生みの親。
写真は1952年。（ⓒ Bettmann/CORBIS）

情緒障害に対するオルゴン療法にお墨付きを与えた。少なくとも、ライヒはそう主張していた。

こんな有名なお医者さまなら、原因を突き止めてくれるかもしれない。アビーはオルゴノンを訪ねた。ライヒの研究にちなんで名づけられた、メイン州の田舎の地所である。光栄にも、ライヒ先生が直々に診てくれた。鋭い眼光、広い額、横一列に生えたぼさぼさの髪。その容貌は、一九二七年の映画『メトロポリス』に登場するマッドサイエンティスト、ロートヴァングを彷彿とさせた。

「オルゴンをご存知ですか？」と、ライヒは椅子に座ったアビーに問いかけた。

アビーが首を横に振ると、あらゆる精神疾患は――診断のついていないアビーの病気も含めて――自然界の全要素を結びつける神秘のエネルギー、オルゴンが滞って起きるのだと説明した。「これは**理論**ではありません。オルゴンは空中でも地中でも**燃えて**いるんですよ」。ライヒは指をこすり合わせながら力説した。ライヒによると、心身が健康であるためには、オルゴンのあり方が適切でなければならないという。ちなみにオルゴンという言葉は、「生物」（organism）と「オルガスム」に由来している。

アビーは顔を輝かせて、うなずいた。これこそ探し求めていた答えだ。ライヒは話を続けた。「あなたに必要なのは、体内のオルゴンの自然な流れを取り戻すことです。幸い、その方法はあります。治療をはじめてほしいですか？」。

「はい、先生」

「では、服を脱いで下着だけになってください」

アビーはためらった。医師と患者の関係はすべて、信頼に基づいている。患者は肌の傷から腸の奥にいたるまで、自分の身体を見る無制限の権利を医師に与えるからである。しかし、精神科医と患者の関係はそれ以上に深い。**心**という、自分の存在の核を医師に委ねるからである。精神科医は患者に、考えや感情を打ち明けるよう求める。隠している欲求や後ろめたい秘密も話せと言う。精神科医との治療関係には、ある前提がある。それは、精神科医が整形外科医や眼科医と同様、訓練を受けた専門家で、自分がしていることの意味がわかっているということである。しかし、精神科医の能力に、他科の医師と同じ信用を置いても本当によいのだろうか？

アビーは一瞬ためらったが、ライヒが輝かしい経歴をもち、医学の訓練を受けていることを思い出し、服を脱いで、丁寧にたたみ、机の上に置いた。大きな木の椅子に座るよう身振りで指示され、恐る恐る座る。背もたれの部分がひんやりしていて、むき出しの脚に鳥肌が立った。

ライヒが近づいてきて、細心の注意を払いながら両腕と両肩に触れはじめた。その後、まるで腫れものでも探しているかのように両膝と両腿を調べた。「ああ、ここ。あと、ここも。わかりますか？　あなたのオルゴンが滞っている部分です。ちょっと手を出してみてください」。

アビーはその通りにした。すると、ライヒは何も言わずに、ハエを叩くかのごとく、ひじの少し上を思いきり叩いた。アビーは痛いというより驚いて悲鳴を上げた。ライヒはにっこり微笑み、人差し指を立てた。

「ほうら！　中に閉じ込められていたエネルギーが**放出**されましたよ！　わかりませんか？」

それから半年間、アビーは毎週オルゴン研究所に通った。ときどき、ライヒは「オルゴノスコープ」を使った。体内のオルゴン・エネルギーの流れを見る、真鍮製の小型望遠鏡のような機器である。ライヒによれば、オルゴンは鮮

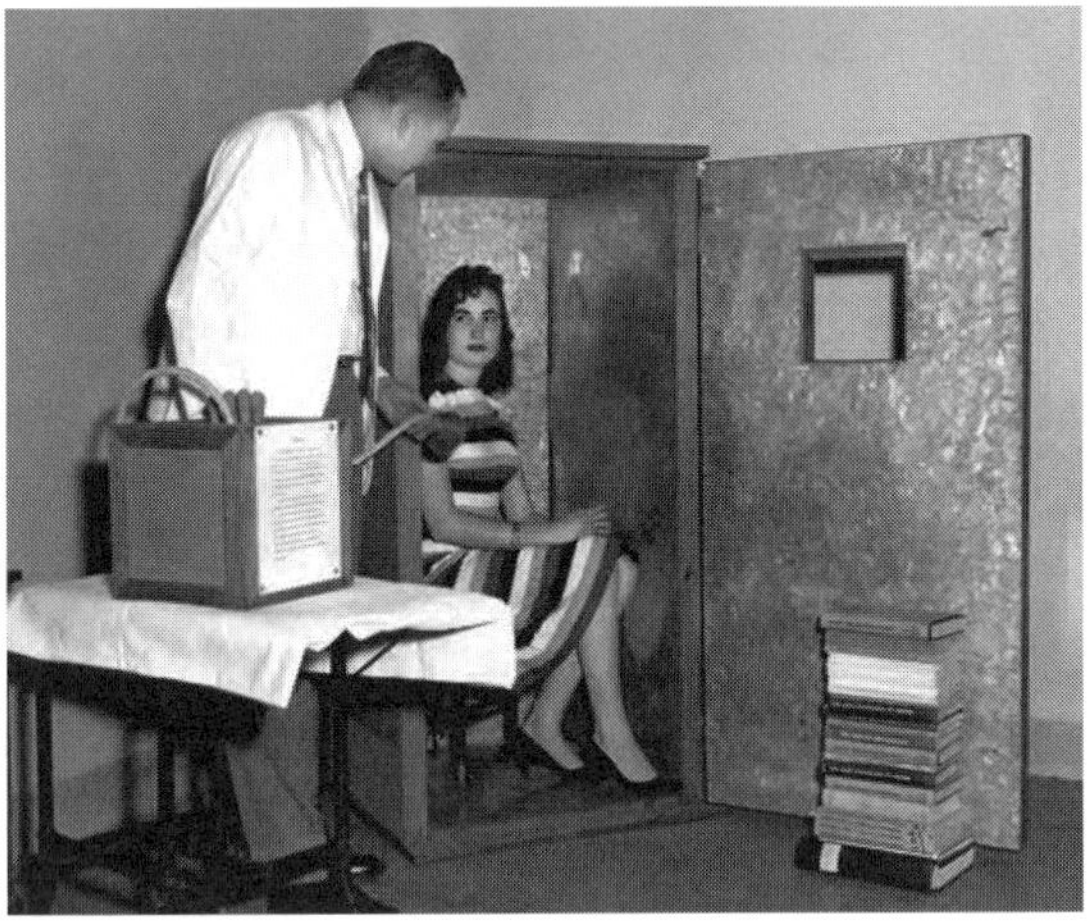

オルゴン集積器。オルゴン療法に用いられた装置。（ⓒ Food and Drug Administration/Science Source）

やかな青色をしているという。また、ライヒはアビーを下着姿にさせ、首にゴムホースを掛けて電話ボックスほどの箱に押し込む日もあった。これは「オルゴン集積器」といい、アビーのオルゴンを増幅させ、不安を軽減させるものである。

アビーはライヒの処置をありがたく受けた。アビーだけでなく、世界中の人がライヒと助手の治療を受けにきた。ライヒの著書はおよそ一〇カ国語に翻訳されたし、ライヒが開発したオルゴン・エネルギー機器は国際的に販売され、ライヒの説は特定の世代の心理療法家に影響を与えていた。ライヒは、当時としては屈指の知名度を誇る精神科医だった。しかし、アビーがライヒに信用を置いていたのは正しかったのだろうか？

一九四七年、「オルゴン集積器はがんも治せる」というライヒの主張を受けて、アメリカ食品医薬品局が動き、ほどなく、ライヒの治療装置とオルゴン・エネルギー理論を「第一級の詐欺」だと結論づけた。裁判官は、すべてのオルゴン装置と宣伝を禁止する差止命令を発した。オルゴンの力を心から信じていたライヒは打ちのめされる。かつて親しかった友人によると、捜査が進むにつれ、ライヒは偏執と妄想を強めていったという。地球がＵＦＯの攻撃を受けていると信じ、夜間はまるで西部開拓時代のガンマンのように、首にバンダナを巻き、腰にリボルバーを差して、オルゴン研究所の中を歩き回るようになった。その後、オルゴン装置の違法販売容疑での裁判中、裁判官は、ライヒ自身が精神科医にかかる必要があるのではないかと非公式に示唆した。陪審は有罪の評決を出し、オルゴン研究所は閉鎖され、ライヒは刑務所行きを宣告された。一九五七年、ライヒはルイスバーグ連邦刑務所で心臓麻痺のため、息を引き取る。

ヴィルヘルム・ライヒの治療がまやかしだと知ったとき、患者がどう感じたのか、正確にはわからない。しかし、おおよその推測はできる。残念ながら、でたらめな精神科治療は今日でも問題になっていて、私は二一世紀の偽医者の治療を受けた大勢の患者に出会ってきた。このうえなく個人的な悩みを医療の専門家に打ち明けたのに、相手の無能さや、欺瞞や、思い違いによって信頼が裏切られたときの侮辱感は、そう経験できるものではない。ある女性は娘をカリスマ精神科医に診てもらっていたが、その医師がまだ一二歳の少女を自らの思惑のために操って、家族と仲違いさせようとしていたことを知り、「あの男は完全なペテン師でした。でも、どうすればそんなことを見抜けたでしょう？　私たちは助けを必要としていたし、あの男のすべてがもっともらしく見えたんです。誰が見抜けたでしょう？」と言った。アビーも同じことをつぶやいたと思う。

ライヒがまだ患者を治療していた頃に生まれ、自らも精神科医である私は、かねがねライヒの話の一部に、特に疑問を感じてきた。同業者たちが、ライヒをいかさまだと指摘しなかったことである。それどころか、一般市民の目には、精神医学界がライヒのばかげた手法を是認しているように見えることが多々あった。なぜ精神医学は、切に助言を必要としている人たちに、ライヒの手法が何の科学的根拠ももたないことを知らせられなかったのだろうか？

残念ながら、根拠薄弱な手法はいまだかつて精神医学の主流から消えたためしがない。代表的な精神科施設は、荒唐無稽とは言わないまでも、怪しげな手法をたびたび信用してきた。恐ろしい事実だが、ヴィルヘルム・ライヒは歴史における例外的人物などではない。医学の中で最も論争を招きがちな分野の、気まずい象徴でしかないのである。

科学的根拠に基づいた治療法と根拠薄弱なエセ治療法を、人々が判別できるようにする精神医学界の試みは、これまでも、そして今でも十分とは言えない。なぜ、教師、科学者、実業家、裁判所速記官といった大勢の教養ある聡明な人たちが、網状に張りめぐらされた目に見えないオルガスムのエネルギーを、精神的健康の鍵だと信じたのか、読者諸氏は首を傾げるだろう。しかし現在も、精神医学の専門職に就くペテン師が、切に助けを求めている無防備な患者をだましつづけ、それを精神医学界は傍観している。

人気の書籍シリーズ『脳を変えよう』（*Change Your Brain*）の著者で、PBS〔公共放送サービス〕の脳の番組にも出演しているダニエル・エイメンは、現代で最も有名な精神科医かもしれない。歌手のジョーン・バエズ、牧師のリック・ウォレン、コメディアンのビル・コスビーがエイメンを称賛しているだけでなく、一流のモチベーショナル・スピーカー〔やる気を高める講演者〕ブレンドン・バーチャードは、かつてエイメンを「地球上で最高の神経科学者」と紹介した。しかし、エイメンの現在の名声をもっぱら支えているのは、科学研究で証明されておらず主流医学から認められてもいない、まやかしの手法である。

エイメンは、SPECT（単一光子放射断層撮影法）スキャンによる脳の画像を見れば、精神疾患を診断できるとほのめかしているが、これは現代精神医学よりも頭蓋骨相学に近い手法である。アメリカ国立精神保健研究所の分子神経画像主任、ロバート・イニス博士は、「エイメンの主張にも手法にも、根拠は何一つない」と断言している。イニス博士の見解では、「未承認薬の使用と同じく、非科学的で正当化できない」ことだという。二〇一二年八月に『ワシントン・ポスト』紙に掲載された記事では、ペンシルベニア大学神経科学・社会センター所長のマーサ・J・ファラー博士が、エイメンの手法を「インチキ」だと、さらに端的に評している。また、エイメンは高圧酸素の使用を提唱し、自らのブランドの天然サプリメントを「脳機能向上物質」として販売しているが、これらの療法の効力についても科学的根拠はまったくない。

信じがたいことだが、現在の規制政策では、エイメンのような人間が、SPECT云々という宣伝文句を垂れ流すことを禁じていない。アメリカ精神医学会の理事全員がエイメンの手法をエセ医療だとみなしていても、エイメンは誰にも止められることなく、真相もほとんど暴露されずに、その手法を使いつづけている。真の精神科医療の実践者にとってさらに腹立たしいのは、エイメンが、自分の独特な手法はなかなか進歩しない主流の精神医学より、はるかに進んでいると嘯《うそぶ》いていることである。これはまるで、バーナード・マドフ〔巨額金融詐欺事件の犯人〕が大手投資信託会社の利回りを、うちより低いとばかにしているようなものである。

かつてのライヒと同じように、ダニエル・エイメンも表面的には立派な人物に見えるため、使用している手法もまともに見えてしまう。もし読者諸氏が、「なぜライヒの患者は、オルゴンを集めるという奇妙な装置に半裸で入れば、精神的健康を回復できると信じたのだろう」と首をひねっているのなら、エイメンのＳＰＥＣＴ手法のもっともらしさを考えてみてほしい。ＳＰＥＣＴ手法はオルゴン集積器と驚くほど似ている。患者は放射性医薬品を注射され、ガンマ線を集める奇妙な装置の中におとなしく頭を入れる。最先端科学と銘打たれたＳＰＥＣＴの神秘的な雰囲気は、鮮やかな青色のオルゴンと同じくらい驚異的で魅力的に感じられる。科学的に証明された技術と、もっともらしい空想から生まれた技術を、どうして一般人が区別できるだろうか？

もちろん、どの医学分野にも、捏造された理論や、無意味な治療法や、心得違いの治療者は存在してきた。かつて瀉血と瀉下〔便を排出すること〕は、関節炎からインフルエンザにいたるまで、あらゆる病気の標準的な治療法だった。乳がんに対しては、肋骨を含む胸郭の大部分を摘出する根治的乳房切除が、比較的最近まで行われていた。現在でも、盛んに宣伝されている偽のがん治療法を、アメリカ食品医薬品局が一八七も挙げている。風邪には抗生物質が広く使われているが、抗生物質は風邪の原因ウイルスには何の効果もない。また、膝の変形性関節症には、無意味な関節鏡手術があまりにも多く行われている。ＡＬＳ（筋萎縮性側索硬化症）や脊髄損傷といった、不治の神経病に対する虚偽の幹細胞治療は、最近、隠された真実を暴くテレビ番組『60ミニッツ』で取り上げられたばかりである。自閉症に対しても、ビタミン、栄養補強食品、サプリメント、幹細胞注入、瀉下、キレーション療法による体内からの重金属の除去など、いかさまの治療法が横行している。想像し得る限りの病気を治すために、患者は風変わりで高額な、少しも効果のない治療を受けに、はるばる海を渡ってくる。スティーヴ・ジョブズのような聡明な人物でさえ、非現実的な手法を信じる傾向があった。膵臓がんを「ホリスティック医療」で治そうとして医学的治療を先延ばしにし、結局は手遅れになったのである。

それでも、精神医学ほど多くの不当な治療法を喧伝してきた医学分野は、ほかにない。それは主に、最も効果的な治療法についてはもちろん、精神障害とは実際には何なのかについても、つい最近まで精神科医がまったく合意にいたらなかったからである。医師一人ひとりの病気の定義が異なっていたら、治療法もばらばらになり、まるで靴のように、シーズンごとに新しい色やスタイルがどんどん登場することになる。それに、自分が**何**を治療しているかがわからなければ、効果など上がるわけがない。精神医学史上つとに有名な人物の多くは、主に善意からの行為とはいえ、功績よりもその治療法の怪しさで知られている。フランツ・メスマーの動物磁気、ベンジャミン・ラッシュの「不快な薬」、ユリウス・ワーグナー＝ヤウレックのマラリア療法、マンフレート・ザーケルのインスリンショック療法、ニール・マクラウドの深睡眠療法、ウォルター・フリーマンのロボトミー、メラニー・クラインの性的指向転換療法、R・D・レインの実存精神医学などである。

残念ながら、この状況を生んだ責任の多くは、まさにわが専門分野、精神医学にある。ほかの医学分野が人の寿命を延ばし、生活の質を上げ、効果的な治療法への期待を高めつづけているのに引き換え、精神科医は、薬を処方しすぎるとか、正常な行動を病気扱いしすぎるとか、専門用語を使いすぎるなどと、始終、非難を浴びている。二一世紀の精神医学で最良とされる治療法さえ、やがては現代版のオルゴン療法だったと判明するのではないか、それはアビー・アバクロンビーやエレナ・コンウェイのように、正真正銘の病気を抱えた人たちの苦しみを和らげられない誤った手法なのではないかと、多くの人が疑っている。

しかし現在、精神医学はアビーとエレナを楽にすることができると、私は断言したい。アビーには、広場恐怖を伴わないパニック障害という診断を、確信をもって下せるだろう。これは不安障害の一種で、内側側頭葉の中の神経構造と、感情制御や闘争‐逃走反応を司る脳幹の機能不全に関係がある。治療するなら、セロトニン再取り込み阻害薬（ＳＳＲＩ）と認知行動療法を用いるだろう。ケアを継続すれば、アビーの予後は非常に明るく、治療で症状を抑えながら普通の生活を送れそうである。

エレナは最初の治療によく反応したので、もし処方されたアフターケア計画を続けていれば、かなり回復し、復学して、以前のライフスタイルに戻れただろう。

しかし、今、私がアビーとエレナの診断にこれだけ確信をもてるのなら、なぜ精神科医は過去に派手な失敗をしでかしたのだろうか？　これに答えるためには、二〇〇年以上前にさかのぼって、独立した医学分野としての精神医学の起源から見ていかなければならない。なぜなら、誕生したその瞬間から、精神医学は風変わりな問題児、言い換えれば医学界ののけ者だったからである。

魂の医学

太古の昔から、医師は脳が思考と感情の中枢であることを知っていた。トーガに身を包んだ古代ローマの医師もそうである。もし頭蓋骨の中の灰色がかったピンク色の物質が、戦闘中によくあったような強い衝撃を受けたなら、失明したり、話し方に支障を来たしたり、昏睡状態に陥ったりする恐れがあることをみな承知していた。しかし一九世紀になると、ヨーロッパの大学の医学は、患者の異常行動を注意深く観察し、その患者の死後に高度な死体解剖を行うという、二つの手順を組み合わせるようになった。死亡した患者の脳の各部位や組織を顕微鏡で見た医師は、意外にも、精神障害が二つのカテゴリーに分けられそうだということを発見した。

第一のカテゴリーは、脳に目に見える損傷がある病気である。認知症だった人たちの脳を調べていた医師は、黒っぽいタンパク質の塊が点在する、比較的小さい脳があることに気づいた。また、急に手足が動かなくなった患者を調べた医師は、（脳卒中により）膨れあがった血管の詰まりや赤っぽいしみが脳内によく見つかることを発見した。そのほか、ピンク色に光る腫瘍を見つけた医師もいた。フランスの解剖学者ポール・ブローカは、二人合わせて七語以下の単語しか話せなかった男性たちの脳を分析している（一人は、あらゆるコミュニケーションを「タン」という一語で行っていたので、「タン」と呼ばれた）。わかったのは、二人が左前頭葉のまったく同じ位置に脳卒中を起こしていたことだった。次第に、パーキンソン病、アルツハイマー病、ピック病、ハンチントン病などの多くの障害が、容易に識別できる「病理学的徴候」と関連づけられていった。

しかし、ほかの精神障害を抱えていた患者の脳には、物理的異常を一つも発見できなかった。損傷も神経の異常も見当たらない。行動機能障害をまったく示さない人の脳と比べても、異なる特徴はなかった。この不可解な病気が精神障害の第二のカテゴリー、つまり、精神病、躁病、恐怖症、うつ病、強迫症、ヒステリーである。

確認できる生物学的基盤がある精神障害と、そうでない精神障害があるとわかった結果、二つの異なる学問分野が確立した。観察可能な神経の特徴をもつ障害のみを扱う医師は、**神経科医**と呼ばれるようになる。一方、目に見えない心の障害を扱う医師は、**精神科医**と呼ばれるようになる。このように、そもそも精神医学は、識別可能な物理的原因がない疾病群を対象とする医学分野として、はじまったのである。ドイツの医師ヨハン・クリスチャン・ライルが一八〇八年に作ったpsychiatry〔精神医学〕という言葉は、文字通り「魂の治療」という意味である。

とらえがたいものこそが精神医学の対象であり存在理由だったため、この分野はあっという間にペテン師やエセ科学者の温床になった。例として、心臓病学が二つの学問分野に分裂したとしよう。「心臓病専門医」は心臓の**物理的**問題を扱い、「心霊学専門医」が**非物理的**な問題を扱う。どちらが荒唐無稽な理論や詐欺を引き寄せやすいだろうか？神経学の脳と精神医学の魂の分離は、ベーリング海峡のように二つの医療を隔てた。精神科医はそれ以降の二〇〇年間、「私たちは海峡の向こうの神経科医と兄弟であり、対等だ」と繰り返し宣言するが、そうかと思うと、唐突に神経学からの解放を宣言し、神聖な心にはより重要な真実が宿っていると主張した。

精神障害の説明と治療をいち早く試みた医師の一人が、ドイツのフランツ・アントン・メスマーである。メスマーは一七七〇年代に、精神疾患の原因は宗教的、道徳的なものだという当時の有力な説を退け、生理学的な説明を採用したため、おそらく世界初の精神科医と呼べるだろう。しかし残念ながら、メスマーが発表した生理学的な説明は、精神疾患が多くの内科的疾患と同じく、「動物磁気」に原因をたどれるというものだった。動物磁気とは、体内の無数の磁気経路を流れる、目に見えないエネルギーだという。

磁気経路と言われると、現代の私たちは直感的に、シナプス〔神経細胞同士の接合部〕からシナプスへと生体電気刺激を伝える、ニューロンのネットワークを思い浮かべるかもしれない。しかし、シナプスはもちろん、ニューロンの発見も、まだはるかに先の話である。メスマーの時代には、動物磁気は理解不能な未来の概念のように感じられた。たとえるなら、「転送装置のおかげで、ニューヨークから北京へ一瞬で行けるようになった」というニュースが、今日CNNテレビで流れるようなものである。

精神疾患はこの動物磁気の流れが阻害されて起きるとメスマーは信じていた。一世紀半後にヴィルヘルム・ライヒが信じた理論と、奇妙に似通った理屈である。この阻害を解消すれば、健康を取り戻せるというのがメスマーの主張だった。自然に解消しない場合は動物磁気の強力な導体と接すればよく、メスマー自身も導体だということだった。メスマーは、自分が患者のどこかをつまみ、どこかをなで、耳に何ごとか囁くなどして正しい部位に正しい方法で触れれば、体内の磁気エネルギーの流れを直せると主張した。この治療法は、メスマーの言う「危機」を引き起こすことを目的としている。確かに、それは危機だった。たとえば、精神異常の人を治すためには、狂気の発作を引き起こさなければならず、うつ病の人を治すためには、まず自殺の衝動に駆らせなければならない。この理屈は一般人にはとうてい信じられないかもしれないが、メスマーによれば、自分は磁気療法に熟練しているため、引き起こした危機をコントロールしながら、患者に危険を与えずに事を運べるのだという。

一七七九年に、腎結石を患う軍医を、メスマーが治療した様子が記されている。

メスマー氏は室内を何周かした後、患者のシャツのボタンを外し、少し後ずさりして、一本の指を患部に当てた。私の友人はチクッとした痛みを感じた。メスマー氏が指を腹から胸へ縦に動かすと、痛みが指の動きにぴったり付いてきた。それから、人差し指を立ててくださいと患者に言い、三歩か四歩、離れた場所から、自分の指を患者の人差し指に向けたところ、友人は指先に鋭い痛みを感じ、その痛みが指全体を通って手の平まで達した。メスマー氏はピアノの近くに友人を座らせた。メスマー氏が弾きはじめるが早いか、友人は感情的に動揺し、身体を震わせ、息を切らし、顔色を変え、床に引き寄せられるように感じた。この不安な状態の中で、メスマー氏は友人が転倒しないようソファに座らせると、メイドを呼んだ。このメイドは反磁気の性質をもつという。メイドの手が友人の胸に近づくと、すべてが立ちどころに止まった。友人は驚き、腹を触って確かめてみたが、鋭い痛みは忽然と消えていた。メスマー氏は、イヌやネコでも、メイドと同じように痛みを止められただろうと話した。

モーツァルト家の友人、フランツィスカ・エスターリンの視力を回復させるなど、メスマーが磁気の力でいくつかの驚くべき「治癒」をやってのけると、その能力の噂がヨーロッパ中に広がった。バイエルン科学・人文科学アカデミーは、カトリック司祭のヨハン・ヨーゼフ・ガスナーが行う悪魔払いについて、メスマーに意見を求めさえした。何とも皮肉な話である。思い違いをした信仰療法家が、同業者の手口を解釈しろと言われたのである。メスマーは次のように答えた。ガスナーの宗教的信念は本物で、その悪魔払いには実際に効果があるが、それが成功するのは、ひとえにガスナーが高度な動物磁気の持ち主だからである。

やがてパリに出たメスマーは、裕福な貴族と平民の両方を、動物磁気の力で平等に治療する。名声が高まりつづける中、フランス国王ルイ一六世は動物磁気について調査するため、科学委員会を任命した。委員の中には、渡仏していたアメリカの科学者で外交官の、ベンジャミン・フランクリンもいた。委員会は最終的に報告書を発表し、メスマーらによる動物磁気療法は単なる想像の産物だと暴露したが、フランクリンは、「メスメリズムもこれまでだと考える人もいる。しかし、世の中にはだまされやすい人間が山ほどいるし、同じくらいばかばかしい詐欺が、はるか昔から存続してきた」と鋭く指摘している。

メスマーが超自然的な磁気経路の存在を実際に信じていたことには、確固とした証拠がある。本人が病を得て死の床にあったとき、医師たちを追い払い、再三、動物磁気を使って自己治療を試みていたのである。しかし、その甲斐もなく、一八一五年に息を引き取っている。

メスマーの空想的な理論は二〇世紀まで生き残らなかったが、メスマー自身はある重要な点で精神医学における先駆者だった。メスマー以前、医師の間では、精神疾患には道徳上の原因があると広く考えられていた。この考え方に従えば、精神錯乱者は獣のようにみっともなく振る舞うことを**自ら選んだ**か、少なくとも、かつて犯した過ちの報いを受けていることになる。もう一つの一般的な医学的見解は、精神異常者は生まれつき異常だというものだった。創造主または神がそのように造られたのだから、治せる望みはないというわけである。

それに引き換え、目に見えないプロセスを唱えたメスマーの独特な理論は、大きな解放をもたらすものだった。メスマーは、「一部の人間は生まれつき脳に精神疾患を組み込まれている」という決定論的な考えも、「精神疾患は何らかの道徳的堕落の証拠だ」という信心家ぶった考えも退けて、精神疾患は生理的メカニズムが乱れた結果であり、医学的に治療できると示唆したのである。精神科医で医学史家のアンリ・エレンベルガーは、メスマーを最初の**精神力動的**精神医学者、つまり、「精神疾患は内的な精神作用から生じる」と考える医師だったとみなしている。

精神力動的精神医学者にとっては、脳より心、そして生物学より心理学のほうが重要である。精神疾患に対する精神力動的なアプローチは、ヨーロッパ精神医学に多大な影響を与え、やがてアメリカ精神医学の中心的な学説となる。それどころか、精神医学は以後二〇〇年間、精神疾患の精神力動的な考え方と、その対極にある**生物学的**な考え方——脳の生理作用の乱れから病気が生じるという考え方——の間を行ったり来たりすることになる。

メスマー以降、「精神科医」を名乗った最初の世代の医師たちは、別の超常的な心理作用を探し出した。彼ら初期の精神科医たちは、ときに自然哲学者（Naturalphilosophes）とも呼ばれ、ヨーロッパの芸術と文学のロマン主義運動の思想を採り入れて、人間性に内在する隠れた非理性的な力を追求した。超越的な霊の力や、感情が本来もっている重要性を信じる傾向もあった。科学的実験や直接的な臨床経験には背を向けて直観を重視し、精神疾患と精神的健康の間に明確な境界線を引かない場合もあった。狂気が生じるのは、正常な心が不滅の魂の情熱的で荒々しい力に屈した結果だと考えることも多かった。

初期の精神医学におけるロマン主義思想の極致が、一八四五年出版のドイツの教科書『医学的心理学の原理』に見て取れる。著者は、医師であり詩人であり哲学者でもあった、エルンスト・フォン・フォイヒタースレーベンで、この人物は「人間によるあらゆる分野の研究と知識は、当然ながらすべて混交している」と考えていた。この本は人気絶大で、出版社は大学や医師に無償配布した新刊見本を、書店に回すために回収するほどだった。

ご想像の通り、直観的で詩的な精神医学は、内なる声に攻撃されている人や、うつで動けなくなっている人の苦しみを和らげることは、ほとんどできなかった。医師たちは次第に、漠然とした「心」の中に覆い隠されている観察不能な過程にばかり目を向けても、重い病気の患者に持続的な変化は——あるいはいかなる変化も——もたらせないと気づいていく。数十年間、精神医学の哲学化という霧深い海を漂った末に、精神科医の新たな一団が、このアプローチをとっていては、知的な意味でほかの医学分野に着実に引き離されていくと悟りはじめた。このような反動的な医師たちは、しばしば辛辣な言葉でロマン主義者の精神力動的精神医学を非難した。自然哲学者は「神秘主義的・超越的な思索の領域」に陥り、「実社会と完全に接触を断っている」と言うのである。

精神医学の一卵性双生児とも言えた神経学は、次第に社会的地位を高めていたが、一九世紀中頃には新世代の精神科医たちが、両分野の広がりゆく隔たりに果敢にも橋を架けようと試みる。これが**生物学的精神医学**の第一波だった。生物学的精神医学の基盤となっていたのは、精神疾患の原因は脳内の特定可能な物理的異常だという信念である。この動きを主導したのが、ドイツの精神科医ヴィルヘルム・グリージンガーで、「精神異常に対する詩的で理想的な考え方は、すべて無価値に等しい」と自信をもって言いきった。グリージンガーは、ドイツの名高い病理学者、ヨハン・シェーンラインのもとで医師および科学者としての訓練を受けたが、シェーンラインは、(一)身体検査、(二)体液および身体組織の実験室分析という、二つの具体的なデータに基づいて診断を下すべきだと主張し、内科学の科学的信頼性を築いたことで有名だった。

グリージンガーは、精神科診断にそれと同じ経験的基盤を確立しようとした。そこで、精神科収容施設《アサイラム》の患者の症状を体系的な目録にまとめ、そのうえで患者の死後、脳を病理解析した。この研究結果を利用して、生きている患者に行える実験室検査を確立するとともに、その検査との併用によって精神疾患を診断できるような、構造化面接〈質問項目が決まっている面接〉と身体検査の方法を作成した。少なくとも、グリージンガーはそうしようとしていた。

一八六七年、グリージンガーは自ら創刊した新たな専門誌『精神医学と神経病の記録』の第一号で、こう高らかに宣言している。「精神医学とほかの医学分野との関係は変化した。この変化をもたらした主な要因は、いわゆる『精神疾患』の患者が、実際には神経と脳の疾患を抱えた人たちだと理解されたことである。それゆえ、精神医学は同業組合のような閉鎖的な状態から抜け出して、どの医学分野にも開かれた、医学全体の不可欠な一部にならなければならない」。

この生物学的精神医学主義の宣言が、精神医学界の新たな先駆者集団を活気づけた。精神疾患の手がかりは、触知できない魂や目に見えない磁気経路の中などではなく、脳内組織の柔らかく湿ったひだの中にあると考える一団である。こうした先駆者たちの手によって、死後脳の顕微鏡検査を多用した、おびただしい数の研究が行われた。解剖学の教育を受けた精神科医は、脳の病変を臨床的障害と結びつけた（アルツハイマー病と呼ばれている認知症に特徴的な、「老人班と神経原線維変化」を発見したアロイス・アルツハイマーは、精神科医だった）。ヒステリー、躁病、精神病などの精神障害は、過度に興奮したニューロンによって生じるといった、新たな脳原因説が編み出された。

以上のような展開を見ると、読者諸氏は「生物学的精神医学者は、ついに精神医学を確固たる科学的基礎の上に載せたのだ。そもそも、脳自体の中に、識別可能な精神疾患の基盤が**何かしら**あるに違いないのだから」と思うかもしれない。しかし残念ながら、第一世代の生物学的精神医学者の研究は不発に終わった。神経学には多大な貢献をしたものの、精神疾患に関する一九世紀の生物学的理論と研究は、いずれも裏づけとなる物理的証拠を（アルツハイマー病の特徴的な病変以外）見つけられず、精神医学の飛躍的な前進ももたらさず、最終的に正しいとも証明されなかった。生物学的精神医学者がどれだけ注意深く脳溝や脳回や脳葉を調べ、神経組織のスライドグラスを根気強く精査しても、精神疾患を示す特異的で一貫した異常は一つも見つからなかったのである。

確かにグリージンガーの意図は崇高だったが、『精神医学と神経病の記録』誌を読んだところで、メスマーの「動物磁気の発見に関する論文」を読んだ人より、精神疾患をよく理解できるわけではない。精神疾患の原因を磁気経路だとみなそうと、普遍的な霊だとみなそうと、過度に興奮したニューロンだとみなそうと、一八八〇年代には、その主張を裏づける経験的証拠は何一つ見つからなかった。脳研究によって一九世紀の多くの医師が教授職を得たが、精神疾患がもたらすダメージを軽減するような、重大な発見や効果的な治療法は生まれなかった。

一九〇〇年が近づくにつれて、精神疾患に対する考え方の振り子がまた揺れはじめた。精神科医は生物学志向の仲間たちの不毛な努力に失望していった。生物学的精神医学を、ある著名な医師は「脳の神話」と切り捨て、ドイツの偉大な精神科医エミール・クレペリン（後述）は「思索的な解剖」と評した。取り扱う病気の生物学的基盤を見つけられなかったため、精神医学は科学的なレベルにおいて、ほかの医学分野からさらに引き離されてしまう。しかし、それだけではなかった。精神医学は**地理的**にもほかの医学分野から離れてしまったのである。

精神異常者の世話人

一九世紀まで、重い精神疾患の患者は、家族の資力に応じて二つの場所のいずれかに身を置いていた。もし患者の親か配偶者が特権階級に属するほどの財産をもっていれば、自宅でのケアが可能だった。『ジェーン・エア』に出てくるロチェスター氏の、正気を失った妻のように、病気を世間の目から隠すべく患者を屋根裏に閉じ込めることさえできただろう。しかし、労働者階級の家族や、薄情な家族をもつ不運な患者は、たいてい宿なしの浮浪者になるか、まったく異なる種類の住居に身を落ち着けることになった。精神科収容施設である。

啓蒙運動以前の収容施設内の様子を記録した文書には、施設がもっぱら悲惨で不潔な、過密状態の地下牢として描かれている（以後二〇〇年の大部分にわたり、ぞっとするような描写は絶えることがなく、精神医学の特に主要なテーマになったほか、記者に暴露記事の素材を無尽蔵に提供したり、人権活動の大義になったりした）。収容施設に入ると、鎖でつながれたり、鞭で打たれたり、棒で殴られたり、冷水に入れられたり、寒くて狭い小部屋に何週間も続けて閉じ込められたりといった処遇が待っていた。日曜日には、不思議な珍獣のように見せものにされ、一般市民に驚かれたり嘲られたりすることが多かった。

開設当初の精神科施設の目的は、治療することではなく、むしろ患者を社会から強制的に隔離することだった。一八世紀の大部分の間、精神障害は病気とはみなされず、医学の取り扱い範囲に入らなかった。犯罪行為を行った者が、病人としては扱われず、刑務所に入れられたのと同じである。精神疾患の患者は社会的な逸脱者か、許されぬ罪を犯して天罰を受けている道徳上の不適応者と考えられた。

収容施設が監獄から治療施設に変容し、間接的に精神科医という職業者集団を生んだのは、ある人物の力によるところが大きい。フランス人のフィリップ・ピネルである。ピネルはもともと、医学を専門とする名高い著述家で、読みごたえのある事例研究で知られていた。しかし、一七八三年に人生が変わる。

フランスで法律を学んでいた親しい友人が、現代なら双極性障害と診断されそうな一種の精神錯乱状態に陥った。もうすぐフランスで一番の弁護士になるのだ、と自信満々の日もあれば、翌日には落ち込んで、こんな無意味な人生は終わらせてほしいと懇願した。間もなく、友人は聖職者が自分の一挙一動を解釈し、心を読んでいると思い込むようになる。そしてある晩、シャツ一枚で森の中に逃げ込み、凍死してしまった。

この悲劇がピネルを打ちのめし、精神疾患に余生を捧げるきっかけとなった。ピネルは特に、精神科収容施設の運営について調査しはじめる。かつて友人のケアの担い手を探していたとき、ピネルは収容施設を意識的に避けていた。ひどい状態であることが知れ渡っていたからである。それから間もない一七九二年、ピネルはパリのビセートルにあった精神異常者の収容施設の責任者に任命される。ここでただちに立場を利用して大変革を行い、前例のない措置をとった。瀉下、瀉血、水疱の形成などの、日常的に使われていた有害な治療法を廃止したのである。その後、パリ・サルペトリエール病院のホスピスで患者を鉄鎖から解き放った。

ピネルはやがて、適切に運営すれば、施設という環境自体は患者によい影響を与え得ると考えるようになる。ドイツの医師ヨハン・ライルが、ピネル式の新たな収容施設の作り方を記している。

当たり障りのない名称を選び、小川や湖や丘や野原に囲まれた心地よい環境の中で、管理棟の周囲に小さな住宅をいくつも作る。患者の身体と部屋は清潔に保ち、食事は軽いものにして、アルコールと濃い味つけを避ける。娯楽はその時々に合った内容の、長すぎず、おもしろすぎないものを提供する。

ほかの大半の収容施設——好ましからざる者の荒涼とした監獄——とは甚だしく違っていた。これをきっかけに、ヨーロッパで収容施設運動と呼ばれる現象がはじまり、のちにアメリカにも広がった。さらに、収容施設の日課は、患者の安定感と自制を育むものであるべきだと主張したのも、ピネルが初めてだった。このニューヨーク・プレスビテリアン病院コロンビア大学医療センターを含め、今もなお大半の精神科入院病棟が、枠組み、規律、身体の衛生を促す日課を設けようというピネルの考えを採り入れている。

ピネル以後、精神科施設が休息と治療の場に変わることにより、精神科医が明確に定義された職業として正式に成立するようになった。収容施設を、残酷な監禁施設ではなく、治療的で人道的な施設に変えるためには、精神疾患患者のケアを専門とする医師が必要だった。ここから、精神科医の最初の俗称、**エイリアニスト**という言葉が生まれる。

エイリアニスト〔alienist——alien は「よその土地の」の意〕というあだ名がついたのは、職場が田舎の収容施設だったからである。都会の病院で働き、人と交流し、身体的な病気を診ていたほかの医師たちからは遠く離れていた。このように、精神医学とほかの医学分野の地理的な分離は、さまざまな意味で二一世紀まで続いている。今日でも**病院**と**精神科病院**が存在する。ただし、幸い、後者は〔アメリカでは〕廃れつつある。

一九世紀の一〇〇年間を通じて、精神科医の圧倒的多数はエイリアニストだった。精神疾患に関するさまざまな精神力動的理論や生物学的理論は、通常、学問の場で提示され討論されたが、たいていはエイリアニストの日常業務にほとんど影響を与えなかった。エイリアニストだということは、医師そのものというより、思いやりのある介護者ということを意味していた。患者の精神的苦痛を和らげる手段が、皆無に近かったからである（ただし、エイリアニストは医学的に必要な処置も行った）。目指せることと言えばせいぜい、患者の安全と清潔を保ち、身の回りのことを十分にすることくらいだった。前時代に比べれば、間違いなくはるかに手厚い遇し方だったが、精神疾患の効果的な治療法が一つもないことには変わりなかった。

一九世紀が終わりに近づく頃、主な医学分野はすべて大躍進を遂げていた。しかし、そうではない分野が一つだけあった。人間の死体の解剖学的研究は複雑さを増し、肝臓、肺、心臓の病態に関する新たな詳しい情報がもたらされたが、精神病の解剖図は存在しなかった。麻酔と殺菌技術が発明されたことで、さらに複雑な手術が可能になったが、うつ病は手術できなかった。X線写真の発明で、医師は生体の中を覗く魔法のような力を手に入れたが、このレントゲンの画期的な光線をもってしても、ヒステリーの隠れた徴候を浮かび上がらせることはできなかった。

精神医学は失敗によって疲弊し、精神疾患の基本的性質をめぐるいくつかの対立する理論に分裂した。大半の精神科医がエイリアニストで、他科の医師や社会から遠く離れ、回復の見込みがほとんどない患者を見守っていた。特に一般的だった治療法は、催眠法、瀉下、冷湿布だが、最もよく使われた方法は強固な拘束だった。

ドイツの高名な精神科医で、のちに実存主義哲学者に転じたカール・ヤスパースは、一九世紀末前後の雰囲気を回想している。「精神科診療所では、科学的な調査と治療が停滞状態にあるという認識が広く行き渡っていた。大規模な精神科施設は従来より立派で衛生的になっていたが、その大きさとは裏腹に、不幸な患者のためにできることはせいぜい、なるべく自然な生活を送らせることだった。精神疾患の**治療**について言うなら、基本的に、希望はなかった」。

なぜ、一部の患者は神が自分に語りかけていると信じ、別の患者は神が自分を見捨てたと信じ、また別の患者は自分**こそが**神だと信じているのか、誰も見当がつかなかった。「精神疾患の原因は何なのか？ そして、どうすれば治療できるのか？」という問いに、誰かが納得のいく答えを示し、この混乱状態から抜け出させてくれることを、精神科医は強く願っていた。

「科学的心理学草稿」

W・H・オーデンは「ジークムント・フロイトを記念して」という詩の中で、現代人の目を通してフロイトを理解することの難しさについて書いている。「今、彼はもはや一人の人間ではなく、一つの世論になっている」。読者諸氏はフロイトの名も、その容貌もご存知だろう。エドワード朝時代風のひげ、丸い眼鏡、お馴染みの葉巻。これらによってフロイトは歴史上、最も有名な精神科医になっている。その名を見聞きすると、瞬時に「では、あなたのお母さんについて話してください」というフレーズが思い浮かぶ。そして、おそらく読者諸氏は、フロイトの考えに何らかの意見も抱いているのではないだろうか。真っ向から反対するわけではないとしても、多少の疑いはもっているに違いない。フロイトはよく、女性嫌いでうぬぼれの強い威丈高なペテン師だとか、性的な事柄にこだわり、人の夢や空想を根掘り葉掘り探るシュリンクだなどと非難される。しかし、私に言わせれば、フロイトは時代を先取りしすぎた、悲劇的な先見の明の持ち主だった。

この本には、精神医学界の名士（ノーベル賞受賞者エリック・カンデルなど）とペテン師（オルゴン療法師ヴィルヘルム・ライヒなど）が数多く登場する。しかし、ジークムント・シュローモ・フロイトの立場は独特で、精神医学界きっての偉大な英雄であり、とんでもない悪党でもある。この矛盾が、精神医学を発展させるすべての努力に内在する逆説を、見事に表しているように思える。

もしフロイトがいなかったら、私は精神科医になっていたかどうか、わからない。私がこのオーストリアの医師に初めて遭遇したのは、まだ十代の頃だった。大学一年生の心理学講座で、最も有名な著作『夢判断』を読んだのがきっかけである。フロイトの理論と、その理論の伝え方には、私を惹きつけるものがあった。それは人間の性質の大きな謎を解くように見えただけでなく、自分を理解しようとする私自身の試みとも共鳴した。「意識的な心を何かにたとえるなら、陽光の中で湧き出しては、そのおおもとの潜在意識という地下の大きな水源に戻っていく泉だろう」というような文章を読むと、ぞくぞくした。

「インターン症候群」という、医学生につきものの現象がある。何か新しい病気の症状リストを勉強すると、自分も、ジフテリアや疥癬や多発性硬化症といった病気であるに違いないと考えるのである。私はフロイトに初めて触れたとき、同じ反応を起こした。突然、湧いてきた洞察らしきものを使い、フロイトの理論を通じて自分の行動を再解釈しはじめた。男性教授としょっちゅう論争をしてしまうのは、抑圧されたエディプス・コンプレックス、つまり母親の関心を父親と奪い合う葛藤のせいだろうか？　自分の部屋が乱雑なのは、オムツを着けて保育園に通わされたために、心理・性的発達が肛門期に留まっているせいだろうか？

ありふれた行動を深読みしていた一方で、私はフロイトから貴重なことも教わった。精神現象は偶発的に起きるのではなく、研究し、分析し、最終的には解明できる過程によって決定されるということである。フロイト本人にも、フロイトが精神医学や社会に与えた影響にも、逆説的な部分が多い。人間の心に関するさまざまな洞察を世に示したが、精神科医たちを根拠のない理論に迷い込ませたからである。フロイトはもともと冷徹な神経科医として教育を受け、このうえなく厳しい調査基準を提唱していたが、ほとんどの人はそれを忘れている。一八九五年に著した「科学的心理学草稿」は、厳密な科学的観点から精神医学の問題に取り組む方法を、医師に教えるものだった。フロイトは、当時の最も偉大な神経科医、ジャン＝マルタン・シャルコーのもとで教育を受け、師と同じく、思考と感情を生む隠れた生物学的メカニズムが、未来の科学的発見によって明らかになると考えた。また、時代を先取りして、神経回路網の見本とも言えるものをいち早く図に示している。個々のニューロンからなる系が、学習して計算を実行するために、どのように情報を伝達し得るかを描いたのである。これは機械学習と計算論的神経科学という、現代の研究分野を予示するものだった。

ヴィルヘルム・ライヒは、アルベルト・アインシュタインもオルゴン説の支持者だとたびたび公言していたが、実際にはアインシュタインはライヒの説を荒唐無稽だと考え、商品の売り込みに自分の名前を使うのをやめるよう要求していた。しかし、この偉大な物理学者はフロイトにまったく異なる態度をとっている。心理学におけるフロイトの眼識に敬意を抱き、第二次世界大戦直前に、戦闘に対する人間の適応性を説明するよう依頼した。「この問題に関係する、人間の本能的な生存についての［フロイトの］該博な知識を貸してほしい」と要請したのである。フロイトがそれに応えて、このテーマに関する論文を書くと、アインシュタインはフロイトの見解を公に支持し、「真実究明に対する情熱に大いに敬服します」と返信した。

精神疾患に関するフロイトの先駆的な考えは、もともと催眠術への興味から生まれた。催眠術はフランツ・メスマーがはじめた、一九世紀の一般的な治療法である。フロイトの心をとらえたのは、催眠術の神秘的な効果、特に、普通の意識状態のときは思い出せない記憶が呼び出せるという不思議な現象だった。その観察が、やがてフロイトの最も有名な仮説を生むことになる。私たちの心は、覚醒している意識には覗くことのできない、隠れた意識を擁しているという仮説である。私たちはなぜかわからぬまま、催眠術師に立ったり寝転んだりさせられるが、フロイトによれば、この心の**無意識**の部分は、精神的な催眠術師のようなものだという。

現在、私たちは無意識の存在を当然視している。あまりにも明白であるため、その「発見」をたった一人の功績だとみなすのは、ばかげていると感じてしまう。「無意識の意図」「無意識の欲求」「無意識の抵抗」といった言葉を私たちは何気なく使っているし、あれは「フロイト的失言」〔無意識の意向が現れたと思われる言い間違いや書き間違い〕だなどと口にして、フロイトに敬意を表している。現代の脳科学者と行動科学者も、無意識をあって当然のものと考えている。潜在記憶、プライミング〔過去に体験した刺激が、気づかないうちに後の刺激の処理に影響すること〕、閾下（サブリミナル）知覚、盲視〔視力がないのに、ものが見える現象〕などの概念に、無意識が含まれている。フロイトは、にわかには信じがたい無意識の心の理論を**精神分析理論**と呼んだ。

フロイトは、心をさまざまな意識の要素に分解した。最も重要な**イド**は、本能と欲求を生み出す貪欲な部分であり、高潔な**超自我**は良心の声で、「そんなことをしちゃダメだ！」と、心のジミニー・クリケット〔ピノキオなどに登場するキャラクター〕のようにたしなめる。実際的な役割を担う**自我**は私たちの普段の意識で、イドの要求と、超自我の警告と、外の現実との間をとりなさなければならない。フロイトによれば、人間は自分の心の働きを部分的にしか知らないという。

フロイトはこの新たな心の概念を用い、精神疾患の新たな精神力動的定義を提案した。これがヨーロッパ精神医学を方向転換させ、ひいてはアメリカの精神医学を支配することになる。精神分析理論によると、どのような精神疾患にも同じ根本原因があるという。それは、異なる精神的システム同士の葛藤である。

たとえば、仮にあなたが、既婚者である上司と関係をもちたいと無意識に思いつつ、そんなことをすれば大問題になると意識的に承知しているなら、精神的葛藤が生まれるとフロイトは言う。意識的な心は、まず単純な感情制御によって葛藤に対処しようとする(「確かに上司は魅力的だと思うが、自分は大人なのだから、そんな感情に屈しない」)。この方法が効かなければ、意識的な心は、フロイトが**防衛機制**と呼んだ心理的なごまかしを使って、葛藤を解決しようとするだろう。防衛機制とは、たとえば**昇華**(「禁断の情事を描いた官能小説でも読もう」)や、**否認**(「上司は魅力的なんかじゃないだろう。おまえは何を言っているんだ?」)などである。しかし、もしこの精神的な不調和が防衛機制で抑えられないほど激しければ、ヒステリー、不安、強迫観念、性的な問題を引き起こす恐れがあり、極端な場合には精神病を発症しかねない。

未解決の精神的葛藤から生じ、感情と行動に影響を与え、その反面、外界の現実を見失うほどではない程度の精神障害を、フロイトは一括りに**神経症**と呼んだ。神経症は、精神疾患を理解および治療するための、精神分析理論における基本概念となっただけでなく、二〇世紀の大部分において、アメリカ精神医学の最も有力な臨床的概念になった。ただし、それは一九七九年までの話である。この年、精神科診断システムの画期的な修正が完了し、神経症はアメリカ精神医学の本質をかけた決戦のテーマとなるのである。

しかし一九〇〇年代初めには、フロイトは無意識や神経症はおろか、精神分析のどの概念に関しても、存在を証明する具体的証拠を一つも見つけていなかった。ただ患者の言動から引き出した推論のみで、理論を練り上げたのである。非科学的に思えるかもしれないが、このような手法は、暗黒物質はあると仮定する天体物理学者の手法とまったく変わらない。暗黒物質とは、宇宙全体に散在している、目に見えない仮想の物質である。この本を執筆している時点で、暗黒物質を観察した人はもちろん、発見した人さえ一人もいない。しかし、目に見えるものすべてに静かに影響を与えている、何らかの不思議な感知できない**もの**を想定しなければ、観測可能な宇宙の動きや構造を理解することはできないと、宇宙学者は認識している。

また、精神疾患に関するフロイトの推論は、過去のいかなる精神医学理論の基盤として提示された推論より、はるかに詳しく、考え抜かれていた。特に、フロイトは神経症を、ダーウィンが唱えた自然選択過程の神経生物学的な結果だと考えた。人間の精神的システムは、共同体で暮らす社会的動物として生き延びられるように進化したという。共同体では、ほかの人間と協力したり競争したりしなければならない。それで心は、非常に重要である協力を行いやすくするため、特定の利己的な衝動を抑えるように進化した。しかし、ときには協力の衝動と競争の衝動がぶつかることがある（たとえば、上司に性的魅力を感じた場合）。この衝突こそが精神的な不調和のもとであり、もし不調和が解決されなければ、心の自然な働きのバランスが崩れて、精神疾患が生じるとフロイトは仮定した。

フロイトに批判的な人は、なぜ、理論の中で性があれほど大きな役割を果たすのかと疑問視することが多い。確かに、性的葛藤を強調しすぎたことは、フロイトの大きな誤りの一つだと思う。しかし、これについてフロイトは合理的な説明を用意していた。性衝動は生殖に不可欠であり、個体が進化的な意味での成功を収めるうえできわめて重要であるため、進化論的な衝動としては最も強力で利己的なのだと、フロイトは説いた。つまり、性的欲求を押し殺そうとすると、数百万年にわたる自然選択に逆らうことになり、そのために、最も激しい精神的葛藤を生むのである。

性的欲求は精神的葛藤を生みがちだというのは、確かに大半の人が経験している通りだろう。私に言わせれば、フロイトの誤りは、「人間の性衝動は非常に強いため、下す決定すべてに影響するはずだ」と思い込んだ点である。神経科学の見解は——いや、誰でも少し考えればわかることだが——これと異なる。富、受容、友情、承認、競争、そしてアイスクリームに対する欲求さえ、どれも別個の、性衝動と同じく本物の衝動であって、仮面をかぶった性欲などではない。私たちは本能的な生きものかもしれないが、性的な本能が私たちの本能のすべてではないし、大部分ですらない。

フロイトは、よく知られた事例研究の中で、神経症の例をいくつか紹介している。その一つが、ウィーンに住む十代の少女、ドーラ（仮名）のケースである。ドーラは特に父の友人Ｋ氏のことを話すとき、「失声を伴う咳の発作」を起こしがちだった。フロイトは、声が出なくなるドーラの症状を、「転換反応」という一種の神経症だと解釈した。Ｋ氏は未成年のドーラに身体を押しつけ、言い寄ったらしい。ドーラはこの件を父に話したが、父は取り合わなかった。この頃、父はＫ氏の妻と密通しており、それを知っていたドーラは、実は父は自分とＫ氏をもっと一緒にいさせたいのだと考えた。そうすれば、自分がＫ氏の妻と一緒にいやすくなるからである。

フロイトはドーラの転換性障害が、父と良好な関係を保ちたい気持ちと、Ｋ氏の汚らわしい行為を父に信じてほしい気持ちとの、無意識の葛藤から生じたと解釈した。ドーラの心は、父との関係を損なわないために、Ｋ氏の性的な強引さについて話したいという欲求を失声に「転換した」のだと言う。

転換性障害は、フロイトが名づけるはるか以前から知られていたが、腑に落ちる説明を提示したのはフロイトが初めてだった。ドーラの場合、しゃべれなくなったのは、父を怒らせそうな事柄の真相を、意識的な心が抑圧しようとしたからだと説明した。ドーラの件に関するフロイトの分析は、だんだん非現実的で無神経になっていき、しまいには、ドーラが父にもＫ氏にも性的魅力を感じているなどと示唆するようになる。ドーラがフロイトとのセラピーを突然やめたのも、無理はないと言わざるを得ない。しかし、ある種の異常行動は精神的葛藤に原因があるという中核的な洞察は、今にいたるまで意義を失っていない。それどころか、私はフロイトの事例集から抜け出てきたかと思うような患者に出会ったこともある。

数年前、近隣地域の病院に勤める、モーゼズという四一歳の男性を診察するよう頼まれた。モーゼズの生活は概してかなり安定していたが、一つだけ例外があった。上司との関係である。心臓科長である上司に、モーゼズは好感をもっていた。何しろ、この上司が自分を部門管理主任という居心地のよい地位に昇格させてくれたのである。モーゼズは、この上司が独力で自分を出世させてくれたと思っていたため、義理を感じていた。しかし、私のところへ通いはじめた頃、その義理の代償がわかってきていた。

上司は会計の問題で院長と激しい争いを繰り広げていた。二人がもめたとき、モーゼズは上司から、会計記録の調査と報告書の作成を命じられることがよくあった。徐々に、モーゼズにも厄介な真相が見えてきた。上司は院長に、部門の会計を偽って報告していた。それだけではない。違法な恐れのある一連の不正な金銭取引を隠していることも、わかってきたのである。

モーゼズは怖くなった。上司の秘密は、やがて病院の経営陣に発覚するに違いない。そして、自分も責任の一端を負うことになるだろう。自分は上司の違反行為を知っていたはずであり、そのため共犯者だと、誰もが思うに違いない。モーゼズは現在の地位に就けてくれた上司への義理と、正直に行動したいという思いに引き裂かれた。上司と院長の対立が激化するにつれて、モーゼズの苦悩は強くなり、ついに限界に達した。

ある日、職場で突然、しゃべることに困難を来たしはじめた。そして間もなく、どもるようになった。モーゼズは混乱し、うろたえた。その日の終わりには、完全に言葉を発せなくなっていた。口を開けても声は出ず、のどから空気の音がするだけだった。このような異変を見た同僚が、モーゼズを救急処置室に担ぎ込んだ。

医師は即座に、脳卒中か発作だと考えた。急に混乱し、しゃべれなくなったとき、通常この二つが疑われるからである。そこで、CTスキャンと脳波検査を含む、徹底的な神経学的精密検査を指示した。しかし意外なことに、結果は正常そのものだった。生理学的な異常の証拠が一つもないため、これは精神的な問題ではないかということになり、私のところへ連れてこられたわけである。

当初、私は何らかの詐病を疑った。病気休暇か障害保険ほしさに、わざとこのような症状を装っているとにらんだのである。しかし、この仮説を裏づける証拠は一つもなかった。モーゼズの失声は生活全般におよび、自宅で家族や友達と一緒にいるときも続いていた。私は傷病休暇をとるよう勧め、次回の診察日を決めた。モーゼズが私のオフィスにやってきたとき、私はアミタール面接と呼ばれる診断手順を行いたいと伝えた。短時間作用性のバルビツール酸塩〔アモバルビタール。アミタールはその商品名〕を少しだけ静脈注射して行う、昔からある手順である。患者の緊張をほぐし、抑制を緩めるので、一種の自白薬のように働く。モーゼズは同意した。

モーゼズを処置室に連れていき、ベッドに横たわらせ、注射器にアモバルビタールを入れる。静脈に針を刺して、液体の薬剤をゆっくり注入しはじめる。一分もたたないうちに、モーゼズは話しはじめた。最初は支離滅裂で子どものような話し方だったが、やがて明瞭になり筋が通ってきた。モーゼズは職場での問題を説明し、どうすればよいかわからないとはっきり言ったが、ジレンマの細部まですっかり話し終わると急に眠りはじめ、少したって目覚めたときは、再びしゃべれなくなっていた。しかし、「自白薬」は私の推測を裏づけてくれた。失声は転換反応だったのである（最新版の『精神疾患の診断・統計マニュアル』には、フロイトの概念にほぼ基づいた転換性障害の正式な診断名が含まれている）。

数週間、仕事を休んだ後、モーゼズは他部門への異動を知らされ、もはや以前の上司のもとで働くことも、心臓科の会計を担当することもなくなると告げられた。それを聞いてから数日で、以前とまったく同じようにしゃべれるようになった。フロイトがこの結果を聞いたら、喜んだことだろう。

＊

フロイトが、精神疾患を無意識のメカニズム同士の葛藤――見つけ出し、分析し、解消さえできる葛藤――だと定義したおかげで、精神科医は初めて患者を理解および治療できる有望な手段を手にした。聴衆を惹きつける巧みな話術と、明快で読む者をとらえて離さない文章力が、フロイト理論の魅力を高めた。彼こそ精神医学界待望のリーダーに違いない。精神医学界を新世紀へ力強く導き、再びほかの医学分野から認められる状態にしてくれる。

しかし、結局フロイトは半世紀以上もの間、精神医学を知の砂漠に導き、やがて、ほかの医学分野には例のない、広く知れ渡った劇的な危機に陥らせてしまう。なぜそのような事態になったのか？　理由の一端は、エレナ・コンウェイやアビー・アバクロンビーのような人たち、つまり、重い病気を抱えた患者たちにある。

そして、フロイト自身にもその理由の一端がある。

2 迷走の時代へ──シュリンクの台頭

精神医学は、親の欠点を告白するという方法で、
自分の欠点を直させてくれる。
──ローレンス・ピーター〔教育学者〕

ジークムント・フロイトは科学の素養をもつ小説家だった。
ただ、自分が小説家であることを知らなかった。
それ以降のいまいましい精神科医たちもみな、
フロイトが小説家であることを知らなかった。
──ジョン・アーヴィング〔小説家〕

茶話会

心に関するフロイトの刺激的な新しい考え方は、まるでスマートフォンのように世界中で受け入れられたため、それ以前の生活を思い出すことは難しくなった。フロイトによって、精神疾患は新鮮で、わかりやすく、興味をそそるものに見えるようになった。しかし、発売後、瞬く間に普及したスマートフォンとは異なり、精神分析理論の影響の広がり方は緩やかだった。

フロイトの理論は、むしろテレビ会議に似ているかもしれない。一九七〇年代に初めて導入されたとき、テレビ

会議は世間から完全に無視されたが、数十年後、インターネットやモバイル機器の登場を受けて、ようやく広まった。では精神分析理論はどのようにして、無名の神経科医による風変わりな憶説から、スカイプのように誰もが見慣れたものへと発展したのだろうか？　すべては夜の茶話会からはじまった。

同業者の小さなサークル

一九〇二年の秋、フロイトは地元の四人の医師にハガキを送り、自宅に招待した。自宅とは、ウィーンでも活気がなく退屈な、中産階級のユダヤ人街ベルクガッセ地区にあった長屋建住宅である。あるハガキにはこう書いてあった。「光栄にも、何名かの同業者と支援者が、私たちの興味を引くような心理学と神経心理学の話題を語り合うために、週一回、夜に拙宅に来てくださるそうです。よろしければ、あなたも参加してくださいませんか？」。

フロイトの著書『夢判断』が出版されて二年も経っていなかったが、この本は大評判どころか、小さな話題にさえなっていなかった。印刷部数はわずか六〇〇部で、それすら書店の棚でほこりをかぶっているありさまだった。それでも、フロイトによる心の働きの解読に興味をもち、ファンレターを送ってフロイトと文通をはじめた医師が何人かいた。そんな初期のファンの一人が、総合診療医のヴィルヘルム・シュテーケルである。シュテーケルは快活で率直な性格で、戯曲や詩を書いてもいた。フロイトが精神分析をはじめたばかりの頃に進んで患者となり、のちに自分自身も精神分析家になった。そして、セラピーを受けている最中に、歴史を変える提案を行った。フロイトの考えについて語り合う座談会を開いてはどうかと、もちかけたのである。

最初の茶話会の招待客が四人だったという事実は、当初、フロイトの研究に対する関心ががっかりするほど低かったことを示唆している。シュテーケルが一人目の招待客で、二人はフロイトの幼なじみ（マックス・カハネ、ルドルフ・ライトラー）だった。四人目の客がアルフレッド・アドラー。当時の医学界で重要な影響力を少しはもっていた唯一のメンバーだった。社会主義の医師だったアドラーは、集団内に存在する仲間意識を好み、労働者階級の人にもざっくばらんに接した。肉体労働者のような身なりと振る舞いをし、仕立屋のための労働衛生の本を出版していた。

フロイトとこの四人が、のちに国際的な運動となる集団の核を形成した。メンバーはフロイト家の暗く狭い居間で毎週水曜の夜に会うことにしたため、この会は「水曜心理学会」と名づけられた。このようなつつましいはじまり方にもかかわらず、シュテーケルは草創期の会合の特色を次のように伝えている。「五人の間には完全なる調和があり、不和は皆無だった。私たちはいわば発見されたばかりの土地の開拓者で、フロイトがリーダーだった。一人のメンバーの心から別のメンバーの心へと火花が飛び移るようで、毎回、目から鱗が落ちた」。

間もなくこの会には、オペラの演出家、書店主、芸術家、小説家といった、医師以外の面々も集まりはじめた。会合には決まったスケジュールがあった。メンバーは、フロイト家のビクトリア朝様式の居間に置かれた長方形のテーブルに、午後八時三〇分ちょうどに集まる。プレゼンテーションは午後九時開始。講演者の順番を決めるために、壺から名前の書かれたくじを引く。正式な講演の後は、一五分ほど歓談する。テーブルには葉巻とタバコが置いてあり、大量に消費された。ブラックコーヒーとケーキが振る舞われ、こちらも貪るように飲み食いされた。一九〇三年に会に加わったオーストリアの音楽学者、マックス・グラフがその雰囲気を描写している。「あの部屋には宗教を創始するような雰囲気があり、フロイトその人が新たな預言者だった」。

毎回、最後の重要な言葉はフロイトが述べることになっていた。近親姦が神経症に果たす役割を話し合った回の議事録には、フロイトがどのように会を締め括ったかが書かれている。「形を変えて表現された、母親との近親姦の夢の話をした。夢を見ている本人が、一軒の家の入口の前にいる。中に入る。前に一度、ここにいたことがあるという記憶がうっすらとある。それは母親の膣である。この場所こそ、かつて自分がいたところである」。

当初、水曜心理学会の会合では、主にフロイトの考えがもつ理論的、社会的な意味合いに焦点を合わせていた。しかし、間もなくメンバーは、精神障害を抱える人の苦しみを和らげるために、この新たな理論を用いたいと考えるようになった。フロイトは、精神医学的な問題の大半は精神的葛藤から生じると考えていたため、葛藤を弱める独創的で非常に斬新な手法を考案した。

フロイトが「談話治療」と呼んだこの方法は、まだ新米の医師だった頃に見た二種類の治療法から生まれたものである。一つは催眠法だった。一八八五年、ジャン＝マルタン・シャルコーのもとで神経学の研究を行っていたとき、フロイトはヒステリー患者に対する催眠法の用い方を学んだ。当時ヒステリーは、不安定で抑制できない感情という、定義のあいまいな病気だった。しかし、催眠法を用いた後、ヒステリー症状がしばしば消えたように見えることにフロイトは驚いた。そして、催眠法をもっと秩序立った形の会話療法（精神医学用語では**精神療法**）に変えられるのではないかと、徐々に考えるようになった。

フロイトの談話治療のもう一つの起源は、ウィーンの医師ヨーゼフ・ブロイアーの手法だった。ブロイアーは、一八八〇年代後半に若き日のフロイトを指導し、医師になる手助けをした人物である。ブロイアーの教え子だった頃、フロイトはあることに気づいた。ブロイアーの若い女性患者（アンナ・Oという名で歴史に刻まれている）が、頭に浮かんだ考えを取り留めもなくブロイアーに話すと、精神症状が軽減したり消えたりしたのである。アンナは、何の制約もなしに話すこの方法を「煙突掃除」と呼び、ブロイアーは「カタルシス療法」と呼んだ。フロイトはシャルコーの催眠法とブロイアーのカタルシス療法を、考案中だった自分の精神分析理論と組み合わせて、最初の体系的な精神療法を生み出した。フロイトが**精神分析**と名づけたものである。

精神分析は、患者の無意識の心を探り、隠された葛藤を見つける方法として考案された。精神分析を行っているとき、フロイトは患者に自由連想をするよう促し、頭に浮かんだ事柄を何でも話させた。フロイトの考えでは、夢は無意識の葛藤の貴重な情報源だったため（夢を「無意識への王道」と呼んでいたことはよく知られている）、精神分析中に患者の夢も詳しく語らせた。精神分析の大きな利点は、催眠法が全患者のおよそ三分の一にしか効かないのに対し、精神分析はすべての人に効果があることだとフロイトは主張した。

フロイトの精神分析の手法から、今日まで続く精神科医と患者のさまざまな伝統的な接し方ができあがった。たとえば、頻繁に治療セッションを行うことや、セッションの時間を四五分か五〇分にすること、治療者が患者との会話を誘導すること、治療者のオフィスにソファまたは張りぐるみの肘掛け椅子を置いて快適にすることなどである。精神分析家は通常、患者の背後に座った。フロイトが初期に用いた方法を受け継いだものである。患者に催眠法をかけているとき、背後に座っていれば、患者の額を押さえながら、意識から遮断されている出来事を思い出すよう厳《おごそ》かに促すことができたからである。

治療者の姿を見せないという臨床上の慣行は、のちに**転移**という概念を通じて理論的に正当化される。患者が治療者に過去の人間関係を投影しやすいよう、治療者は精神分析の間、何も書かれていない黒板となって、視界から遠く離れていなければならない。そうすればデルフォイの神託を伺うときのように、無意識からのお告げが次々に湧いてくると考えられたのである。

現代の精神科医はもはや患者の視界から隠れてはいないが、転移というフロイトの概念は現代精神療法の基礎の一つとして残り、精神科の研修医、臨床心理学を学ぶ大学院生、ソーシャルワーカーの卵たち全員に教えられている。フロイトにとっては、転移の道具も、夢の解釈も、自由連想も、すべて精神分析の最終目的、つまり「隠れているものを見えるようにすること」を達成するためのものだった。

このような精神疾患の治療法について、ここで少し考えてもらいたい。仮にあなたがうつ病や、強迫症や、(エレナ・コンウェイのように)統合失調症や、(アビー・アバクロンビーのように)パニック発作に苦しんでいるとする。精神分析理論に従えば、症状を緩和する最良の方法は、病的な行動を生み出している隠れた精神的葛藤を見つけることだ。精神分析家はこのような葛藤を探り当てるために、聖書に出てくるヨセフさながら、患者の夢の謎めいた意味を解釈するだろう。もし、患者が自分の夢ではなく、再度うつに襲われたとき自殺を防ぐ方法について話したいと言ったら、精神分析家はこの話題転換の希望を「抵抗」とみなし、抵抗を克服する必要があると考えるはずである。

精神分析の人気が高まり、施術者が増えるにつれて、フロイトの教え子の中から、精神分析を新たな方向に進めたがり、フロイトとまったく異なる新たな精神疾患と心の考え方を提示する者が現れはじめた。もしかしたら、性的なこととは無関係な精神的葛藤もあるのではないか？　無意識には宇宙的な意味があるのではないか？　心は三つではなく**四つ**の部分から構成されているのではないか？

フロイトを精神分析運動のＣＥＯ〔最高経営責任者〕だとすると、フロイトの経営方式は、ビル・ゲイツ〔マイクロソフトの元ＣＥＯ〕より、むしろスティーヴ・ジョブズ〔アップルの元ＣＥＯ〕に似ていた。あらゆることを全面的に管理したがり、すべてのデザインが自分の感性にかなっていなければならなかった。精神分析の世界が拡大しつづけ、新しい考えが次々に提示されてくると、精神分析界のＣＥＯは、この運動をもっと厳重に管理し、しかもより多くの人に自分の考えを伝えるために、何か手を打つ必要があると気づいた。ビジネス用語で言えば、ブランドを厳重に管理しながら、市場シェアを拡大したかったのである。

フロイトは、統制がとれなくなってきていた水曜心理学会――いまだにすし詰め状態の狭苦しい居間で開かれていた――を解散して、これを正式な職能団体に再編することにした。フロイトの考えに完全に従う者だけが残るよう求められ、それ以外は追放された。一九〇八年四月一五日、新団体は精神分析学会として世に登場する。わずか二二人での船出だったが、この学会は、精神医学を隅々まで作り替え、全世界を魅了する可能性を秘めていた。ただし、その前にこの学会自体が分裂しなければの話である。

異端

精神分析理論は支持を広げ、フロイトは精神疾患に関する自分の斬新な考えに自信をもちながらも、科学的証拠という面では危ういことをよく自覚していた。しかし、研究を行って裏づけの欠如を補うかわりに、一つの決断を下した。この決断が精神分析の運命を定め、アメリカ精神医学の方向性に重大な影響をおよぼすことになる。有望で力強い科学的理論は、硬直した宗教に変質してしまう。

フロイトは、誰にも疑義を唱えさせずに理論を提示することにし、検証や反証を行う取り組みをすべて阻止した。

自分の理論への全面的な忠誠を求め、弟子には自分の臨床的手法をそのままなぞるよう要求した。精神分析学会が発展してくると、かつて「科学的心理学草稿」で懐疑的な厳密さを唱えていた科学者が、自分の仮説を、絶対的忠誠をもって守るべき信仰箇条として提示するようになった。

　精神分析の神権政治による幾多の暴挙をくぐり抜けてきた私は、フロイトの致命的な決断を悲しく残念に思う。医療を行い、科学を追究し、人間の心という、めまいがするほど複雑な対象を研究しているのなら、私たちは常に自分の考えを他者に謙虚に再現および検証してもらい、新たな証拠が見つかれば、修正する姿勢でいなければならない。フロイトの狭量なやり方が特に残念に思えたのは、理論の非常に多くの中核部分がのちに正しいとわかり、現代の神経科学研究に照らしても有効だったからである。フロイトが述べた相補的で競合する認知システムの理論は、現代の神経科学の基礎となっており、たとえば、視覚、記憶、運動調節、意思決定、言語の主要な神経モデルが、これに基づいている。精神発達には漸進的な段階があるという、もともとフロイトが広めた考えは、現代の学問分野である発達心理学と発達神経生物学の基礎となっている。また、自己破壊的、自己愛的、受動依存的、受動攻撃的な行動パターンについても、フロイトが提示した方法より優れた理解の仕方を、現在にいたるまで私たちは知らない。

　しかし、フロイトの理論には、先見性のある洞察だけでなく、誤りや見落とし、そして笑えるほどの勘違いもあふれていた。フロイトの信念によると、男の子は母親と結婚して父親を殺すことを望み、女の子は自然な性的発達によって男性器をもちたいと思うようになるというが、現代の私たちはこれに異を唱える。ルイス・ブランダイス〔最高裁判所判事〕はいみじくも「日光は最良の消毒薬だ」と述べたが、もし仮にフロイトの疑わしい推測が、教皇の勅令ではなく検証可能な仮説として扱われていれば、科学的研究の丹念な手続きによって、ふるい落とされていただろう。

　現実には、フロイトの考えを批判したり修正したりした者はみな、冒涜的な背教者とみなされ、精神分析の不倶戴天《ふぐたいてん》の敵という誹《そし》りを受けて、破門された。精神分析運動の創始者で一番の大物だったアルフレッド・アドラーは、かつてフロイトに「そこにいる唯一の名士」とまで称賛されたにもかかわらず、追放された重要人物の第一号となった。アドラーはフロイトに会う前から、すでに治療に対する持論を述べており、患者を一人の人間として見て、患者の物語全体を理解する必要性を強調していた。意識を分割したフロイトの理論とは反対に、アドラーは心が分割できないもの――Individuum――だと考えた。また、いかに非現実的で無理があっても、患者の葛藤をすべて性的なものだと解釈するようフロイトが主張したことも、アドラーを戸惑わせた。攻撃も、性と同じくらい強力な精神的葛藤の源だと感じていたからである。

しかし、二人の不和には別の理由もあったかもしれない。精神科医の間でのいがみ合いに関する質問――明らかに水曜心理学会のメンバーを想定した質問――を受けたとき、フロイトは、「科学的な意見の相違はそれほど重要ではなく、反目の原因になるのはたいてい、ほかの種類の恨みや妬みや復讐心だ。科学的な意見の相違は後から生まれる」と答えた。フロイトはよそよそしく冷淡で、政治より研究向きの一点集中型の気質だった。患者の大部分はウィーン社会の上流階級に属する教養人である。一方、陽気なアドラーはむしろ労働者階級に親近感を抱いていた。

トロツキーを好ましからざる人物と宣言したスターリンのように、フロイトは一九一一年、アドラーの考えは精神分析運動と相いれないと公に宣言し、精神分析学会の全メンバーに対して、アドラーと絶交しなければ追放するという最後通牒を発した。フロイトはアドラーが偏執性妄想をもっていて、精神分析運動を損なうために「テロ戦術」を使っていると非難した。アドラーの反乱は、「野心に狂った異常者」の行為だと友人に囁《ささや》いてもいる。

一方のアドラーは、フロイトへの憎しみを生涯、抱きつづけた。「あなたはフロイトの初期の弟子でしたよね」と人から言われるたびに、憤然として色あせたハガキをさっと取り出した。第一回目の茶話会への招待状である。もともと向こうから知的な交流を求めてきたのであって、逆ではないという証拠だった。一九三七年、晩年のアドラーが、若き日のアブラハム・マズロー――のちに自己実現の概念で称賛を浴びる心理学者――とニューヨークのレストランで夕食をとっていたとき、マズローがアドラーにフロイトとの交友について何気なく尋ねると、アドラーは激高して、フロイトを詐欺師の隠謀家だと罵った。

追放と離脱はさらに続く。水曜心理学会の発案者だったヴィルヘルム・シュテーケルも、フロイトが長らく「忠実な助手であり同僚」と呼んだオットー・ランクも去っていった。しかし、フロイトの目から見ると、最も手ひどい仕打ちをしたのは、疑いの余地なく、スイスの医師カール・グスタフ・ユングである。ユングはフロイトにとってのブルータスだった。

一九〇六年、精神分析の影響を受けたユングの著書『診断学的連想研究』を読んだフロイトは、喜んでユングをウィーンの自宅へ招いた。二人は年齢が一九歳も離れていたが、馬が合うことにすぐ気づいた。食事やトイレ休憩を挟んだかどうかは歴史に記されていないが、一三時間も話しつづけたという。それから間もなくフロイトは、チューリッヒに住むユングに自分の新しい論文をいくつか送り、これを機に、以後六年間続く密な文通と共同研究がはじまった。ユングはフロイトの熱烈な支持を受けて国際精神分析協会の初代会長に選ばれ、ついにはフロイトから、「養子にした長男であり、皇太子であり、後継者」と言われるまでになる。しかし、フロイトとアドラーのように、不和の種は当初から二人の関係に存在していた。

ユングは非常にスピリチュアルで、その考えは神秘的なものになっていった。ユングは共時性というものを唱えた。たとえば、結婚式を挙げた後に教会から外に出たら、雲の合間から日が射し込んできたといったような、人生において偶然に見える現象は、宇宙による計らいだという考えである。ユングは性的な葛藤をあまり重要視せず、かわりに超自然的とも言える**集合的無意識**の役割を重視した。ユングによると、集合的無意識は無意識の一部で、そこには人類全体の記憶と考えが存在するという。

それとはまったく対照的にフロイトは無神論者で、いかなる形でも、スピリチュアリティやオカルトを精神分析と結びつけるべきではないと考えていた。ユングが告白したような神秘的な感情はおろか、「敬虔な気持ち」すら抱いたことはないと述べていた。それに、言うまでもなく、フロイトから見れば性的な葛藤は精神分析に必須のものだった。

フロイトは、ユングが非科学的な考えを是認していることが、精神分析運動にとって有害だという懸念を強めていった（自分自身の考えにも科学的裏づけを得るつもりはなかったのだから、皮肉な話である）。一九一二年一一月、ミュンヘンで開かれたフロイトの側近グループの集まりが、最後の対面の機会となった。一同は昼食をとりながら、古代エジプトのアメンホテプ王を題材とした、新しい精神分析の論文について話し合っていた。ユングは、アメンホテプ

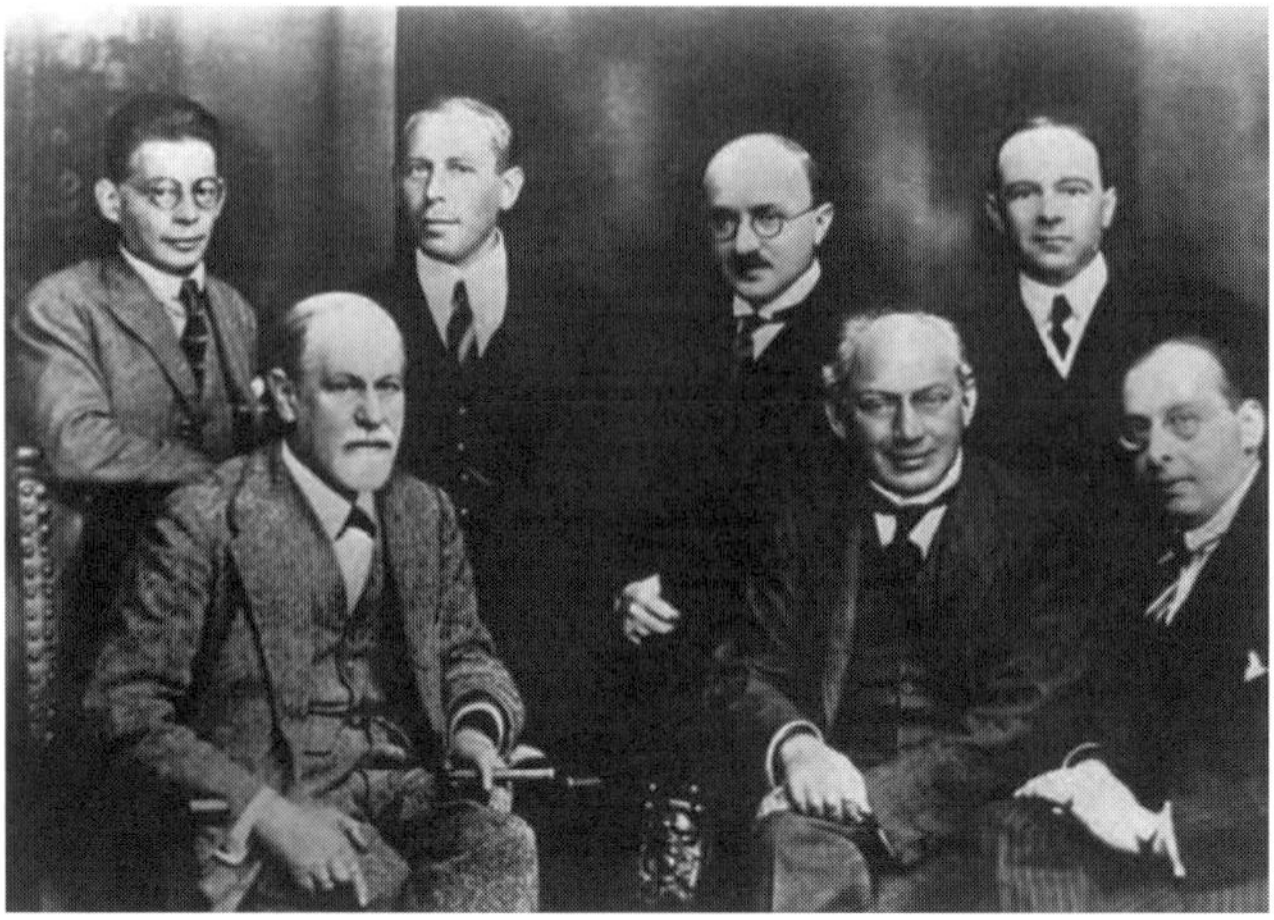

精神分析学会の、ジークムント・フロイトの側近グループ。左から右へ、オットー・ランク、フロイト、カール・アブラハム、マックス・アイティンゴン、シャーンドル・フェレンツィ、アーネスト・ジョーンズ、ハンス・ザックス。(HIP/Art Resource, NY)

が父親の名をすべての碑文から消すように命じた事実が、重視されすぎていると述べた。フロイトはこれを自分に対する当てつけだと受け取り、「君は最近の出版物に私の名前を入れていないではないか」と非難して、卒倒するほど逆上した。それからほどなく二人は永遠に袂を分かち、ユングは精神分析理論を完全に捨て去って、独自の精神医学を追究した。ただし、その名称は「分析心理学」といい、フロイトの影響が一目瞭然だった。

分裂が進む精神分析運動の内部には張りつめた空気が漂っていたが、一九一〇年の時点で、精神分析は大陸ヨーロッパで最新流行の治療法となっており、上流および中流階級、特に裕福なユダヤ人の間で屈指の人気を誇る治療として定着していた。精神分析理論は芸術にも大きな影響を与えるようになり、小説、絵画、戯曲のモチーフになった。一九二〇年には、ヨーロッパの教養人でフロイトの名を知らない者はいないまでになっていたものの、精神分析がヨーロッパ精神医学を完全に支配することは決してなかった。ヨーロッパにおける最盛期でも、ゲシュタルト学説や、現象学的精神医学、社会精神医学など、精神疾患に対するいくつかのアプローチと競合していたし、アメリカでは少しも影響力を得ていなかった。

その後、一九三〇年代後半に歴史の流れがにわかに変わり、精神分析は大陸ヨーロッパの表舞台から姿を消す。ナチスの台頭以降、フロイトとその理論が二〇世紀初めの地位を大陸で取り戻すことは、二度となかった。それと同時に、ドイツのファシズムが起こした一連の出来事が、アメリカで休眠状態にあった精神分析を揺り起こし、北米の新たなフロイト派勢力に活気を与える。この勢力が、アメリカ精神医学のあらゆる研究・教育・医療機関を組織的に乗っ取り、やがてシュリンクを生み出すのである。

アメリカに上陸した疫病

一九世紀のヨーロッパ精神医学は、精神力動理論と生物学的理論の間をメトロノームのように行ったり来たりしていたが、フロイトの訪米以前のアメリカ精神医学には、進歩らしき動きは皆無に近かった。アメリカ医学は、ヨーロッパの医学教育機関から伝わった手術、ワクチン、消毒の原則、看護、細菌論の進歩から大なり小なり恩恵を受けていたが、精神保健に関わる医学は相変わらず停滞していた。

アメリカ精神医学の起源は、独立宣言署名者の一人、ベンジャミン・ラッシュにあると伝統的に考えられている。アメリカ合衆国建国の父と言われるラッシュは、時を経て、アメリカ精神医学の父とも呼ばれるようになった。精神疾患と嗜癖は医学的な病気であり、道徳的な欠陥ではないと唱え、一八世紀後半にペンシルベニア病院の患者を枷《かせ》から解き放ったことで、「新世界」のピネルとみなされた。

確かにラッシュは、一八一二年に『心の病気に関する医学的調査と観察』という、アメリカ初の精神疾患の教科書を出版してはいる。しかし、自分の仮説を裏づけるために、実験や証拠収集をほかの人に促すことも、自分で行うこともせず、ただ個人的に興味を覚えた理論を軸にして、精神疾患の説明をまとめただけだった。たとえば、多くの精神疾患は血行の滞りによって起きるとラッシュは考えていた（現代神経科学の誕生以前、これだけ多くの精神科医が、精神疾患は詰まった下水管のようなもので、重要な生体媒質の流れが妨げられて発症すると考えたことは興味深い。

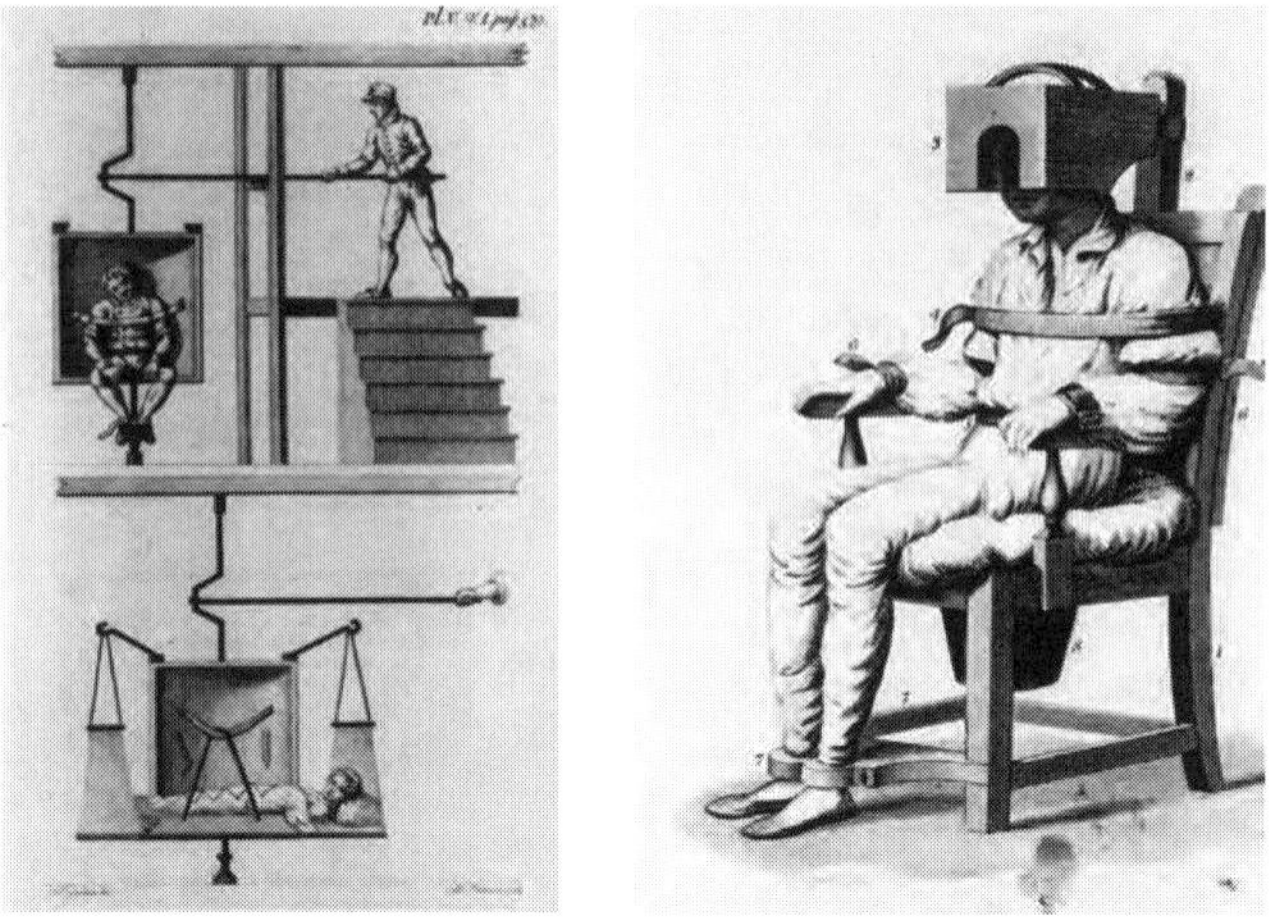

回転椅子（左）と精神安定椅子（右）。アメリカにおける19世紀の精神疾患治療法。
（U.S. National Library of Medicine）

メスマーの磁気経路しかり、ライヒのオルゴン・エネルギーしかり、ラッシュの血行しかり）。

　精神疾患患者の脳への血流をよくするため、ラッシュは自ら発明した特別な装置を使って治療した。回転椅子である。椅子の基部が鉄製の軸と連結し、この軸が手回しのクランクによって高速回転するようになっている。精神病の患者はしっかり椅子に縛りつけられ、めまいや方向感覚の麻痺や嘔吐によって精神病症状が消えるまで、遊園地にあるコーヒーカップの遊具よろしく身体をぐるぐる回転させられる。

　また、ラッシュは知覚への過負荷も精神疾患の原因になると考えた。視覚刺激や聴覚刺激が多すぎると、精神が混乱するというのである。そこで、精神的な情報過多を防ぐため、精神安定椅子を発明した。まず、患者を頑丈な椅子にひもで縛りつける。次に、鳥の巣箱を思わせる木箱を患者の頭にかぶせ、何も見聞きできないようにする。患者はくしゃみをするとき往生したに違いない。

　しかし、ラッシュが好んだ治療法は、もっと単純なものだった。腸を掃除することである。そこで、「一〇グレーン（一グレーンは〇・〇六四八グラム）の塩化第一水銀と一五グレーンのヤラッパ（ヒルガオ科サツマイモ属の植物）」で、独自の「不快な薬」を作り出した。古い温度計に使われていた、毒性のある水銀から作った強力な下剤である。患者はこの薬に、「ラッシュの稲妻」というユーモラスなあだ名をつけている。ラッシュは、腸内をすっきりさせれば、前日の食事で摂った食べものとともに、精神疾患を引き起こす有害な物質も排出できると断言した。あいにく、現代医学では、排便によって精神疾患を治せるという証拠はまだ発見されていない。

ところが、腸の掃除療法が最も必要だと思われる人――躁病と精神病の患者――ほど、この名医の薬に激しく抵抗することにラッシュは気づいた。そこで、あきらめずに解決策を編み出す。「このような精神錯乱状態にある患者を、通常の方法で水銀を飲むように説き伏せるのは難しい場合がある。このような場合、私は一日数グレーンの塩化第一水銀をパンに振りかけ、その上からバターを薄く塗ることで目的を達した」とラッシュは書いている。吐き気を催す回転椅子や絶え間ない排便によって、ラッシュの病院の精神科病棟はさぞかし汚れていただろう。

医師としてのラッシュの名声を高めたのは、ルーブ・ゴールドバーグ〔アメリカの漫画家〕が考え出したような、やけに手の込んだこれらの治療法よりも、精神疾患患者のために採用した方針と支援活動だった。フィラデルフィアのペンシルベニア病院で精神科患者の劣悪な状態を見たラッシュは、一七九二年、患者をもっと温かく受け入れられる、独立した精神科病棟を州に建設させる運動を主導して、成功させた。そのうえ、ラッシュの稲妻や回転椅子は的外れでやや突飛に見えるかもしれないが、一八世紀末の収容施設で日常的に用いられていた殴打や鎖よりは、間違いなく人道的だった。

一九〇九年にフロイトがニューヨークに降り立ったとき、アメリカ精神医学は、精神科収容施設で重労働を担うエイリアニストの専門分野として、すっかり確立していた。精神医学研究にはほとんど独創性がなく、「犯罪本能をもつ痴愚者」や「運動による、うつ状態の抑制効果」などといった題名の退屈な論文ばかりだった。このような知の砂漠に新たな火花が生まれれば、それが何であれ、大火災に発展する可能性があった。

フロイトの最初で最後の訪米は一九〇九年九月のことで、第一次世界大戦の直前だった。まだ親しい関係にあったカール・ユングとともに、遠洋定期船ジョージ・ワシントン号で大西洋を渡った。これはフロイトの信奉者が分裂しはじめる寸前の、精神分析運動が最も団結していた頃で、フロイトは心に関する自分の斬新な考えが、休眠中のアメリカ精神医学を揺り起こすだろうと考えていた。船がニューヨークに着くと、「私たちが疫病をもたらそうとしていることを、誰も知らないんだな」とユングに語りかけたと言われている。この予言はやがて、フロイト自身が思っていた以上に的中することになる。

フロイトが訪米したのは、G・スタンリー・ホールから要請を受けたためだった。ホールは心理学で博士号を得た最初のアメリカ人で、アメリカ心理学会の設立者である。学長を務めるマサチューセッツ州ウスターのクラーク大学から、フロイトに名誉博士号を授与し、何回かの公開講演を行ってもらうために招待した。この講演で初めて、フロイトの研究がアメリカで広く知られることになった。

フロイトに興味を示し、率先してフロイトを招いて、アメリカにフロイトの考えを紹介したのが心理学者だったというのは、おもしろい話である。心理学(psychology——直訳すると「魂の学問」)は、一八七九年にドイツの医師ヴィルヘルム・ヴントがはじめたと言われる、新しい学問だった。ヴントは解剖学と生理学の教育を受けたが、精神機能の解剖学的研究に行き詰まったとき、人間の行動に表れる脳の外的な徴候に目を転じて、ライプツィヒ大学に行動専門の実験研究室を開設した。

やはり医師であるウィリアム・ジェームズも、ほぼ同時代に、アメリカで心理学の代表的な支持者兼研究者となった。ジェームズもヴントと同様、証拠と実験を重視する熱心な経験主義者だった。注目したいのは、精神医学を志した医師たちが、伝統的な医学研究の枠組みの中では前へ進む道を見つけられず、科学的学問としての心理学に活路を求めたという点である。フロイトが招かれたのもそういうわけである。

心理学を生んだのが、一九世紀後半と二〇世紀前半に(当時の)伝統的な医学研究の手法で精神機能を理解できなかった医師と、型破りな方法で目的を追求せざるを得なかった医師だったことは、意味深長である。また、心理学の初期の先駆者(ヴント、ジェームズ、ヘルマン・エビングハウス、さらにはイヴァン・パヴロフとその後のB・F・スキナー)が研究に励む熱心な経験主義者だったことも特筆に値する。フロイトもやはり同じ困難にぶつかり、精神機能と精神疾患を説明するべく、心理学的な構成概念を編み出さざるを得なくなったわけだが、自説を体系的に研究することも、何らかの経験的な検証を行うことも意図的に避けた。

訪米当時、フロイトはアメリカで無名同然だった。クラーク大学が講演を告示したときも、フロイトの名を大きく取り扱っていない。訪米に関する報道は、講演前にはまったくなく、講演後もほとんどなかった。例外は『ネーション』誌で、「訪米した著名な外国人学者で特に興味を引く一人が、ウィーンのジークムント・フロイトだった。人物についても研究についても、アメリカで知られていることはあまりにも少ない。ワーグナーの音楽がかつて未来の音楽と呼ばれたように、現在、フロイトの見解は、未来の心理学としてドイツで話題になりはじめている」と書いている。

講演者としてのフロイトは雄弁で説得力があり、必ずと言ってよいほど教養人に感銘を与えた。ヨーロッパでもアメリカでも、フロイトと会った一流の科学者と医師は、ほとんどが宗旨変えした。クラーク大学での講演の出席者にはジェームズも含まれていたが、フロイトにいたく感銘を受け、「心理学の未来はあなたの研究にかかっています」と言ったほどである。

もう一人の出席者で無政府主義者のエマ・ゴールドマン——『母なる大地』誌を創刊し、避妊に関する情報を伝え、カーネギー鉄鋼会社の工場長を暗殺しようとしたことで知られる人物——も、やはりフロイトに惚れ込んだ。そしてのちに、「フロイトほど偉大で優れた人間の動機を非難したり『不純だ』と思えたりするのは、腐った心の持ち主だけだ」と述べている。また、ハーバード大学の神経系疾患の大物教授、ジェームズ・ジャクソン・パトナムは、偉大で優れたフロイトを田舎の別荘に招待した。そして四日間の集中的な議論の後、フロイトの理論を受け入れ、フロイトとその研究に公にお墨付きを与えた。ほどなく、パトナムはアメリカ精神分析学会の初会合の共同開催者にもなる。この学会はたちまち——競争相手はそれほどいなかったが——アメリカで最も有力な精神分析家団体となる。

このように温かく迎えられ、惜しみない称賛を浴びたにもかかわらず、当初、フロイトがアメリカ精神医学に与えた影響は微々たるものだった。それから二〇年経っても、アメリカ精神分析学会の会員数は全米でまだ九二人にすぎなかった。精神分析は、軽い精神障害をもつニューヨーク市の裕福で教養ある患者の間では流行しはじめていた——国際都市ウィーンでの成功の仕方と同じだった——が、総合大学や医科大学には浸透しなかったし、アメリカの精神科医療をいまだに支配していた収容施設の精神医学には、何の影響も与えなかった。

仮に、「もうすぐフロイトの精神分析がアメリカ精神医学を席巻する」と精神科医に言ったとしても、一九三〇年の時点ではたわごとだと思われただろう。精神分析が東海岸の数都市以外にまで広まると考える根拠は、皆無に近かった。しかし、その後のヒトラーの権力掌握と侵略によって、ヨーロッパはにわかに戦争の瀬戸際へ追いやられ、各国政府や国境は安定を失った。そして、精神医学の情勢と国境も揺るがされた。ファシズムはヨーロッパの精神分析の終焉を招いたが、図らずもアメリカに精神分析帝国を勃興させたのである。

一九世紀後半と二〇世紀前半には、ヨーロッパに反ユダヤ主義がはびこり、不穏な空気を醸し出していた。フロイトは無神論者を公言していたが、民族的にはユダヤ人だったため、もし精神分析が一般市民の頭の中でユダヤ人と結びつけられれば、存続の望みはないと危惧した。そこで当初から、精神分析の概念とユダヤ人を、極力、関連づけられないように努めた。これが、国際精神分析協会の初代会長にカール・ユングを推した理由の一つ、いや、おそらく最大の理由だろう。ウィーン市民でもユダヤ人でもなく、スイス人であるユングが会長になれば、精神分析はユダヤ人の徒党ではないと世間に強く発信することができる。しかし、ユングを推すフロイトに、アドラーとシュテーケルは怒りの抗議を行った。フロイトの古参の支持者は、生え抜きのウィーン組のメンバーがその地位に就くべきだと感じていたのである。アドラーとシュテーケルがフロイトに直訴すると、フロイトは、ウィーンで自分たちを取り巻く反ユダヤ感情に立ち向かうためには、他国（スイス）の支援が必要なのだと言いきり、役者さながらにコートを脱いで叫んだ。「敵どもは私が飢え死にすれば喜ぶだろう。背中からこのコートをはぎ取るはずだ！」。

しかし、フロイトの懸命な努力にもかかわらず、精神分析はユダヤ人文化としっかり結びついていた。フロイトの側近グループのほぼ全員、そして第一世代の精神分析家の圧倒的多数もユダヤ人で、みな、ユダヤ人であればフロイトの教えを理解しやすくなると考える傾向があった。精神分析の初期の患者も、多くは裕福なユダヤ人社会の人たちである。水曜心理学会の最盛期に、メンバーの中でユダヤ人でないのはロンドン出身のイギリス人神経科医、アーネスト・ジョーンズだけだった。フロイトの親友で、初期に国際精神分析協会の会長を務めたシャーンドル・フェレンツィが、ジョーンズの孤独な立場について、「ユダヤ人に生まれたことが、どれほど大きな心理学上の利点を意味するか、今ほどはっきりわかったことはない」と述べている。歴史家のエドワード・ショーターによれば、初期の精神分析運動の多くの部分に、「われわれユダヤ人は現代文明に貴重な贈りものを与えた」というメッセージが潜んでいたという。

ヒトラーのナチズムが中央ヨーロッパ、特に精神分析の首都であるオーストリアで勢力を強めるにつれて、多くの精神分析家がより安全な国へ避難していった。ヒトラーが権力を握った直後には、ベルリン中心部で、フロイトの全著書を含む精神分析の書籍が燃やされた。ドイツの代表的な精神科医団体であるドイツ精神療法学会を、M・H・ゲーリング博士(ヒトラーに次ぐナチスの指導者だったヘルマン・ゲーリングのいとこ)が乗っ取り、ユダヤ人と精神分析の要素を一掃して、ライヒ心理学研究・精神療法学会に作り替えた。

フロイトは可能な限りウィーンにとどまり、自宅のある建物の戸口にカギ十字の旗を掛けられても耐えたが、一九三八年春のある日、ナチスの兵士たちが二階にあるフロイトの住居に踏み込んだ。妻のマーサはライフルを玄関に置いていくよう、兵士に頼んだ。指揮官はこの家の主人を「教授先生」と堅苦しい敬称で呼び、禁制品を見つけるために、部下に隅々まで家宅捜索を行わせた。兵士たちがようやく立ち去ると、マーサ・フロイトは夫に、約八四〇ドル相当のオーストリア・シリングをもっていかれたと報告した。八二歳だったフロイトは、「なんてことだ。私は一回の治療でそれほどの金を取ったことはないのに」とつぶやいたという。

しかし、結局フロイトは、家族とともに財産をもってイギリスに行けるよう、出国ビザの入手のためナチスにさらに大金を払うことになる。現在の通貨で約二〇万ドルである。「出国税」のための費用は、フロイトの論文や工芸品の売却、そしてフロイトの崇拝者マリー・ボナパルトからの多額の寄付によってかき集められ、フロイト宅への踏み込みを指示したナチスの「政治将校」が、出国作戦を極秘に助けた(同じ時期にもう一人のユダヤ人が家族とともにウィーンから逃げたことは、あまり知られていない。それは九歳だったエリック・カンデルで、のちにフロイトの影響を受けて精神科医になり、脳研究によってノーベル賞を獲得する)。ほぼ一夜にして、フロイトが開始した運動はヨーロッパでは壊滅した。

フロイト自身はロンドンに移住したが、ヨーロッパから避難したほとんどの精神分析家はアメリカ、特にニューヨークを主とする大都市に逃げ込んだ。精神分析運動のメンバーにとって、それはまるでローマ教皇庁とカトリックの枢機卿が、本拠地をローマからマンハッタンに移したかのようだった。このような避難者はフロイトからじきじきに精神分析や教育を受けていたため、生まれたばかりのアメリカの精神分析運動から、下にも置かぬ待遇を受けた。名だたる大学の教授職を与えられ、一般向けの本を書き、精神分析の研修所を開設した。

ヨーロッパから逃げてきたこれらの精神科医は、間もなくアメリカの精神科医療の基本的性質を変えたが、必ずしもよい方向に変えたわけではなかった。フロイトが採っていた、独断的で信念に基づく精神医学のアプローチをもち込み、調査や実験を行う意欲をそいだからである。やがて、フロイトの予言通り、精神分析はアメリカ医学を蝕む疫病となり、独断的で反科学的な態度を精神医学の研究・教育・医療機関すべてに広めた。しかし、研究と経験的検証を嫌う傾向は、問題全体のほんの一部にすぎない。

移住してきた有名な精神分析家はみな、迫害から逃れて、祖国を後にしたユダヤ人だった。ユダヤ人から教育を受け、主にユダヤ人の患者をもち、残忍な反ユダヤ主義政権から逃れるという苦難を経験していた。一九四〇年の時点で、アメリカの精神分析は医学史上、例のない特異なものになっていた。少数民族集団の特殊な精神的ニーズに合わせた、科学的根拠のない理論である。重い精神疾患を抱える人に、これ以上、適さない治療法は考えにくいだろう。

シュリンクの台頭

アメリカ精神医学会は、アメリカの精神科医の主要な職能団体である。一般市民に最もよく知られているのは、『精神疾患の診断・統計マニュアル』の発行者だということである。また、現在活動しているアメリカの医学団体では最も古く、一八四四年、アメリカ精神科施設医療監督者協会として創設された（一方、全米医師会の創設は一八四七年である)。

創設から一〇〇年間、アメリカ精神医学会はほとんどエイリアニストで占められていた。一八九〇年には標章にベンジャミン・ラッシュの肖像を採用し、ラッシュの顔は今も公式エンブレムに使われている。フロイトが訪米した一九〇九年の時点では、すでに（フロイトがまとめ上げ、ヴントとジェームズが支持した、心理学を重視する姿勢を反映して）アメリカ医学心理学会に改称していたが、メンバーは依然として主に精神科施設で働いており、一九二一年に現在の名称を採用したときも、まだエイリアニストばかりだった。

フロイトの訪米から二〇年間、アメリカ精神医学会のメンバーは、フロイトが唱えた無意識の葛藤に関する根拠のない理論に、あまり関心をもたなかった。過密状態の収容施設でわめいたり自殺願望を示したりする患者には、ほとんど無関係に見えたからである。しかし、アメリカの精神分析家はほぼ確実に、アメリカ精神医学会を意識していた。アメリカ精神分析学会は一九二四年から、はるかに大規模なアメリカ精神医学会と同時期に同じ都市で、会合を開くようになったのである。一九三〇年代前半には、精神医学への精神分析的アプローチを公式に認めるよう、アメリカ精神医学会に強く迫りはじめ、将来の予兆となるような対立を理事会内で引き起こした。

当初、アメリカ精神医学会の代表的なエイリアニストは、フロイトの理論を非科学的で証明されていない理論だと評し、是認を渋った。しかし、やがて潮目が変わりはじめる。科学はともかく、精神分析は自分の職業に明らかに恩恵をもたらすと、エイリアニストが気づいたのである。恩恵とは、収容施設から抜け出す道である。一〇〇年近く前から、精神科医が医療の世界で得られる最高の地位と言えば、収容施設の所長だった。治る見込みのない大勢の患者を田舎の精神科施設で監督しながら、他科の医師とも社会の本流とも離れて働くのである。それに引き換え、神経科医はすでに病院外のオフィスで快適かつ儲かる仕事をはじめていた。とりわけ頭痛、筋麻痺、失神といった病気を診て、裕福な患者からごっそり料金を取ることができた。神経科医は田舎のあか抜けない精神科医を見下していたし、高名なエイリアニストも自らの地位の低さに憤っていた。精神科医のフランク・ブレイスランドは、一九四六年から一九五二年までアメリカ精神・神経科医委員会の理事を務め、精神科医と神経科医の会合でたびたび議長となった。

一九七九年、歴史ドキュメンタリー映画のために私がインタビューを行ったとき、ブレイスランドは一九四〇年代の両者の関係について次のように語っている。

神経科医と精神科医を同席させることは不可能だったよ。お互いをあまりよく思っていなかったからね。神経科医は、神経学こそ「医学の女王」で、精神医学は道化だとみなしていた。一方の精神科医は、神経科医なんて、言っていることは神経学だが、やっていることは精神医学だと主張していたね。

しかし、精神分析というフロイトの注目すべき新たな治療法により、エイリアニストは精神医学の不名誉な歴史の中で初めて、オフィスを構えて開業するチャンスを手にしたのである。フロイト派であれ、アドラー派であれ、ユング派であれ、ランク派であれ、精神分析家は居心地よく設えた応接室という文明的な環境で、軽い精神疾患を抱えた裕福な患者を治療できた。

もちろん、精神分析を採用することは、精神疾患の根本的な再定義を受け入れることだった。それまで、病気か健康かの境界線は、施設に収容する**必要があるかないか**の間に引かれていた。精神疾患であるということは、**重い**精神疾患、つまり錯乱を来たす精神病か、衰弱するうつ病か、無謀になる躁病か、大幅な知力低下があるということだった。しかし、フロイトは精神疾患と精神的健康の境界をあいまいにした。精神分析理論に従えば、ほぼすべての人が、適切な（精神分析を使った）治療で解決できる、何らかの神経的葛藤を抱えていたからである。精神分析は新たな種類の精神科患者を生んだ。社会でうまく役割を果たせるが、もっとうまく果たしたいと思っている人である。現在、この種の患者は、**医療を求める健康人**と呼ばれている。

ヨーロッパでもアメリカでも、医療を求める健康人が精神分析の主要市場となり、精神分析の興隆を促した。一九一七年には、個人開業しているアメリカの精神科医はわずか約八％だったが、一九四一年には三八％に増加していた。精神分析を採用したことが、その主因である。一九六〇年代には、アメリカの全精神科医の六六％以上が個人開業していた。わめき散らす患者や緊張病の患者に白衣で対応するという、厳しい日課をこなすかわりに、裕福な実業家と子ども時代の記憶についてしゃべったり、美しく髪を整えたマダムに優しく語りかけながら、自由連想をさせたりしていればよかった。

おまけに、精神分析は精神科医に、治療における有意義で能動的な役割を与えてくれた。精神科医は未来を予言する魔術師よろしく、患者の秘密の感情的経験を解釈して、自らの知力と創造力を駆使し、凝った診断名を考案したり複雑な治療法を作り上げたりしたのである。精神異常者の不運な世話役ではなくなり、富豪、教養人、有力者の**助言者**となった。もはやエイリアニストではない。**シュリンク**になったのである。

「ヘッドシュリンカー」という言葉は、一九四〇年代にハリウッドの映画会社と野外撮影地で生まれ、精神科医の新たな役割を表していた。当時は映画館で冒険映画が大流行し、特にエキゾチックなジャングルで、人食い部族が敵の首《ヘッド》を狩り、それを収縮《シュリンク》させて保存するような映画が人気を集めていた。あいにく、「ヘッドシュリンカー」という言葉を、初めて精神科医に当てた人の名は記録されていない。したがって、その人が「精神分析家は映画スターの大きなエゴをしぼませている」と言いたかったのか、それとも精神分析をジャングルの祈祷師の原始的な魔術にたとえていたのか、定かではない。しかし、どちらかというと後者だった可能性が高い。「ヘッドシュリンカー」がいち早く活字で登場した例が、一九四八年の『ボルティモア・サン』紙の投書欄にある。この新聞の有名記者H・L・メンケンが、フロイトの治療法を「でたらめ」と酷評した記事に対して、一人の精神分析家が書き送ったものである。「メンケンは、これらの紳士を祈祷師やヘッドシュリンカー、トーテム信仰者、ブードゥー信仰者などとけなす前に、資格取得に必要な条件の概要をよく読んでみるべきだ」と反駁している。

自己陶酔、自己改善、そして虚飾の文化をもつハリウッドが、無限の自己検証を行う新たな治療法を素早く受け入れたのは、もっともであるように思える。人気雑誌のマンガを調査した一九四九年の学術研究を見ると、精神医学に起きていた変化が記録されている。「精神医学に関する比較的古いマンガは、精神科収容施設にいる精神病患者しか描いていない。当時、精神医学は職業ではなかったから、**精神科医**はまったく描いていない。一九三〇年代と一九四〇年代には精神科医に関するマンガの数が大幅に増え、一般医と聖職者のマンガを上回るほどになっている」と執筆者は結論を述べている。

「ヘッドシュリンカー」という言葉が広く使われるようになったのは、一九五〇年の『タイム』誌に、B級西部劇映画の主人公、ホパロン・キャシディの記事が載った後だった。この記事には、「彼が単なるアメリカのちびっ子の有名アイドルで終わると予想した者は、すぐにヘッドシュリンカーのところへ連れていかれただろう」と書いてあり、ヘッドシュリンカーの注として、「精神科医を指すハリウッド用語」とある。一九五〇年代中頃には、この言葉が全米で使われていて、一九五七年上演のブロードウェイ・ミュージカル『ウエスト・サイド物語』の歌詞にも登場している。

ジェッツ――俺たちは変だ、俺たちは変だ、
　すごく変なんだ
　頭がおかしいんだ。
ディーゼル――当法廷の意見では、この少年が堕落したのは正常な家庭がなかったためである。
アクション――おい、俺が堕落したのは恵まれない境遇のせいだってよ。
ディーゼル――じゃあ、ヘッドシュリンカーのところへ連れていけ。

アメリカの精神分析家は、自分たちの影響力の高まりに気をよくし、一九四〇年代にはさらなる認知度と権力を目指した。影響力拡大への道が医学部と教育病院にあると知ると、大学に照準を定めるようになる。一九四〇年の『アメリカ精神分析学会報』はメンバーに、「近くの大学から正式な契約を取りつける」よう促し、「われわれの精神分析研修所が、医学部の教員や病院の職員になる者をより多く教育すれば、精神医学、とりわけ精神分析的精神医学の発展のためになる」と断言している。ケース・ウェスタン・リザーブ大学、ピッツバーグ大学、カリフォルニア大学サ

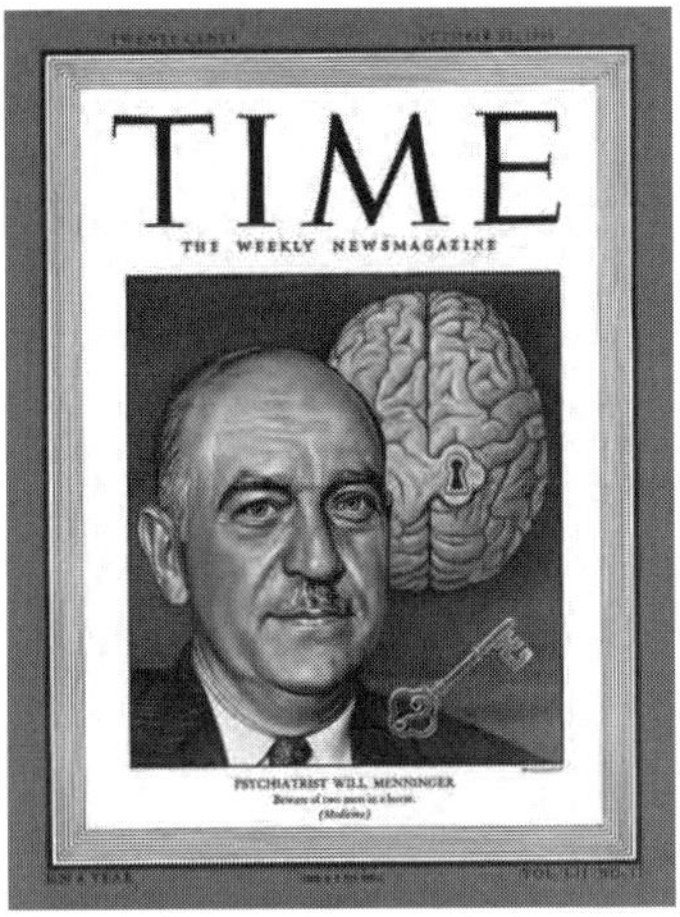

『タイム』誌の表紙を飾ったウィリアム・メニンガー。（*Time*, October 25, 1948 ／ⓒ Time, Inc. Used under license）

ンフランシスコ校、ジョンズ・ホプキンス大学、ペンシルベニア大学、コロンビア大学、スタンフォード大学、イェール大学、ハーバード大学というように、精神分析家が学科長に就く大学が一つずつ増えていき、新たな征服のたびに、精神分析運動の中で勝利が祝われた。

　一九六〇年になると、アメリカ国内の主な精神医学関連のポストは、精神分析家にほぼ独占されていた。全米には二〇の精神分析研修所があったが、その多くは一流大学の精神医学科と提携していた。ヨーロッパから移住者の第一波が到着しはじめた一九三二年には、アメリカ精神分析学会のメンバーは九二人だったが、一九六〇年には約一五〇〇人に膨れ上がる。その頃には、正式な資格の有無は別として、臨床精神科医のほぼ全員が精神分析を重視していた。一九二四年に、フロイト寄りの精神科医が初めてアメリカ精神医学会の会長に選出されると、その後の五八年間、ほぼ切れ目なく精神分析家が会長職を占めつづけた。

　アメリカでも特に有名で尊敬されていた精神分析家、ウィリアム・メニンガーはアメリカ精神医学の顔となり、精神医学という分野をメディアで熱心に宣伝した。一九四八年には『タイム』誌が表紙にメニンガーを載せ、「精神医学のアメリカ担当営業部長」と呼んでいる。メニンガーの影響力は絶大だった。

一九四八年、ハリー・トルーマン大統領と個人的に会う機会を得て、アメリカ精神医学会とアメリカ精神分析学会の合同会合に、「挨拶の言葉」を送ることを承諾させたほどだった。トルーマンが贈った言葉を紹介しよう。「人間工学の専門家がこれほど切実に求められた時代はありません。平和に必要な最大の条件は、全国民が明瞭にものを考えられる、精神の健康でしょう。私たちはこれからも、精神医学と精神の科学の専門家に手引きをお願いしなければなりません」。「精神医学と精神の科学」は精神分析を、「人間工学の専門家」はシュリンクを意味していた。

統合失調症を作る母親と、世界平和

大学医学部とアメリカ精神医学会で有力なポストを得た精神分析家は、今や未来の精神科医の教育方法を決定できるようになった。そのため、生物学的理論と行動理論に基づくカリキュラムは最小限まで減らされ、フロイトの影響を受けた考え方が、ほぼすべての医学部で精神医学課程の中核となった。いや、それだけではない。そのような考え方は、精神科医志望者すべての教育に行き渡る、包括的な世界観となった。医学生が精神科医になりたいと思った場合、精神分析の授業に出席し、精神分析家のスーパーバイズ〔専門的な指導や助言〕を受けながら患者を受けもつだけでなく、研修医時代に自ら精神分析を受け、それが「よい成果を上げ」ていなければならなかった。

少し考えてみてほしい。精神科医、つまり正真正銘の医学の専門家になるためには、自分の過去、心の奥の感情、恐れ、願望、夜間の夢、白日夢といったきわめて個人的な情報を、フロイトの思想への忠誠度を測りそうな相手に打ち明けるしかなかったのである。仮に、理論物理学者になるために、相対性理論や量子力学の原則を固く信じていると言わなければならなかったら、どうだろうか。あるいは、経済学者になるのに、夢にカール・マルクスが天使（または悪魔）として現れたかどうかを答えなければならなかったら、どうだろう。もし研修医が大学の精神医学科で出世したいか、開業して成功したいと思ったら、精神分析理論への忠誠を示さなければならなかった。さもなければ、公立病院――たいていは州立の精神科施設――に追いやられる危険があった。ある職業内に特定のイデオロギーを育むための教育方法を探すとしたら、そのイデオロギーを信じているセラピスト＝審問者が行う信仰告白のような心理療法を、求職者全員に受けさせるのが一番だろう。

フロイトの理論的枠組みの外で教育を受けた定評ある精神科医が、精神分析の妥当性に疑義を唱えようものなら、会議の席で怒号を浴びたり、受動攻撃性パーソナリティ障害または自己愛性パーソナリティ障害のラベルを貼られたり、社会病質者と呼ばれたりした。一九六二年に、医学教育者の会合で、有力な精神科医であるレオン・アイゼンバーグが精神分析の非科学性について、いくつか批判的な発言を行った。ハンナ・デッカーの名著『メーキング・オブ・DSM－III』によると、アイゼンバーグは、「学科長たちが会場のマイクへ文字通り殺到した。精神分析は精神医学で最重要の『基礎科学』だと弁護するために、そこにいた著名人ほぼ全員が立ち上がった」と嘆いたという。

精神分析家の天下では、収容施設や精神科病院に入るのが一般的なエレナ・コンウェイのような患者には取り合わずに、より軽症で精神分析に向いている患者を治療したほうがよいと、精神科の研修医に勧める空気があった。重い精神疾患の治療こそ、精神医学の根本的かつ第一の使命であるにもかかわらず、医療を求める健康人の治療より軽視したのである。エドワード・ショーターの『精神医学の歴史』には、一九四〇年代にデラウェア州立病院で働いていた精神科レジデントの回想が綴られている。

施設精神医学は、私たちにとってただの短い過渡的段階とみなすべきなのだと、すぐ肝に銘じさせられました。仕事で目指すべき理想は、個人開業して精神分析を行いながら、大学とは別の精神分析研修所で訓練をスーパーバイズすることでした。一九四〇年代の精神分析理論の観点では、デラウェア病院で私たちが日々行っていた治療行為は、非常に問題があるとみなされました。身体的な治療は一時しのぎだと教えられたのです。身体的治療は、問題を見えるようにするのではなく、隠してしまうと。興奮している精神病患者に鎮静剤の投与を指示することは、患者の治療には役立たず、医師側の不安反応だとみなされました。

大学精神医学を征服し、個人開業の精神分析という一つの産業を創出したアメリカの精神分析家は、自分たちの治療法の有効性を評価し直し、もともと考えられていた以上に強力だという結論を下した。フロイト自身は、統合失調症と躁うつ病には精神分析を適用しにくいと言明していたため、大多数の精神分析家は師の言葉を守って、重い精神疾患の患者は治療しないようにしていた。しかし時代が進むにつれて、アメリカの精神分析家は、統合失調症の人には妄想を捨てることを、躁病の人には躁から抜け出すことを、そして自閉症の人には自閉から脱することを説得**できる**と断言しはじめた。アメリカの精神分析運動は、新たな取り組みを開始した。エイリアニストを精神分析家に転向させることである。

このような転向者の先駆けが、スイスで教育を受けた精神科医、アドルフ・マイアーである。マイアーは一八九二年にアメリカに移住し、初めは神経科医と神経病理医として働いていた。一九〇二年にはニューヨーク州立病理学研究所（現ニューヨーク州立精神医学研究所）の所長となり、ここで、重い精神疾患の原因は脳の病変ではなく人格の機能不全であって、フロイトの理論は人格の機能不全から病気にいたる経緯を、最もうまく説明していると主張しはじめる。一九一三年、マイアーはジョンズ・ホプキンス大学で、アメリカの総合病院に初めてできた精神科入院患者向け診察室の責任者となり、新来の精神分析の手法を、この診察室の統合失調症と躁うつ病の患者に用いはじめた。

ジョンズ・ホプキンス大学と同じくメリーランド州にある二つの医療機関が、ボルティモアでのマイアーの先駆的な試みに刺激され、重い精神疾患患者の治療に精神分析を用いる旗艦病院となった。チェスナットロッジ療養所と、シェパード・アンド・イノック・プラット病院である。後者に精神科医のハリー・スタック・サリヴァンがやってきたのは、一九二二年のことだった。サリヴァンの考えによれば、統合失調症は「不安反応」、つまり人生のストレスに対する適応が失敗した結果であり、満足できる性体験がない人にのみ起きるという。アドルフ・マイアーの指導のもと、サリヴァンは、統合失調症患者を治療する精神分析的手法をいち早く編み出した。統合失調症の人は、人生経験を一貫した個人的な物語にまとめることが難しいのだと、サリヴァンは考えていたため、各患者に似た経歴をもつ病院職員を探し出し、患者の「たくさんの人生経験」に意味と一貫性を与えるために、患者と気ままな会話をさせるようにした。

ほどなく、アメリカのあちこちに精神分析病院が現れた。チェスナットロッジとシェパード・プラットのほかに、ボストン近郊のマクリーン病院、マサチューセッツ州ストックブリッジのオースティン・リッグス・センター、ニューヨーク市のブルーミングデール精神科収容施設が、重い精神疾患患者に対する精神分析的治療の砦《とりで》となる。ただし、利用できたのは治療費が払える人のみだった。精神分析と収容施設精神医学の融合を体現した最も有名な医療機関が、カンザス州トピカのメニンガー・クリニックである。メニンガー家が三代にわたって運営したこのクリニックは、素朴な田園地帯に建つ、あらゆる設備を整えた複合施設（ヨハン・ライルが一世紀以上前に描写したような場所）だった。裕福な患者が、自由連想や夢分析など集中的な精神分析を受けながら、長期間、ときには年単位でここに滞在した。メニンガー・クリニックは約五〇年間、アメリカを代表する精神科治療機関となり、トピカに行くことは、身体疾患の患者が奇跡を求めて聖地に行くのと同じ意味をもつようになった（ウディ・アレンは、精神分析的治療の無限の長さと、成果の現れの遅さについて、哀愁漂うジョークを飛ばしている。「もう一年、分析家にチャンスをあげて、その後はルルドに行くつもりだよ」）。このクリニックで気力回復の処置を受けた有名人の中には、ドロシー・ダンドリッジ〔女優・歌手〕、ジュディ・ガーランド〔女優〕、ロバート・ウォーカー〔俳優〕、マリリン・モンロー、もっと最近ではブレット・ファーヴ〔アメフト選手〕などがいる。

一世紀半の間、エイリアニストも、生物学的精神医学者も、精神力動的精神医学者も原因を説明できなかった精神疾患が、この頃から、フロイト以後の新たな精神分析的解釈を受けるようになった。一九三五年、ドイツから亡命してきた精神分析家、フリーダ・フロム＝ライヒマン（小説『デボラの世界』に登場する架空の精神科医のモデル）がチェスナットロッジで働きはじめ、統合失調症に関するサリヴァンの説を修正しはじめた。フロム＝ライヒマンの考えでは、統合失調症は患者の不安反応ではなく、患者の母親によって引き起こされるという。「統合失調症の人は、幼少期に大切な人たちから激しい抑圧と拒絶を受けたため、他人に対して痛ましいほど疑念と恨みを抱いている。大切な人というのは、通常はまず『統合失調症を作る』母親である」。

フロム＝ライヒマンによれば、統合失調症を引き起こす母親は、有害な行動パターンによって子どもを精神病にするという。当然ながら、この説は統合失調症の子どもの親には歓迎されなかった。しかし、心配はいらない。統合失調症は、親を原因とする隠れた心理的葛藤を反映しているのだから、長期にわたる会話療法で治療できるというのである。

フロム＝ライヒマン以降、親、特に母親は、ありとあらゆる精神疾患の原因にされるようになった。あらゆる病の土壌は幼少期の心理・性的発達であるため、精神病質を生んだ第一容疑者は両親だと、精神分析は宣言した。著名な人類学者のグレゴリー・ベイトソン——同じく人類学者のマーガレット・ミードの夫で、カリフォルニアにある精神研究所（ＭＲＩ）の研究者——は、統合失調症の「二重拘束」理論を説き、家族の中で最も病んでいるのは母親だと名指した。母親は相いれない要求（二重拘束）を発して、子どもの統合失調症を引き起こすという。たとえば、「話しかけられたら答えなさい！」と言いながら「口答えするのはやめなさい！」と言ったり、「自発的に行動しなさい」と言っておきながら、自分の許可を得ずに何かをしたと子どもを叱ったりすることである。このような八方塞がりの状況を解決するため、自我は、不可能が可能になる空想の世界に逃げ込むのだとベイトソンは主張した。亀が飛べたり、黙ったまましゃべれたりする世界である。

自閉症？　それは「冷蔵庫マザー」という、わが子に冷淡で感情のない養育者によって引き起こされる。同性愛？　それは去勢への恐怖と女性への強い拒絶を息子に植え込む、高圧的な母親によって引き起こされる。うつ病？　それは「親から懲罰を受ける前に、自我が自らを罰しようとしているのだ」と、著名な精神分析家シャーンドル・ラドーは言う。言い換えれば、自殺念慮は子ども時代の両親への怒りが自分自身に向かった結果であり、その原因は、仕返しが怖くて両親に本音をぶつけられなかったことなのだった。では、偏執症《パラノイア》〔不安感などから妄想を抱く疾患〕は？「生後六カ月の間に発症する。子どもは、母親を憎んでいる自分に、母親が復讐するのではないかと恐れ、母乳を吐き出す」と精神分析家のメラニー・クラインは言いきった。

子どもの精神疾患という悲劇だけでも耐えがたいのに、これらのばかげた病因説が次々に発表されてから、親は、わが子の病気が自分の過ちの結果だと責められる屈辱にも耐えなければならなかった。それにも増してひどかったのが、処方された治療法だった。統合失調症と双極性障害は、何百年も前から謎に包まれていたため、施設に収容するしか打つ手がなかったが、今や適切な会話療法で治せると考えられるようになった。木から降りてこない飼い猫と同じように、錯乱している人間も、現実世界に降りてくるよう説得さえすればよいというわけである。おかげで、笑い話（精神科医が精神病の人に、あなたの性的空想について話してくださいと言う）から、世にも恐ろしい話（精神科医が自殺の危険性の高い患者に、親からまったく愛されなかった事実を受け入れろと言う）まで、さまざまな事態が発生した。統合失調症患者を何千人も診てきた者として断言できるが、説得によって統合失調症が治る可能性は、瀉血や瀉下によって治る可能性と変わらない。

一九五五年の時点で、精神分析家の大部分が、神経症も精神病も含めて、**すべての**精神疾患が内なる心理的葛藤の現れだという結論にいたっていた。しかし、アメリカの精神分析運動の思い上がりはこれだけでは終わらない。このとき、仮に精神分析運動自体を治療用の長椅子に寝かせることができたなら、典型的症状がすべて揃った躁病と診断されていただろう。突飛な行動、壮大な考え、自分には世界を変える力があるという不合理な信念である。

拡大していく診断の傘の下に重い精神疾患を収めた後、精神分析家はサーカスの大テントよろしく対象を人類全体に広げようとした。カール・メニンガー（ウィリアムの兄）は、一九六三年出版のベストセラー『重要なバランス』の中で、「永遠に消えたのは、精神疾患をもつ人は例外だという概念である。現在では、大半の人がどこかの時点で、ある程度の精神疾患を抱えるということが認められている」と書いている。この本は、「日々の人間生活」のストレスや「精神的な混乱」への対処法を読者に細かく指南している。精神分析を受ければ、「健康以上に健康な状態」になれるとメニンガーは言いきっている。かくして、精神分析は一つの医術から、人間の可能性運動に移行した。

もはや、人間の行動を正常なものと病的なものに分けることは許されなかった。ほぼすべての人間の行動は、何らかの神経症的葛藤を反映しているからである。そして、葛藤は誰もがもっているが、指紋やへそのように、完全に同じ葛藤は二つとない。一九五〇年代終盤および六〇年代初頭から、精神分析家は社会全体に対して、私たちは**みな**歩ける負傷兵であり、正常な神経症患者であり、日常生活を送っている精神病患者だと唱え、フロイトの教えには、内なる対立を解決して、人間としての最大の可能性を実現する秘訣が含まれていると言いはじめた。

野心に満ちた宣言だったが、それでもまだ精神分析家の大望は満たされなかった。フロイトの理論は当時の政治問題や社会問題を解決できるほど深遠だと、精神分析運動は考えたのである。そこで、ウィリアム・メニンガー率いる精神分析家の一団が、精神医学の進歩のためのグループ（GAP）を立ち上げ、一九五〇年に「精神医学の社会的責任——方針に関する声明」と題する報告書を発表し、戦争、貧困、人種差別に対する社会運動を提唱した。立派な目標ではあったが、精神医学の力でこれを実現できるという信念は現実離れしていた。にもかかわらず、この報告書が一因となり、アメリカ精神医学会が活動の焦点を重要な社会問題の解決に転じただけでなく、精神疾患を研究するアメリカ最大の連邦機関の方針までもが決定された。

一九四九年四月一五日、ハリー・トルーマン大統領はアメリカ国立精神保健研究所（NIMH）を正式に設立し、開業していた精神分析家ロバート・フェリックスを初代所長に任命した。フェリックスは、精神分析運動が提唱していた社会運動の趣旨に則り、地域で早期に精神分析による精神医学的介入を行えば、軽い精神疾患が治癒不能な精神病になるのを防げると明言した。また、精神医学の未来は地域運動と社会工学にあるという考えから、アメリカ国立精神保健研究所が精神科施設に費用を投じることを明確に禁じ、脳研究を含む生物学的研究に資金を提供することを拒んだ。精力的でカリスマ性のあったフェリックスは、組織の政治に長け、人種差別、貧困、無学というストレス因子をなくさなければ精神疾患は防げないと、連邦議会や慈善団体を説得した。一九四九年から一九六四年まで、アメリカ精神医学の最大の研究機関が発するメッセージは、「私たちは精神疾患を治す鍵を脳の中から探し出す」**ではなく、**「社会を改善すれば、私たちは精神疾患を撲滅できる」だったのである。

GAPとアメリカ国立精神保健研究所の熱心な呼びかけに後押しされ、精神分析家は自らが属する職能団体に、ベトナムに対するアメリカの関与や、学校での人種分離に反対するよう圧力をかけた。「精神医学的な見地から、マーティン・ルーサー・キングとともに行進」もした。精神分析家が救いたかったのは個人の魂だけではなかった。世界を救いたかったのである。

一九六〇年代には、精神分析運動が宗教の様相を呈するようになっていた。代表的な精神分析家は、私たちはみな神経症の罪人《つみびと》だが、精神分析の長椅子に横たわれば、悔い改めと赦しが得られるとほのめかした。「わたしは道であり、真理であり、命である。わたしを通らなければ、だれも父のもとに行くことができない」〈新共同訳〉というイエスの言葉も、フロイトの発言にされかねなかった。精神分析家は政府機関や連邦議会から意見を求められたり、『タイム』誌と『ライフ』誌で紹介されたり、トーク番組のゲストとして頻繁に登場したりした。アメリカの上位中流階級にとって、「シュリンク」にかかることは最高の贅沢になっていた。

精神分析が推進力となり、精神医学は田舎の収容施設から、はるばる都市の目抜き通りへ進出しただけでなく、エイリアニストは精神分析家、さらには活動家に変身を遂げた。しかし、以上のような大言壮語とは裏腹に、重い精神疾患が生む日々の混乱とともに生きる人に対しては、症状と苦しみを和らげる手段がほとんど講じられず、手段自体がほとんどなかった。統合失調症患者の症状はよくなっていなかった。躁うつ病患者の症状も軽快していなかった。不安障害の人も、自閉症の人も、強迫症の人も、自殺の危険性が高い人も、症状は改善していなかった。大風呂敷を広げた割に、精神医学が上げた成果は約束した内容にはほど遠かった。最も困っている人を助けられないのなら、精神医学に何の意味があるのか?

ほかの医学分野は精神医学の無能さと、閉鎖的で自己陶酔的な世界にしっかり気づいていた。他科の医師は、精神科医に対し、困惑から露骨な軽蔑にいたるまでさまざまな態度を見せた。精神医学は、ろくでなしや、金の亡者、そして自ら精神的問題に悩んでいる学生のための隠れ場だと広く認識され、その認識は医療関係者に限られたものではなかった。作家のウラジーミル・ナボコフは、多くの人が抱いていた思いを簡潔に表現している。「毎日プライベートな部分にギリシャ神話をあてがえば、すべての精神的苦悩が治る——だまされやすい者と無教養な者には、そう信じさせておけばよい」。

一九五〇年代後半、精神分析が全盛期に近づいていた頃、精神医学は軌道を外れつつあり、酔って居眠りしているドライバーのように危機意識を欠いていた。今から考えれば、アメリカ精神医学がなぜこれだけ迷走したか、容易にわかる。見ていた精神疾患の地図がめちゃくちゃだったからである。

3 精神疾患とは何か？——診断名のるつぼ

精神的健康の統計では、四人のアメリカ人のうち一人が
何らかの精神疾患を抱えているという。
あなたの親しい友達三人を思い浮かべてほしい。
もしその三人が大丈夫なら、あなたが病人だ。
——リタ・メイ・ブラウン〈作家〉

疾患と健康を定義することは、ほぼ不可能な作業である。
精神疾患は、誰かにとって苦痛な、特定の生存状態だと定義できる。
苦痛は、患者自身か周囲の人、あるいは双方が感じているかもしれない。
——精神分析家カール・メニンガー
『重要なバランス——精神的健康と精神疾患における生活過程』

精神医学で最も重要な三文字

もしあなたが精神保健の専門家のところへ行ったことがあるなら、おそらくD、S、Mという三文字を目にしているはずである。これは『精神疾患の診断・統計マニュアル』（*Diagnostic and Statistical Manual of Mental Disorders*）という古めかしい書名の頭文字である。既知の精神疾患をすべて網羅した、この権威あるリストは、精神医学のバイブル

と呼ばれており、それにはもっともな理由がある。神聖なる精神科診断名が一つ残らずページに刻まれているのである。しかし、DSMが、過去一〇〇年で最も影響をおよぼした本かもしれないとは、夢にも思っていなかったのではないだろうか。

DSMの内容は、何千万人もの働き方、学び方、生き方にじかに影響をおよぼし、投獄されるか否かまで左右する。また、精神科医、心理士、ソーシャルワーカー、精神科看護師など、数百万人の精神保健専門家にとって、DSMは仕事の手引きでもある。公的医療保険と民間保険会社は、DSMに従って、病院、医師、薬局、検査機関に何千億ドルもの支払いを行う。学術研究費の申請も、DSMの診断基準の使用によって可否が決まるし、数百億ドル相当の医薬研究開発も、DSMによって進められる(あるいは止められる)。病院、診療所、オフィス、学校、大学、刑務所、老人ホーム、地域センターで実施される多くのプログラムも、DSMの分類に基づいている。さらに、雇用主が精神障害のある労働者に行わなければならない配慮も、DSMに応じて義務づけられるし、精神疾患に対する労働者からの補償請求もDSMに従う。弁護士、裁判官、刑務所職員は、法的手続きにおいてDSMを使い、刑事責任と不法行為の損害賠償金を判断する。親は、DSMに載っている小児の診断名を主張すれば、無償教育サービスや、教室での特別な待遇をわが子のために手に入れられる。

しかし、DSMから最大の影響を受けるのは、精神障害の苦しみから解放されたがっている数千万の人たちの生活である。その第一の理由は、DSMが既知の精神疾患すべてを厳密に定義していることである。DSMが社会に対して比類ない医学的影響力をもっているのは、このような詳しい定義を載せているからである。

では、ここまで来るのに、どのような経過があったのだろうか? 統合失調症を作る母親や、無意識の神経症といった、かつての精神分析的な定義から、抑うつ型の統合失調感情障害(コード295.70)や、抜毛症(コード312.39)といったDSMの診断名へと、どのようにしてたどり着いたのだろうか? それに、二一世紀の精神疾患の定義のほうが、フロイトの影響を受けた定義より優れていると自信をもって言えるのは、なぜなのだろうか? これから見るように、精神分析の物語とDSMの物語は一〇〇年近く共存していたが、やがて精神医学の本質をかけて、地殻変動を起こすような衝突にいたる。それは精神疾患の定義をめぐる闘いだった。

精神医学のバイブルの起源をたどると、一八四〇年に行き着く。アメリカ国勢調査局が、初めて精神疾患に関する公式なデータを集めた年である。アメリカ合衆国はまだ建国から五〇年ほどしか経っていなかった。メスマーは死去したばかりで、フロイトは生まれてさえおらず、アメリカの精神科医のほとんどがエイリアニストだった。アメリカは、憲法で義務づけられた一〇年に一度の国勢調査を通じて、国民を統計的に数えることに取り憑かれていた。一八三〇年の国勢調査で初めて障害の統計がとられたが、障害の定義は聴覚障害と視覚障害に限定されていた。一八四〇年の国勢調査では新たに精神疾患が追加され、「精神異常と白痴」という一つのチェックボックスにまとめられた。

無数の精神障害と発達障害がこの大まかなカテゴリーに一括りにされたうえに、データ収集を担当した連邦法執行官には、「精神異常と白痴」の欄をチェックするかどうかの判断法について、何も指示されなかった。おそらく国勢調査の作成者は「精神異常」を、当時の一般的な考え方に基づいて、施設に収容するほど重い精神障害と考えていただろう。現在の統合失調症、双極性障害、うつ病、認知症といった病気である。同じように、「白痴」は、知的機能が少しでも低下した状態を指していたと思われる。今日、ダウン症、自閉症、脆弱X症候群、クレチン症などと分類されるものである。しかし、明確な指示がなかったため、各執行官は結局、精神障害とは何かについて自分なりの概念を用い、その概念は得てして明らかな人種差別に影響されていた。

一八四三年、アメリカ統計学会が、「この国の人々における精神異常、盲目、聾《ろう》、唖の割合に関する国勢調査の記述に、きわめて明白で顕著な誤りがある」と連邦議会下院に指摘している。もしかしたらこれは、精神疾患の過剰なラベル貼りに市民が抗議した初めての例かもしれない。「多くの都市で、黒人住民全員が精神異常だと記されている。ほかの非常に多くの都市で、この不運な人種の三分の二か、三分の一か、四分の一か、一〇分の一がそのような障害だと報告されている。そのうえ、白人の精神異常に関しても、国勢調査の誤りはやはり疑問の余地がない」。さらに大きな問題は、この国勢調査の結果が奴隷制の擁護に用いられたことである。報告されたアフリカ系アメリカ人の精神異常と白痴の割合は、南部より北部の州のほうがはるかに高かったため、奴隷制は精神的健康によいと奴隷制擁護者は主張したのである。

精神異常と白痴という基本的な精神障害の分類法は、なんと現代の制度にもまだ残っている。この本の執筆時点で、精神疾患と発達障害には——いずれも同じ脳構造と精神機能に影響をおよぼすにもかかわらず——すべての州が別々の行政インフラを用意している。このやや恣意的な分類法に表れているのは、科学的に証明された事実ではなく、私たちの認識が受けた歴史的、文化的な影響である。物質使用障害群に関しても、やはり恣意的なカテゴリー分類によって、サービスが別個の行政機関とインフラで運営されていることが多い。しかし、医学では嗜癖障害をほかの疾患とまったく同じように扱う。

二〇世紀になる頃には、国勢調査で精神科施設の患者の統計をとることが重視されはじめていた。精神疾患患者の大半は、精神科施設にいると考えられたからである。しかし、どの施設にも独自の患者の分類システムがあったため、精神疾患の統計は一貫性がきわめて乏しく、非常に主観的だった。アメリカ医学心理学会(アメリカ精神医学会の前身)は、この分類システムの不揃いぶりを見て、アメリカの全精神科施設からデータを収集、報告するための、統一されたシステムの作成を、傘下の統計委員会に委任した。

研究者や理論家ではなく、現役のエイリアニストで構成されていた統計委員会は、臨床家としての一致した意見をもとに、精神疾患を二二の「群」に分類した。たとえば、「脳腫瘍を伴う精神病」「梅毒による精神病」「老化による精神病」などである。できあがったシステムは薄い本になり、『精神科施設のための統計マニュアル』という題名で出版されたが、精神科医の間ではすぐに『スタンダード』と呼ばれるようになる。

以後三〇年にわたり、『スタンダード』はアメリカで最も普及した精神疾患リストとなった。ただし、この本の使用目的はもっぱら収容施設の患者の統計をとることであって、精神科の診察室で外来患者を診断することは、用途として想定されておらず、実際に使われてもいなかった。『スタンダード』は『精神疾患の診断・統計マニュアル』の直系の前身で、後者は『スタンダード』から「統計マニュアル」という言葉——もともと一九世紀の統計用語から採用した言葉——を引き継ぐことになる。

『スタンダード』があったとはいえ、二〇世紀初頭には、精神疾患の基本的カテゴリーについてまったく意見が一致していなかった。精神医学の大規模な教育拠点は、いずれも各地のニーズを満たすような独自の診断システムを使っていた。たとえば、ニューヨークにおける精神病の定義は、シカゴともサンフランシスコとも違っていたのである。そのため、病名、症状、考えられる病因はばらばらの状態で、専門的な会話も、学術研究も、正確な医学的データの収集も難しかった。

一方、大西洋の向こう側では、異なる経過をたどった。一九世紀後半までは、ヨーロッパでも精神疾患の分類がアメリカと同じように混乱していた。しかし、この混沌状態の中から、卓越した分類者が現れる。一人のドイツの精神科医が、ヨーロッパ大陸の精神科診断に厳格な秩序を与えたのである。精神疾患に対する世界の考え方と診断法に与えた影響は、やがてジークムント・フロイトの影響と並ぶほどになり、その後、それをしのぐようになる。

おしゃれに着飾る人

エミール・クレペリンは一八五六年にドイツで誕生した。生年はフロイトと同じで、生誕地も数百キロしか離れていない（精神医学の重要人物にはドイツ語圏出身者が非常に多い。フランツ・メスマー、ヴィルヘルム・グリージンガー、ジークムント・フロイト、エミール・クレペリン、ユリウス・ワーグナー＝ヤウレック、マンフレート・ザーケル、エリック・カンデルもそうである。精神医学は「ドイツの学問」と呼んでよいかもしれない）。クレペリンは医学生時代、有名な神経病理学者パウル・フレクシッヒと、実験心理学の祖ヴィルヘルム・ヴントのもとで学んだ。二人の経験主義者の指導を受けて、クレペリンは生涯、研究と確かな証拠を重んじるようになる。

現在エストニアとなっている地域で精神医学の教授になった後、クレペリンは診断用語の複雑怪奇さに愕然とし、精神疾患の分類に一貫性と秩序をもたらすための実際的な方法を模索する。特に悩ましい問題は、別個に見える多く

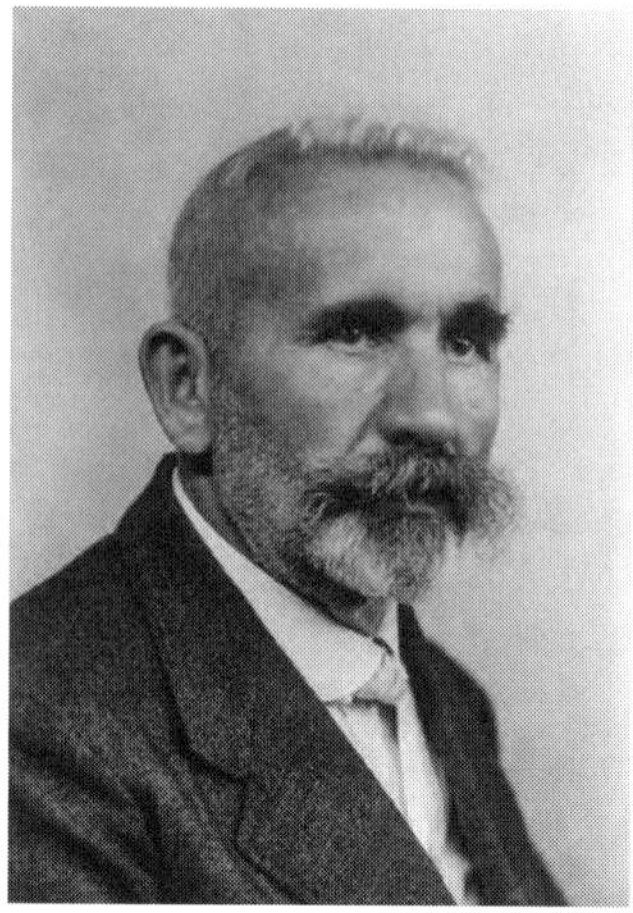

エミール・クレペリン。現代の精神科診断システムの祖。(© National Library of Medicine/Science Source)

の病気が、同じ症状を共有している場合が少なくないことだった。たとえば、不安はうつ病でもヒステリーでも顕著な症状として現れたし、妄想は精神病でも躁病でも重いうつ病でも認められた。このような重複のために、多くの精神科医はうつ病とヒステリーを一つの病気として扱ったり、精神病と躁病を一つの定義でまとめたりした。

クレペリンは、精神疾患を区別するには、観察可能な症状が不可欠だと確信していたが、症状だけでは不十分だと考えていた(それでは、発熱のある病気すべてを一つの診断名にまとめるのと同じである)。そこで、病気の区別に役立つほかの基準はないかと探し、患者の状態の変化を生涯にわたって追跡したところ、ついにそれを発見した。症状だけでなく、それぞれの病気の経過にも従って、病気を分類することにしたのである。たとえば、精神病の中には、悪化と軽快を繰り返して、最終的にはなぜかわからぬまま消えるものもあれば、悪化の一途をたどって、最終的には身の回りのことさえできなくなるものもあった。一八八三年、クレペリンはにわか仕立ての分類システム案を、『精神医学提要』という小さな本にまとめた。

クレペリンはこの本の中で、生涯の経過に基づいて精神病を三つの群に分類した。早発性痴呆、躁うつ病、偏執症である。早発性痴呆は、現在、統合失調症と呼ばれている病気に非常に近いが、クレペリンはこの診断名を、時間をかけて徐々に知的能力が低下していく患者に限定した。躁うつ病は現代の双極性障害の概念に相当する。それまで、早発性痴呆と躁うつ病は通常、同じ病気が異なる現れ方をしたものとみなされていたため、クレペリンの分類体系はたちまち物議を醸した。しかし、クレペリンはこの区別の根拠として、躁うつ病は早発性痴呆のような片時も途切れることのない病気ではなく、ときどき起きる挿間性のものだという点を指摘した。

クレペリンの斬新な提案は当初、抵抗に遭ったものの、やがてヨーロッパの精神科医の大多数に受け入れられ、一八九〇年代には、ヨーロッパの精神科医が——どの理論の支持者かを問わず——精神病について話し合うのに使う、最初の共通言語となっていた。クレペリンはこの分類システムをわかりやすく説明するために、患者と接した自身の経験に基づいて、各診断名の典型的な症例を描写している。その生き生きした描写は、何世代ものヨーロッパの精神科医に影響を与える教材となり、現在も、一〇〇年以上前の執筆当時と変わらぬ説得力をもっている。早発性痴呆と躁うつ病の詳しい描写を読んで、両者が異なる病気であることに納得した精神科医も多い。早発性痴呆の描写を抜粋する。

患者の目には、ネズミ、アリ、地獄の門の番犬、大鎌、斧が見える。耳には、雄鶏の鳴き声、発砲音、鳥のさえずり、霊がノックする音、ハチの飛ぶ音、つぶやき声、叫び声、叱り声、地下室からの声が聞こえる。声は、「あの男は打ち首に、つるし首にしなければならない」「ブタ、卑劣漢、おまえはもう終わりだ」と言う。患者は最大の罪人で、神を否定し、神に見捨てられ、永遠の迷い子で、地獄行きである。自分が奇妙な方法で見られているとか、笑われているとか、ばかにされているとか、人に嘲られているなどと思う。人が自分を監視している。ユダヤ人や、無政府主義者、心霊術者が自分を迫害する。人が有毒な粉末で空気を汚染し、ビールに青酸を入れる。

次は、躁うつ病の描写である。

患者は疲れを知らず、昼夜を問わず動きつづける。頭にはどんどんアイディアが湧いてくる。家具を取り替え、遠くの知り合いを訪ねる。政治、世界語、航空学、女性問題、ありとあらゆる公共問題とその改善の必要性が、患者に仕事を与える。自分が住む小さな村の絵ハガキを一万六〇〇〇枚、印刷してもらう。長くは黙っていられない。もうすぐ結婚するのだと得意げに話し、伯爵を名乗り、相続できる予定の財産について話し、名刺に王冠を印刷する。数多くの教授や外交官の仕事を代行できる。歌い、しゃべり、踊り、跳ね回り、体操をし、拍子をとり、手を叩き、罵り、脅し、あらゆるものを床に投げつけ、服を脱ぎ、おしゃれに着飾る。

クレペリンが急いで書いた精神医学の概論は、以後一〇年の間に大人気の教科書に成長する。版を重ねる間隔がどんどん短くなり、出るたびに本の厚みは増していった。一九三〇年代には、ヨーロッパの精神科医の大多数がクレペリンの分類を受け入れていた。しかし、大西洋の向こう側では状況がまったく違っていた。二〇世紀初めには、アメリカでもクレペリンの診断システムを採用するエイリアニストが少しはいたが、第二次世界大戦が終わる頃には、フロイト派の台頭によって、アメリカ精神医学へのクレペリンの影響はほぼ完全に払拭されていた。それは、ヨーロッパでフロイトの影響がナチスによって消されつつあったのと、ちょうど同じ時期である。

無限にある神経症

精神分析の学説によると、精神疾患はその人独自の無意識の葛藤から生まれるため、種類は無限にあり、診断名の整理箱にすっきり片づけることは不可能だという。どの症例も、その性質に応じて治療(および診断)しなければならない。それとは対照的に、クレペリンは精神的健康と精神疾患の間にはっきり境界線を引いた。この鮮明な境界線も、症状と経過に基づく病気の分類システムも、精神分析の考え方とは正反対だった。精神分析では、人間の精神状態は病的状態と健康との間の連続体上にあると考えていた。フロイト派は、誰でも、ある程度の精神的機能不全を抱えているいると述べていたのである。

フロイト自身は、機能不全的な行動にはいくつかの大まかなパターン——ヒステリー、強迫症、恐怖症、不安、うつなど——があると認めていたが、これらはすべて、特定の発達段階における心理的ストレスから生まれた神経症の、多様な現れだと考えていた。例としてアビー・アバクロンビーを精神分析的に診断するなら、アビーの不安発作を、ルター派の厳しいしつけに対する反応や、結婚ではなく仕事のために若くして家を出た決断と結びつけて説明するだろう。一方、クレペリン流に診断するとどうなるか。動悸、発汗、めまいを伴う強い恐怖と不快感の症状が、頻発するエピソードとして一斉に生じることを根拠に、不安障害と判断するだろう（ヴィルヘルム・ライヒの診断法は、どちらとも違う。アビーの身体の物理的収縮がオルゴンの自然な流れを阻害し、不安を起こしているとライヒは主張した）。二つの解釈には著しい違いがある。

精神分析家は、患者の個々の症状に注目しすぎると重要な部分を見逃して、病気の本質から遠ざかってしまう恐れがあると考えた。精神分析家の正しい役割は、隠れた心理的力動と患者のこれまでの人生の物語を知るために、単なる行動よりも奥にあるものを——その行動が病気の症状かどうかにかかわらず——見ることだった。フロイトとクレペリンの診断システムで、精神疾患の基本的な考え方がこれだけ大きく違うのであれば、エミール・クレペリンが精神分析を公然と嘲っていたのも意外ではないだろう。

私たちはいたるところで、フロイト流の研究の特色に出くわす。一つは、勝手な決め込みや憶測を確かな事実として提示することである。その決め込みや憶測は、新たな空中楼閣をますます高く建設するのに躊躇なく使われる。もう一つは、たった一件の観察結果から、極端に一般化を行う傾向である。私は直接経験という、より確かな基盤の上を歩くことに慣れているため、自然科学という私の凡俗な良心は、異論、不確実性、疑念に出会うと、そのたびにつまずく。しかし、フロイトの弟子たちは、想像という高い塔のおかげで、すべてを難なく乗り越えてしまう。

さらにややこしいことに、無意識の葛藤に関しては、精神分析の各派に独自のカテゴリーと定義があった。厳格なフロイト派は性的葛藤が果たす中心的役割を強調した。アドラー派は攻撃を葛藤の主因とみなした。自我心理学という学派は両者を組み合わせ、性衝動と攻撃衝動の両方を重視した。一方、ユング派は個人の無意識における心理的元型の衝突を見つけようとした。

そのほか、独自の診断名をこしらえる精神分析家もいた。オーストリアからアメリカに移住した有名な精神分析家、ヘレーネ・ドイチュは、「かのようなパーソナリティ」("as if personality")を作り出した。このパーソナリティをもつ人は、「他者との真の関係を築くかわりに、偽りの感情的接触を行ってきたため、普通の人間に見える。あたかも感情をもち、表面的な擬似関係ではない対人関係を築いている『かのように』振る舞う」という。ポール・ホックとフィリップ・ポラティンは、人間関係に愛着をほとんどもたないか、あるいはもちすぎる人を表すのに、「偽神経症性統合失調症」という診断名を提案した。かつて、偽神経症性統合失調症と診断された患者たちが、ホックの勤務先だったこのコロンビア大学の精神外科診察室に紹介されてきたことを考えると、背筋が寒くなる。

精神病理に関する創作なら、フロイトも負けていない。肛門期固着パーソナリティ障害がその一例で、「几帳面さと吝嗇《りんしょく》さと頑固さを特徴とする、肛門性愛的な性格様式」を指していた。また、食べものかアルコールか薬物を過剰に摂取する人を、口唇依存型パーソナリティと呼び、このような患者は乳児期に口で摂る栄養（つまり母乳）を与えられなかったのだと主張した。フロイトはその他の神経症的葛藤も、エディプス・コンプレックス（男性が無意識のうちに、父親を殺して母親と性的関係をもちたがること）、エレクトラ・コンプレックス（女性が無意識のうちに、母親を殺して父親と性的関係をもちたがること）、去勢不安（少年が、母親に性的魅力を感じた罰として男性器を失うのを恐れること）、ペニス羨望（女性が無意識のうちに、男性器が与える権力と地位を求めること）といった言葉で表現している。

精神分析の診断名で最も評判が悪かったのは、間違いなく、同性愛だった。社会が同性愛を不道徳で違法なものだとみなしていた時代に、精神医学もまた、これに精神障害のラベルを貼った。皮肉なことに、フロイト自身は同性愛を精神疾患とは考えておらず、書簡や会話の中で同性愛の知人を応援する態度をとっていた。しかし、一九四〇年代から七〇年代までの、精神分析の有力な説は異なる態度をとっていた。同性愛は、息子に母親離れをさせようとしない支配的な母親と、息子の手本にならず母親離れを手助けしない弱い父親、または息子を拒絶する父親によって、生後二年の間に形成されると考えていたのである。

このように、同性愛の人がもつ無意識の葛藤について、根拠のない、甚だしく有害な理由づけが行われたわけだが、これは精神分析の診断方法が明らかに誤りに陥りやすく、悪用される危険をもつことを示している。厳格な科学的方法を用いないため、治療者が患者の精神生活に自分の価値観と直観を投影しがちだった。第二次世界大戦がはじまる頃、精神分析家は、精神的葛藤とは何か、そしてどうすればそれを見つけ出せるかについて、それぞれが独自の考え方に固執していた。クレペリンの考え方がヨーロッパの精神疾患分類に秩序をもたらしていた頃、アメリカの診断は依然として、雑然とした診断名のるつぼだった。

そんな精神医学をようやく救いに来たのが、アメリカ軍である。

精神病の兵士

第二次世界大戦のために兵士の採用を増やしていたアメリカ軍は、不可解な問題にぶつかった。新兵候補者はみな、軍務に耐え得るかどうか、軍医から評価を受けていた。医学的理由での不合格率はどの州でも変わらないはずだというのが、軍関係者の予想だったが、実際の全米の不合格率を調べてみると、意外にも大きなばらつきがあったのである。カンザス州ウィチタの徴兵委員会の不合格率が二〇％なら、メリーランド州ボルティモアの徴兵委員会は、志願者の六〇％を落としているという具合だった。軍関係者が詳しく調べたところ、このばらつきは扁平足や心雑音などの身体的状態によるものではなく、新兵候補者を精神疾患だと判断する方法が、医師によって大きく異なるためだとわかった。

軍は、徴集した兵士を現在の精神科診断法で評価したらどうなるかということを、考慮していなかった。軍医は、新兵候補者が軍務に不適格だと判断する場合、その根拠となる正確な診断名を特定しなければならなかったのだが、言うまでもなく、フロイトの影響を受けた精神科医は、正確な診断名を確定することに慣れていなかった。どの精神分析的精神科医も、隠れた葛藤と神経症に独自の解釈を用いたからである。フロイト派以外の精神科医さえ、不合格にする根拠を示す際、わかりやすい診断システムを参照することができなかった。フロイト派以外の精神科医には、『スタンダード』を用いる人も多かったが、これは施設に収容された患者の統計をとるために開発されたマニュアルであって、より広い社会に潜んでいる精神疾患を診断するものでも、新兵候補者が戦闘で任務を果たせるかどうかを評価するものでも、決してなかった。

注意を払えなかったり権力を敵視したりするなど、軍隊で問題視される行動を示した新兵候補者は、「精神病質パーソナリティ」などのカテゴリーに一括りにされる場合が多かった。一部の徴兵委員会では、「精神病」で不合格となった志願者が四〇％にものぼっている。

陸軍は、新兵候補者の精神的健康を評価する、一貫性のある包括的システムを確立しようと、一九四一年、ウィリアム・メニンガー――アメリカ精神医学会の元会長で、メニンガー・クリニックの創立者の一人――を委員長とする委員会を招集した。ここで、候補者が軍務に適格か否かを判断するのに使える、明確に定義された精神疾患の診断名リストを作成しようというのである（皮肉にも、メニンガー・クリニックのもう一人の創立者である兄カールは、『重要なバランス』の中で、「精神疾患には一種類しかない。つまり、精神疾患である。だから、診断用語は無駄なだけでなく、制限にもなるし邪魔にもなる」と書いている）。

一九四三年、メニンガーは新たな精神科分類システムを、二八ページからなる「陸軍省技術告示」として発表する。

これは告示番号にちなんで『メディカル二〇三』と呼ばれるようになり、アメリカ軍の新兵候補者と兵士の両方を診断する公式マニュアルとして、ただちに導入された。『メディカル二〇三』は約六〇の精神障害を記載しており、臨床精神医学に起きた画期的な出来事と言えた。精神科施設の患者が抱える重い精神障害と、社会で支障なく生活できる患者の軽い神経症を含めて、既知の精神疾患すべてを分類した、初めての診断システムだったのである。

ついに精神疾患を診断する包括的な手引きが誕生したにもかかわらず、『メディカル二〇三』は民間の精神科医からほぼ完全に無視される。個人開業で患者を診ているシュリンクにとって、一般的な感想は、「戦争前も無意味な分類マニュアルなど不要だったのだから、もちろん、今も不要だ」というものだった。精神分析家は自作の独創的な診断名を使いつづけ、収容施設の精神科医と教育拠点は、『スタンダード』か地域特有のマニュアルに頼りつづけた。

終戦後も、アメリカ精神医学は依然としてばらばらの診断システムを使っていた。もし、軍医と大学と病院が心臓発作に異なる定義を当て、一般開業医が「誰の心臓だってある程度は病気なのだから、心臓発作など実際には存在しない」と言ったら、どうなるだろうか。アメリカ精神医学は信頼性の危機に陥っていた。

一九四九年に行われたある有名な研究で、三人の精神科医が、同じ三五人の患者を別々に面接し、各患者について別々に診断名をつけた。その結果、一人の患者に三人が同じ診断名（「躁うつ病」など）をつけた確率は、わずか二〇％だった（もしあなたが腕のほくろを複数のがん専門医に診てもらい、全員が皮膚がんだと言う確率がわずか二〇％だったら、どれだけ腹立たしいか考えてみてほしい）。アメリカ精神医学会の上層部は、このように信頼性を欠いていれば、ゆくゆくは国民が精神医学を信用しなくなると気づいた。そこでアメリカ精神医学会は一九五〇年、多くの精神分析家に抗議されながらも、病名・用語・統計委員会を立ち上げて、民間精神医学における精神疾患の分類を完全に標準化できる診断システム開発を委任した。『スタンダード』と違い、この新たなシステムには、個人開業の精神科医にも関係のある診断名――シュリンクがオフィスで日々、目にしている（あるいは目にしていると思っている）病気――も含めることになっていた。

委員会は『メディカル二〇三』を叩き台とし、多くの部分をそのまま採用した。それと同時に『スタンダード』とも連続性をもたせようとして、書名から「統計マニュアル」という語句を借用した。一九五二年、アメリカ精神医学会はこの新しい診断システムを、最初の『精神疾患の診断・統計マニュアル』として出版する。現在、DSM－Iと呼ばれているこの本には、一〇六の精神障害が記載されており、『スタンダード』の二二、『メディカル二〇三』の六〇を上回っている。精神分析の概念を多用していて、特に病名の「反応」という言葉にそれが現れている。この言葉を考案したのは、アメリカ精神医学会の会長時代にDSM－Iの作成を監督した、精神分析家アドルフ・マイアーである。マイアーは精神疾患の原因を、人生のストレス因子に対する不適応な習慣だと考えていた。精神疾患を診断するには、その患者に特有のストレス因子と、それに対する患者の反応を見きわめるべきだという。たとえば統合失調症は、人生のストレスと試練に対する激しい反応の一群だった。この考え方はDSM－Iの精神病性反応の説明の中で明文化されている。「精神病性反応は、その人が内外のストレスに懸命に適応しようとして、重い情緒障害、深刻な自閉、現実からの引きこもり、妄想または幻覚の形成を用いることだと定義できる」。

大学や病院ごとに病気の定義が異なるという無秩序な医学分野に、ついにあらゆる場面で使える統一文書が登場したわけである。アーカンソーの州立精神科施設でも、マンハッタンのアッパーイーストサイドにある精神分析家のオフィスでも、朝鮮半島の最前線にいる医療部隊でも、これを参照すればよいのである。DSM－Iは精神科医療を統一し標準化するうえで、なくてはならない第一歩だった。

しかし、それは心もとない第一歩でもあった。なぜなら、DSM－Iに記載された診断名は、どれ一つとして科学的根拠や実証研究に基づいていなかったからである。診断名は、研究者ではなく、開業精神分析家が大半を占める委員会の合意を反映していた。遠くない将来、DSMの甚だしい欠陥が全世界の目にさらされることになる。

正気の人間が精神科施設に入ったら

一九七〇年に私が医学部に入った頃には、すでにＤＳＭの第二版が使われていた。ＤＳＭ－Ⅱは、らせん閉じのかなり薄いペーパーバックで、値段は三ドル五〇セントだった。一九六八年にほとんど話題になることなく刊行され、一八二（ＤＳＭ－Ⅰのほぼ二倍）の精神障害を記載しており、前の版にまったく引けをとらないほど、あいまいで一貫性のない本だった。ＤＳＭ－Ⅱでは、**反応**という言葉は消えていたが、**神経症**という言葉は残っていた。ただし、私がそれを知ったのは、後のことである。医学部時代にＤＳＭ－Ⅱを見かけたことはほとんどない。精神科研修医や心理士の研修生の大半がそうだった。

かわりに、私は『精神医学の総合教科書』という黒く分厚い高価な本を買った。こちらの参考書のほうがはるかに多く使われていた。人類学、社会学、心理学からの雑多な情報が、言うまでもなく精神分析理論もたっぷり盛り込み、ごちゃまぜ状態で提示されていた。睡眠療法、インスリン昏睡療法、ロボトミーの章もまだあり、脳や神経科学に言及していたのは、全一六〇〇ページ中たった一三〇ページにすぎなかった。

医学部で学んだ内容の大部分は、本ではなく教員からの情報であり、どの教員も精神科診断に対する独自の解釈を教えていた。ある日、私たちが明らかに精神病の若い男性と面接した後、教授は診断名を考え出すために、この患者の特徴を話しはじめた。そのとき教授は、彼には特徴的な「統合失調症のにおい」があると言い放った。私は最初、教授がにおいを比喩として使っているのだと思った。「成功の甘い香り」という類の表現である。しかし、教授は言わば精神医学犬か何かのように、自分の高感度な鼻と嗅覚は、統合失調症患者のやや土臭いにおいを感知できると考えていたのである。

ほかの教授も、まるで一つのメロディにさまざまな即興のフレーズをつけるジャズ演奏家のように、独自の診断手法を即興で作り、私たちにも同じやり方をするよう促した。こうすると、患者の個々の悩みや経験を尊重し、臨床家の創造力を存分に発揮することはできたが、診断名に一貫性をもたらすことはできなかった。感受性の強い若き精神科医をさらに困惑させたのは、フロイト理論から枝分かれした、数多くの診断枠組みである。アドラー式、ユング式、サリヴァン式、クライン式、コフート式など山ほどあり、いずれも、弁舌の才とカリスマ性あふれる創造的な思索家から生み出されたものである。精神医学界で新しい診断モデルがもつ影響力は、科学的発見や証拠から生じるのではなく、診断モデル作成者のイメージから感じられる鋭気や気迫から湧き出るように見えた。一九七〇年代の臨床の場では、ＤＳＭがカルト的なライバルたちに完敗を喫していた。

もちろん、ほとんどのシュリンクはこの状況を問題だとは思っていなかった。では、精神疾患に関する見解が無秩序に乱立していたら――つまり、自分のやり方に最も合う見解を自由に選べたら――どうなるのだろうか？　説明責任は皆無に近かったし、精神医学に「最善の慣行」らしきものがないことにも、ほとんど懸念がもたれていなかった。しかし、この傲慢な態度は、精神医学に大きな衝撃を与えたある研究によって粉砕されることになる。

一九七三年、一流誌『サイエンス』の、普段は真面目な誌面に、世間をあっと言わせる暴露記事が掲載された。「家畜についての最古の放射性炭素年代」「遺伝子流動と個体群の分化」といった専門的な題名の論文の数ページ後に、目を釘づけにする題名が現れる。「正気の人間が精神科施設に入ったら」。著者はデイヴィッド・ローゼンハンである。スタンフォード大学出身のほぼ無名の弁護士で、心理学の学位をとったばかりだったが、臨床経験はまったくなかった。出だしの一文には、心を対象とするあらゆる医学分野にとってごく基本的な問いに取り組む意思が、はっきり現れていた。それは、「正気と狂気が存在するなら、私たちは両者をどのようにして区別するのか？」という問いである。

ローゼンハンは、アメリカ精神医学がどう答えるかを見るための実験を提案した。精神疾患の既往歴のない完全な健常者が、精神科病院に入院したとする。その人は精神的に健康だと気づかれるのか？　気づかれるとしたら、どのようにして？　ローゼンハンはこれをただの思考実験として提案したのではなかった。過去一年にわたって行った驚くべき研究の結果を、そこに記していたのである。

ローゼンハンは、東海岸と西海岸の五つの州にある一二の精神科病院に、病院職員に悟られずに八人の精神的健常者をまんまと入院させた（協力者の一部は複数の病院に入院した）。これらの「偽患者」は、実際と異なる年齢と職業を使って、身分を偽った。どの病院でも、前もって電話で予約をとり、病院に着くと、「空っぽだ」「うつろだ」「ドサッ」というつぶやき声が聞こえてくると訴えた。

どの事例でも、偽患者は自発的に入院した。いったん精神科病棟に着くと、もう「声」は聞こえないと職員に言う（ただし、入院するために嘘の症状を伝えたことは決して言わない）。その後は正常に振る舞い、病気の症状はおそらくまったく示さなかったと思われる。病棟内での偽患者の言動については、看護師が「気さく」「協力的」「異常な徴候を少しも示していない」など、さまざまな表現で記録している。

偽患者の仮病が見抜かれることは、一度もなかった。一人を除き全員が統合失調症と診断され（残りの一人の診断は躁うつ病）、退院時、躁うつ病の患者以外は全員が「寛解状態の統合失調症」というラベルを貼られた。入院期間は七日間から五二日間まで、ばらつきがある。しかし、ローゼンハンが嘲りを込めて述べたように、職員は誰一人として、患者が精神的に健康そうに見えるという問題提起をしなかった（この主張には議論の余地がある。偽患者が正常な言動を示していたことは、多くの看護師が記録していた）。ローゼンハンは「私たちは精神科病院で、正気の人間と狂気の人間を区別することができない」という結論を下し、信頼できない診断と過剰なラベル貼りをする精神医学全体を非難した。しかし、後者の非難はやや皮肉である。当時の精神科医の大多数が診断ラベルを使わず、微妙で個性的な精神分析的解釈を用いていたからである。

『サイエンス』誌に掲載されたローゼンハンの記事によって、一般社会のみならず、医学界でも憤りと嘲りが広がった。精神科医はこの反応に驚き、自己防衛的な反応を示した。ローゼンハンの研究を真っ向から批判したのである。そのときの（私に言わせれば非常に妥当な）主張は、次のようなものだった。ある人が精神科病院に来て、声が聞こえると訴えた場合、良識的で倫理的な行動は、観察と治療のために入院させることである。何と言っても、統合失調症は危険な病気にもなるのである。患者の言葉を精神科医が額面通りに受け取らなければ、精神医学だけでなく、医学全体が危機に陥るだろう。たとえば、患者が救急処置室に来て、胸が痛いと訴えているにもかかわらず、ほかに痛みの証拠がないなら検査入院はさせないと断ったら、患者は死んでしまうかもしれない。それと同じように、仮に、ある人が医師をだますため、わざと小瓶一杯の血液を飲み込み、救急処置室で咳をしながらその血液を吐き出したとしたら、医師が吐血の原因を知るために内視鏡検査をしたからといって、その医師を無能呼ばわりするとしたら、それは非常にひねくれた考え方だろう。

ローゼンハンは、精神科医療従事者に反感を抱いていることを公然と認め、最初の研究が世間の怒りを巻き起こした直後に、瓦解しつつある精神医学の信頼性に再び打撃を与えるチャンスを見出した。ローゼンハンの研究結果に特に強く異議を唱えた、名高い大規模な教育病院に、新たな挑戦を突きつけたのである。「今後一年間、貴院に新しい偽患者を送り込みます。偽患者が来ることを十分承知したうえで、誰がそうかを見破ってください。一年が過ぎる頃、何人を見抜けたか検証します」。名前は伏せられていたが、この病院は挑発に乗り、おそらく無分別にも、ゲームへの参加に同意してしまった。

病院職員は、以後一年にわたって評価した一九三人の新規患者のうち、四一人を偽患者候補として挙げた。ローゼンハンは大喜びで、偽患者を一人も送り込まなかったことを明かした。その後、正気の人間と病気の人間を見分けられないのなら、精神医学は言わば無実の人を有罪と判断し、投獄しているようなものだと断言した。

大半の精神科医はローゼンハンの研究を単なる売名行為だと切り捨てたが、精神医学は恥辱を免れることも、世間の怒号を無視することもできなかった。新聞の紙面は、精神医学をいかさまだ、詐欺だと非難する特集記事と投書で埋め尽くされた。精神科医にとってさらに悩ましかったのは、他科の医師と保険会社が、精神医学への幻滅をはっきり表明しはじめたことである。ローゼンハンの研究が発表された後、エトナやブルークロスといった保険会社は、精神科医療の給付金を大幅に削減した。一九七五年、ブルークロスの副社長は『精神科ニュース』紙にこう語っている。「ほかの種類の医療サービスに比べて、精神科の診断と治療が、監視や説明責任なしで自分勝手に行われていることに気づいていき、精神科医療の給付金を大幅に削減した。一九七五年、ブルークロスの副社長は『精神科ニュース』紙にこう語っている。「ほかの種類の医療サービスに比べて、精神科では、精神科診断に関わる用語や、治療法、治療施設の種類の透明性と統一性が低い。この問題の一因は、多くのサービスが外から見えにくいこと、あるいは秘密裏に行われることにある。

どのようなサービスがなぜ提供されているのか、直接、知っているのは患者と治療者だけだ」。

さらに追い討ちをかけるように、この後も大きな試練がやってくる。急速に勢いを強めていた、精神医学の根絶を目指す運動を、ローゼンハンの研究が活気づけたのである。それはトマス・サスという男性が一〇年ほど前にはじめた運動だった。

反精神医学運動と重大な危機

一九六一年、ハンガリー出身の精神科医で、シラキュースにあるニューヨーク州立大学の教員だったトマス・サスが、非常に影響力のある書籍を出版した。それは『精神疾患という神話』で、今日にいたるまで出版されつづけている。著書の中でサスは、精神疾患は糖尿病や高血圧のような医学的実体ではなく、虚構であり、効果もわからない非科学的治療の費用を患者に堂々と請求できるように、精神医学が創作したものだと主張している。精神医学は錬金術や占星術のような「疑似科学」だとサスは断言した。確かに、当時は精神分析が精神医学を支配するカルト的勢力だったため、あながち的外れな批判ではなかった。

この本によってサスはにわかに有名になる。特に、カウンターカルチャーの価値観を奉じ、伝統的な権威に疑いを抱いていた若者にもてはやされ、一九六〇年代半ばには、サスとともに学ぶべく、学生がニューヨーク州立大学に殺到するまでになっていた。サスは、精神療法の新たなアプローチを唱える論文の発表と講演を開始する。その主張によると、精神分析家にとって価値ある真の目標は、「患者が行う人生のゲームを明らかにする」ことだという。そのため、精神科医は、奇妙な言動に「問題」があると決めつけるべきではない。このメッセージは、「スイッチを入れ、波長を合わせ、既成社会から脱出せよ」「戦うのではなく、愛し合え」といった、反権威主義的なスローガンを採り入れた世代の心に響いた。

サスの考え方は、つまるところ、一種の行動相対主義だった。普通ではない行動も、適切な観点から見れば、意味ある妥当な行動だと考えたのである。エレナ・コンウェイが見ず知らずの薄汚い中年男のアパートへついていくことにしたのも、サスに言わせれば、医師が「統合失調症」と呼ぶ恣意的な「疾患」によって起きた判断力低下のせいではなく、エレナの勇敢な性格と、人を見かけで判断しない立派な心がけの、れっきとした表れだった。サスは精神科病院の全廃を望んでいた。「精神科病院への強制入院は奴隷制のようなものだ。強制入院の基準を改良することは、奴隷農園を飾り立てるようなものだ。問題は、どうすれば強制入院を改善できるかではなく、どうすれば廃止できるかだ」。

サスの見解が追い風となり、精神医学の存在自体を疑問視してその撲滅を求める、組織化された運動が生まれた。『精神疾患という神話』はこの運動の声明書となる。そして一九六九年、サスは自らが属していた精神医学という分野に決定的な裏切りを行う。L・ロン・ハバードおよびサイエントロジー教会とともに、市民の人権擁護の会（CCHR）を創立したのである。この会の主張は明らかにサスの主張に基づいており、「いわゆる精神疾患」は医学的な病気ではないとか、精神科の薬はいかさまであり危険だとか、精神科医療従事者は非難されるべきだなどと訴えている。

サスは精神医学の意義を疑う人たちの背中を押した。たとえば、アーヴィング・ゴッフマンという無名の社会学者も、刺激された一人である。ゴッフマンは一九六一年に『アサイラム』という本を出版し、アメリカの精神科施設の劣悪な状態を激しく非難した。当時、収容施設にいる人の数は史上最多に近かったため、大半の施設が抑圧的で、過密状態で、殺伐とした雰囲気であることはほぼ確実だった。この明白そのものの社会問題について、ゴッフマンは何を述べたのか？　精神疾患は存在しないと宣言したのである。

ゴッフマンによると、精神科医の言う精神疾患とは、実は、型にはまらない人間の動機が社会に理解されていない状態なのだという。欧米社会は、「これらの困り者に医学的な命令」を押しつけており、「被収容者は患者と呼ばれた」。自らが精神科施設を調査するのは、「病院の被収容者の社会について学ぶため」だと記している。職員との社会的接触は故意に避け、「患者の状況を正確に描写することは、必然的に、一方に肩入れした見方を提示することだ」と宣言した。そして、このあからさまな偏向を正当だと主張した。「偏っていると言っても、少なくとも正しい方向への偏りである。精神科患者に関する専門文献は、ほぼすべて精神科医の視点から書かれているが、私は社会的な意味で、反対側にいるからである」。

人間の行動に関する理論を提示したくなるのは、誰もがよく経験する、人として基本的な衝動である。だからこそ大勢の精神医学研究者が、過去の科学者の理論と研究を無視して、精神疾患に関する自分の偉大なる説明を述べずにはいられなくなるのだろう。ゴッフマンは（精神医学ではなく）社会学の教育を受け、臨床経験をまったくもっていなかったが、精神疾患に関する独自の偉大なる説明を提示する衝動に、ほどなく取り憑かれてしまった。

ゴッフマンによると、精神疾患と診断された人は、実のところ真の医学的疾患を抱えているわけではなく、その人に対する社会の反応の犠牲者なのだという。その反応を、ゴッフマンは「社会的要因」と呼んでいる。たとえば貧困や、その人の「不適切」な言動に対する社会の拒絶、そして精神科施設への物理的な近さなどがそれに当たる。しかし、アビー・アバクロンビーのパニック発作のように、もしある人が自分はどこかおかしいと**確信**している場合は、どうなのだろうか？　ゴッフマンは、激しい動悸の自覚も、もうすぐ死ぬという感じ方も、自分をコントロールできないという気持ちもすべて、「人は不安なとき、どう振る舞う**べき**か」という文化的な固定観念によって作られると答えた。

サスとゴッフマンの知名度が高まる中、大西洋の向こう側に、もう一人、反精神医学を掲げる人物が現れた。スコットランド出身の精神科医、R・D・レインである。レインは、精神疾患は存在すると考えていたが、ゴッフマンと同じく、疾患の原因はその人の社会的環境、特に家族のネットワークの崩壊にあると考えた。中でも精神病的行動は、耐えがたい社会的環境が引き起こした苦悩の表れであって、レインに従えば、統合失調症は救いを求める叫びなのだった。

治療者は、その患者ならではの精神病の象徴的意味を解釈し（フロイトによる夢の解釈を彷彿とさせる）、その結果を使って、患者の統合失調症を引き起こした真の原因である環境の問題に取り組めばよいと、レインは考えた。そして、患者の精神病の症状を正しく読み解くために、治療者が自らの「精神病の可能性」を手がかりにするよう勧めている。そうして初めて、治療者は患者の「実存的な立場」――「その人の特殊性と相違性、孤立と孤独と絶望」

――を理解することができる。

サスとレインとゴッフマンの見解は、急拡大しつつあった反精神医学運動の知的基盤となり、この運動はやがて、ブラックパンサー党〔黒人解放を目指す急進的な政治組織〕、マルクス主義者、ベトナム戦争抗議者などの社会活動家や、抑圧的な欧米社会の因襲と権威への反抗を促す組織と協力し合うようになる。一九六八年、反精神医学の活動家は、アメリカ精神医学会の年次会議で初めてデモを実施した。翌年のマイアミの会議で、窓の外を見た出席者の目に映ったのは、上空を旋回する飛行機からつり下げられた「精神医学は人を殺す」という垂れ幕だった。それから毎年、アメリカ精神医学会の会議には、反精神医学を唱える抗議者の拡声器とデモ行進がつきものになる。私が議長を務めた二〇一四年のニューヨークでの会議もそうだった。

一九六〇年代と七〇年代の反精神医学運動の主張には、精神科診断はきわめて信頼性が低いといった、真実も多少は含まれていたが、データを極端に歪曲したり、臨床的現実を過度に単純化したりした主張も多かった。反精神医学運動で特に緻密な批判を展開したのは、多くの場合、精神疾患とじかに接した経験のない学術界の知識人や政治的急進派、あるいは臨床精神医学の片隅で働く一匹狼の臨床家だった。しかし、本音と建前が違う人もいたようである。

統合失調症の著名な研究者で、精神疾患の主要な代弁者でもあるフラー・トーリー医師は、私にこう語った。「レインの信念は、やがて試練にさらされたんだよ。レイン自身の娘が統合失調症になってね。それ以降は、自分の持論に幻滅したんだ。レインの知り合いによると、彼はもはや信じてもいない理屈について講演して、金をせびる男になったそうだ。サスも同じだった。サスには私も何度か会っているけど、統合失調症が真の脳の病気だと理解していることを、かなりはっきり表していた。でも、公にそう言うつもりはさらさらなかった」。

反精神医学運動は、助けているはずの人たち、つまり精神疾患の患者たちに害を与えつづけている。レインのほか反精神医学運動の代表的人物は、人間の苦しみという問題に軽率にも目をつぶった。うつ病の人が感じる苦痛や、妄想型統合失調症の人の迫害されているという感覚は、私たちがその普通でない考え方を尊重して支持しさえすれば、消えてなくなると示唆したのである。それればかりか、ときに統合失調症の人が他者に与える危険をも無視した。

著名な精神科医であるアーロン・ベックは、そのような無視がもたらす真の弊害の一例を教えてくれた。「以前、人を殺す恐れのある入院患者を治療していたんだが、この患者がトマス・サスに連絡をとった。するとサスは、患者を退院させろと、ペンシルベニア病院に直接圧力をかけた。患者は退院後、何件かの殺人を犯し、殺すと脅された妻が彼を撃ってようやく犯行が止まったんだ。サスが広めた『精神疾患という神話』は、ばかげているだけでなく、患者たち自身にも有害だったと思う」。

精神疾患患者のための支出（とりわけ、どの州予算でもたいてい高額項目の代表格だった州立精神科施設）を削減しようと、常に機会をうかがっていた州政府は、反精神医学の主張に飛びついた。人道的な措置をとると称し、州立収容施設から全患者を追い出して地域に送り返すため、科学的で倫理的な根拠としてサス、レイン、ゴッフマンを引用したのである。議員はこれで予算を節約できたが、施設にいた多くの患者は高齢で健康状態が悪く、ほかに行く当てがなかった。この脱施設化という浅はかな政策が、ホームレス――その多くが精神疾患患者――の激増や、監獄における精神疾患患者の急増――現在も続いている傾向――の直接的な原因の一つとなった。保険会社もまた、反精神医学の主張を喜んで受け入れた。精神疾患は単なる「生活上の問題」であって、医学的な疾患ではないから、そのような「疾患」の治療を補償するべきではないという活動家の主張に従って、保険の適用をさらに削った。

反精神医学運動の結果、精神科医が受けた決定的かつ最も長期的な打撃は、精神医学による、治療のほぼ完全な独占状態を崩されたことだった。反精神医学運動の主張の柱は、「精神疾患は医学的な疾患ではなく社会的な問題だ」というものだったため、精神科医は自分たちだけが精神的ケアを担うべきだとは主張できなくなった。臨床心理士、ソーシャルワーカー、パストラル・カウンセラー〔カウンセリング技法を使って心のケアを行う宗教者〕、ニューエイジ系の施術者、エンカウンター・グループ〔さまざまな人への自己開示によって成長を目指すグループ〕、そしてそれ以外の非専門家の治療者が、精神疾患患者をケアする正当性を強化するため、反精神医学の主張を利用した。その結果、医学教育を受けた精神科医から、患者がどんどん流出していった。間もなく、急増する自己流の無資格治療者が、精神的ケアの市場シェアを奪うようになる。このような非医学的な代替治療のうち、最も不気味で攻撃的だったのが、SF作家のL・ロン・ハバードが創設した、擬似宗教の信念体系であるサイエントロジー教会だった。サイエントロジーは、人間は自分の本来の性質や過去世を忘れている不死の存在だと主張する。精神科薬の使用を非難し、薬のかわりに、過去のつらい出来事を意識的に再体験する「オーディティング」を受けるよう奨励する。そうすれば、その出来事の悪影響から解放されるというのである。

競合するさまざまな集団が独自の理論と手法をもっていたが、いずれも、反精神医学の活動家が力説した信念を共有していた。「精神疾患は真の医学的疾患ではなく、それゆえに医師の治療は必要ない」という信念である。統合失調症の娘エレナを私のところへ連れてきたコンウェイ夫妻も、反精神医学の主張を信じており、医学的な治療よりホリスティック療法を選んでいた。

一九七〇年代半ばになると、アメリカ精神医学は四面楚歌の状態に陥っていた。学者、弁護士、活動家、芸術家、それに精神科医さえも、日常的に精神医学を公然と非難していた。一九六二年出版のケン・キージーのヒット小説を映画化した、『カッコーの巣の上で』（一九七五年）が、精神医学への激しい反感の象徴となる。アカデミー賞を獲得したこの映画は、オレゴン州の州立精神科病院を舞台としていた。ジャック・ニコルソン演じる主人公マクマーフィは、カリスマ性のある、いたずら好きの悪党で、反社会的な言動を示したためにここに入院させられる。精神科病棟の専制君主である看護師ラチェッドに対し、マクマーフィは患者を率いて大々的な反乱を起こすが、ラチェッドは残酷な手口で支配権を取り戻す。マクマーフィに電気ショック療法を受けさせ、その後ロボトミー手術へと追いやるのである。もともと、この物語には反精神医学論争ではなく、政治的寓意が込められていたのだが、精神医学は倫理的にも科学的にも破綻しているというイメージを、一般市民の心に焼きつけてしまった。

アメリカ精神医学会は一九七〇年代前半の状況を見て、「われわれの専門分野は消滅の瀬戸際まで追い詰められている」とメンバーに警告した。理事会は、この危機に対処する方法と激しい批判を鎮める方法を考えるため、一九七三年二月に緊急会議を開く。全員の意見が一致したのは、精神医学が抱えるトラブルすべての中心に、一つの根本的問題があるという点だった。精神疾患を診断するのに、信頼性の高い**科学的な**方法がまだないという問題である。

4 レンブラント、ゴヤ、ゴッホを破り棄てる——精神医学を救った反フロイト派

医師は患者の病気に名前をつけるとき、
大層なことをしてやっていると思っている。
——イマヌエル・カント

私たち全員にとって残念なことですが、現在の形のＤＳＭ－Ⅲは、アメリカ精神医学に、
すぐには鎮まらないような騒ぎをもたらす特徴をすべて備えているように見えます。
——ボイド・Ｌ・バリス
ボルティモア・ワシントン精神分析学会会長（一九七九年）

英雄らしくない英雄

ロバート・リオポルド・スピッツァーの子ども時代には、いつか精神医学の革命家になる兆しなど、ほとんどなかった。しかし、人間の行動を几帳面に研究する兆しは明らかにあった。「一二歳のとき、二カ月間サマーキャンプに行ったんだ。そこで、女の子の参加者数人にかなり興味をもった。それで、五、六人に対する自分の気持ちをグラフにして壁に貼ったんだよ。キャンプの間、膨らんだりしぼんだりする自分の気持ちを図に示した。それと、自分があまり**好感**をもっていない女の子に惹きつけられることにも戸惑ったね。もしかしたら、このグラフが自分の気持ちを理解する助けになったかもしれない」と、スピッツァーは私に話した。

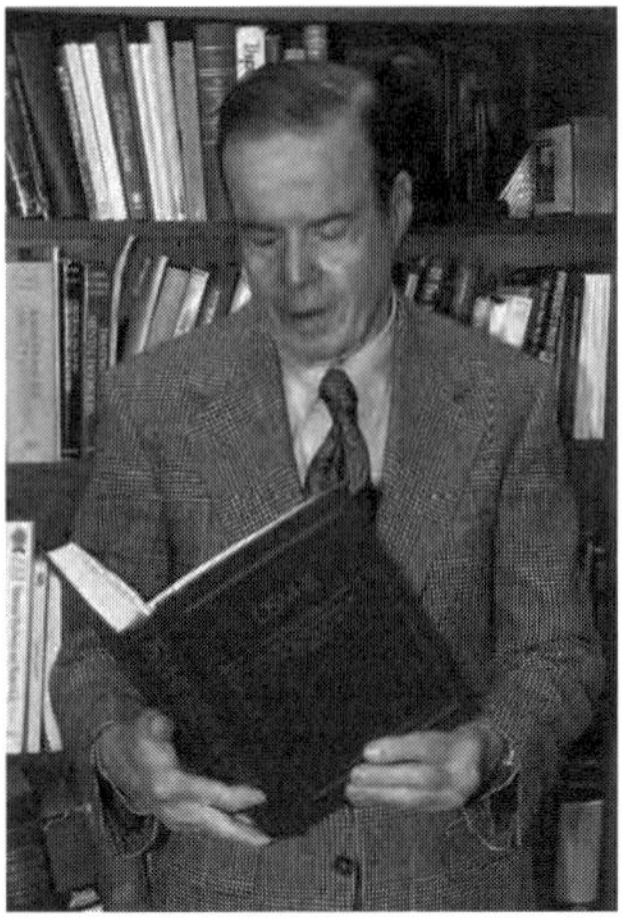

ロバート・スピッツァー。DSM-III の作成者。(Courtesy of Eve Vagg, New York State Psychiatric Institute)

一五歳のときには、ヴィルヘルム・ライヒの信奉者から治療を受けてみたいと、両親に許可を求める。そうすれば女の子をもっとよく理解できるかと思ったからである。しかし、答えはノーだった。両親は賢明にも、ライヒのオルゴン療法はペテンだと考えたのである。スピッツァーは親に内緒で家を抜け出し、マンハッタン中心部のライヒ派の治療者のところへ、週に五ドルを支払いながら通った。治療者は若い男性で、手を使って診断、治療するライヒのやり方にならい、あまり口を利かずにスピッツァーの手足のあちこちを押しつづけた。治療者の言葉で、スピッツァーが覚えていることが一つだけある。「自分を縛りつけている抑制から解き放たれれば、自然の流れが感じられる。体内での意識の高まりが感じられるということだった」。

スピッツァーはその「流れ」の感覚を知りたくて、オルゴン集積器をもっているライヒ派の精神分析家に掛け合い、装置を使わせてもらった。狭苦しい木の壁の中で何時間も辛抱強く座りつづけ、もっと幸せで強靭で頭のよい人間になるために、目に見えないオルゴン・エネルギーを吸収した。しかし、一年間ライヒ派の治療を受けた後、オルゴン療法に幻滅する。そして、信仰を失った多くの熱狂的信者と同じく、信じていたものの正体を暴き、世間に知らせようと決意する。

一九五三年、コーネル大学四年生のとき、オルゴン・エネルギーはあるというライヒの主張を検証するため、八つの実験を考案した。ほかの学生に被験者になってもらった実験もあるが、自分自身が被験者になった実験もある。八つすべての実験を終了した後、スピッツァーは「データを丹念に吟味しても、オルゴン・エネルギーの存在はまったく証明されないどころか、示唆すらされない」という結論にいたった。

大学生の研究はたいてい、指導教官にしか読まれない。スピッツァーの研究も例外ではなかった。オルゴン療法の嘘を暴く論文を『アメリカン・ジャーナル・オブ・サイカイアトリー』誌に送ったが、編集者は速やかにボツにした。しかし数カ月後、スピッツァーの寮の部屋に思わぬ客が訪れる。アメリカ食品医薬品局（ＦＤＡ）の職員である。食品医薬品局は、がんを治せるというライヒの主張を調査しているとのことだった。オルゴン集積器の有効性について証言できる専門家証人を探していて、『アメリカン・ジャーナル・オブ・サイカイアトリー』誌の発行者の、アメリカ精神医学会からスピッツァーの名を聞いたという。そして、われわれに協力してくれる気はありませんかと尋ねてきた。最終的にはスピッツァーの証言は不要になったものの、野心的な新進科学者にとって、これはうれしい反響だった。この一件からわかるのは、証拠と論理的思考を用いて精神医学の権威に異議を申し立てる覚悟を、すでにスピッツァーがもっているということだった。

一九五七年にニューヨーク大学医学部を卒業すると、コロンビア大学で精神医学の教育を、そして同じ大学の精神分析訓練研究センターで精神分析の訓練を受けはじめる。そこは全米で最も有力な精神分析の研究所だった。しかし、いざ精神分析で患者を治療しはじめると、スピッツァーはまたもや幻滅を味わうことになる。精神分析理論の微妙な部分や複雑な部分を正しく用いようと骨を折ったが、患者の状態に改善が見えることはめったになかった。「時間が経つにつれて、自分はただ、自分が信じたいことを患者に言っているだけなのではないか、という思いが強まってきた。『あなたは変われるんですよ』と説得しようとしていたけど、それは本当なのかどうか自信がなかった」とスピッツァーは言う。

そのままコロンビア大学で若き臨床家として働きつづけたが、心の中では、進路を変えるチャンスを心待ちにしていた。そのチャンスは、一九六六年、コロンビア大学のカフェテリアで訪れる。昼食時に、コロンビア大学の先輩教員アーネスト・グルーエンバーグと同じテーブルに座った。グルーエンバーグは当時作成中だったＤＳＭ－Ⅱの特別委員会委員長で、学科のさまざまな人からスピッツァーの話を聞いており、かねてから好感をもっていた。二人は打ち解けて、会話が弾んだ。昼食を終えるまでに、グルーエンバーグは後輩に次のようにもちかけた。「ＤＳＭ－Ⅱはほぼ完成しているんだけど、メモをとったり、ちょっとした編集をしたりする人が必要なんだ。やってみる気はないか？」。

スピッツァーが、有給なのかと尋ねると、グルーエンバーグは笑顔を浮かべて首を横に振った。「いいや」。スピッツァーは肩をすくめ、「やります」と答えた。

当時、ＤＳＭはまだ、圧倒的多数の精神科医から無用のものだと思われており、診断名のリスト作成という煩雑な仕事を、出世の足がかりとみなす人はいなかった。しかし、スピッツァーは精神疾患の分類という知的な謎解きのほうが、精神分析という終わりの見えない漠然とした作業よりおもしろそうだと考えた。そこで、ＤＳＭ－Ⅱの書記の仕事に熱心かつ真面目に取り組んだ結果、すぐに特別委員会の正式委員に昇格した。三四歳のスピッツァーは、ＤＳＭ－Ⅱチームで最年少の委員となった。

新版ＤＳＭの完成後も、スピッツァーはアメリカ精神医学会の病名・用語・統計委員会という、冴えない名前の組織で委員を務めつづけた。概して、キャリア上の旨味がほとんどない退屈なポストだったため、スピッツァーは将来これが何かの役に立つという期待を微塵も抱いていなかった。しかし、ある論争が湧き起こり、スピッツァーはにわかに全米の注目を浴びることになる。同性愛という、ＤＳＭの診断名をめぐる論争である。

同性愛の分類

アメリカ精神医学は長らく同性愛を逸脱行動とみなし、何世代もの精神科医が精神障害のラベルを貼っていた。ＤＳＭ－Ⅰは同性愛を「社会病質のパーソナリティ障害」と説明し、ＤＳＭ－Ⅱは、同性愛を「性的逸脱」の最初の例として挙げ、性的逸脱を次のように説明した。

このカテゴリーは、性的関心が主として異性の人以外の対象や、一般的には性交と関連しない性的行為、あるいは奇異な状況下で行う性交に向いている人のためにある。多くの人は自分のすることに嫌悪感を覚えながらも、かわりに正常な性行動をとることができずにいる。

同性愛という診断名の代表的な支持者に、チャールズ・ソカリデスという精神科医がいた。コロンビア大学精神分析訓練研究センターの一員としても、有名な人物だった。ソカリデスは、同性愛は本人が選択した結果でもなければ、犯罪でも不道徳な行為でもないと考えていた。「非常に抑圧的な母親と、役割を放棄した父親」から生じる一種の神経症だと言うのである。そのため、同性愛はほかのあらゆる神経症的葛藤と同じように治療できると、ソカリデスは主張した。一九五〇年代半ばから九〇年代半ばまで、ソカリデスは同性愛の男性の「治療」を試みた。子ども時代の葛藤を見つける手助けをして、性的指向を異性愛に変えようとしたのである。しかし、精神分析によって（いや、これに関してはほかの治療法でも）同性愛が「治った」人がいたという証拠はほとんどない。

ある人の家族が精神疾患になると、その人の精神疾患に関する持論が、往々にして試される。たとえば、統合失調症は旅を象徴するものだというＲ・Ｄ・レインの理論は、娘が統合失調症になったときに試された（レインは最終的に持論を捨てる）。チャールズ・ソカリデスの息子リチャードは、父親が同性愛の患者の治療をはじめた年に生まれ、青年時代に同性愛者であることを告白し、父親の考え方を非難した。リチャードはやがてクリントン大統領の補佐官となり、同性愛者であることを公表した男性としては、連邦政府内で最高の地位に就く。レインと異なり、ソカリデスは同性愛が病気だという信念を、死ぬまで断じて変えなかった。

同性愛者は自分の状態について、精神科医とまったく違う考え方をもっていた。一九六〇年代後半には、平和集会や、公民権を求めるデモ行進、中絶法に対する抗議、フェミニストの座り込みなど、周囲で起きている大規模な社会運動に多くの同性愛の男性が勇気づけられた。そして、独自の活動団体（ゲイ解放戦線など）を立ち上げて、同性愛への社会の視野狭窄的な見方に異議を唱える独自のデモ（同性愛者間の性行為を犯罪としたソドミー法に抗議するゲイ・プライドなど）を開催しはじめる。当然ながら、初期の同性愛者の権利運動にとって、特に認知度が高く注目を集めやすい標的は、精神医学だった。

同性愛の男性は、治療、特に精神分析の際に味わった苦痛な経験について公に話しはじめた。「健康以上に健康な状態に」なるという精神医学の甘い言葉に釣られて、同性愛の男性は、もっと自己肯定感をもつためにシュリンクを探し求めた。しかし結局は、自分が無価値で不要な存在だという認識をかえって強めることになった。特に痛ましかったのは、精神科医が催眠法や、直面化の手法、さらには嫌悪療法まで使って——痛みを与える電気ショックを、男性の身体、ときには局部に加えた——性的アイデンティティを作り替えようとしたという話である。この類の経験談は非常に多く聞かれた。

一九七〇年には、サンフランシスコで開かれたアメリカ精神医学会の年次会議で、同性愛者の権利団体が、急速に発展していた反精神医学運動と共同で初めてデモを行った。同性愛の活動家は会議場を人間の鎖で囲み、精神科医の入場を阻んだ。一九七二年には、ニューヨークのゲイ・アライアンスが行動療法家の会議を「狙い撃ち」することにし、嫌悪療法の中止を求めて原始的なフラッシュ・モブを行った。また、同じく一九七二年に、精神科医で同性愛者の権利活動家でもあるジョン・フライヤーが、ドクター・H・アノニマスという仮名を用い、アメリカ精神医学会の年次会議でスピーチを行う。タキシードを着て、かつらをかぶり、顔を隠すホラーマスクを着け、声を変質させる特

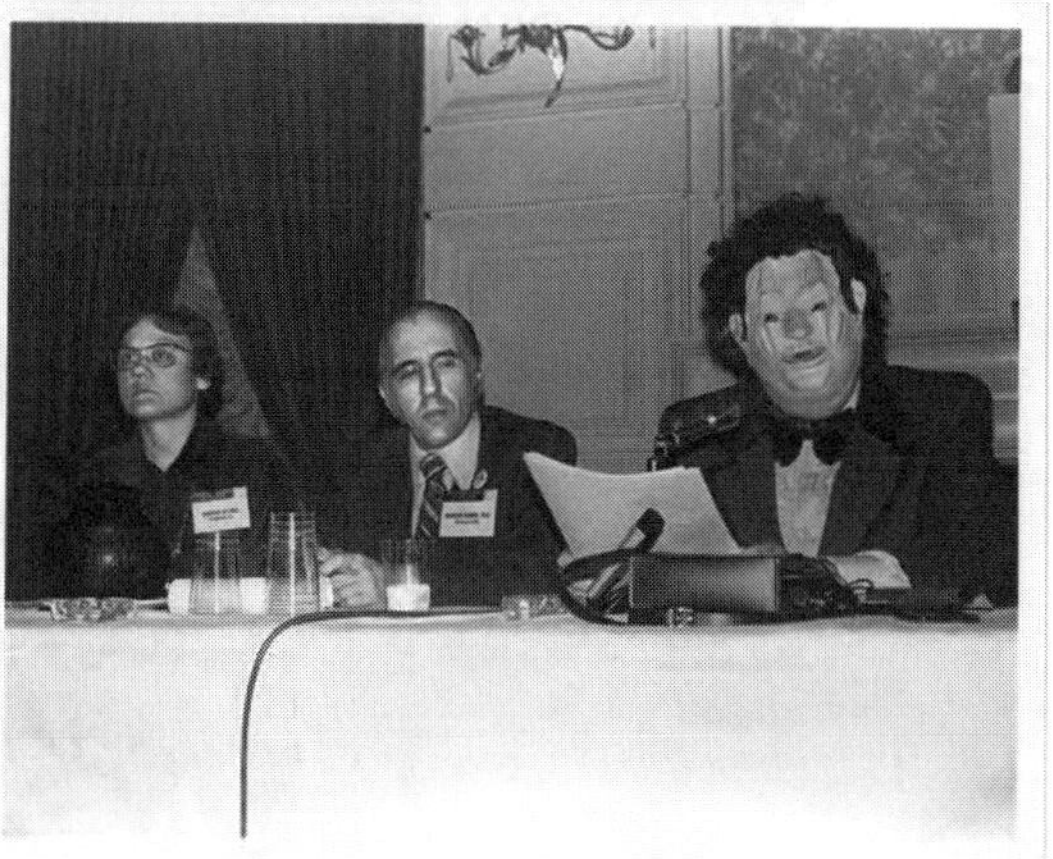

「ドクター・H・アノニマス」に扮したジョン・フライヤー（右）と、バーバラ・ギッティングズ（左）、フランク・カメニー（中央）。1972年、「精神医学：同性愛者の敵か味方か？　ある対話」と題された、同性愛と精神疾患に関するアメリカ精神医学会の会議にて。（Kay Tobin/ © Manuscripts and Archives Division, New York Public Library）

殊なマイクを使って話した。その有名なスピーチは、「私は同性愛者です。私は精神科医です」という言葉からはじまる。その後、同性愛の精神科医たちの耐えがたい生活が語られた。差別を恐れて、同僚には性的指向を隠さなければならないと感じ、精神医学を軽蔑する同性愛者の世界では、職業を隠していたのである。

同性愛の活動家のエネルギーと率直さに、ロバート・スピッツァーは胸を打たれた。この論争への対処を担当させられるまで、同性愛の友人や同僚はおらず、同性愛はたぶん精神障害と分類してもよいのだろうと考えていた。しかし、活動家の情熱を見て、この問題はオープンに議論し、最終的にはデータと綿密な討議によって決着させるべきだと確信した。

スピッツァーは、ホノルルで行われた翌年のアメリカ精神医学会の年次会議で、同性愛をＤＳＭの中で診断名として扱うべきかどうかを話し合う、パネルディスカッションを開催した。その一環として、同性愛は誤った子育ての結果だと信じる精神科医と、精神疾患だという有意義な証拠はないと考える精神科医の討論も行った。ゲイ・アライアンスのメンバーで、同性愛者解放運動の有力な活動家だったロナルド・ゴールドも、スピッツァーに招待され、同性愛という精神科診断名の適否について意見を述べる機会を得た。このイベントは、精神保健専門家と同性愛の男女一〇〇〇人以上の聴衆を集め、マスコミでも大きく報道された。終了後は、反精神疾患派の勝利が広く報じられた。

数カ月後、ゴールドは同性愛の精神科医が集まる秘密の会合に、スピッツァーを連れていった。なんと、参加者の中には著名な大学の精神医学科長が数人、そしてアメリカ精神医学会の元会長が一人いた。全員が二重生活を送っていたのである。参加者は、思いも寄らぬスピッツァーの存在に初めて気づいたとき、驚いて腹を立てた。この男はアメリカ精神医学会の主流派の一員で、自分たちが同性愛者であることを暴露し、キャリアも家庭もぶち壊しにするだろうと思ったからである。それに対してゴールドは、スピッツァーは信用でき、同性愛をDSMに残すかどうかを、最も公正かつ細心に検討してくれそうな人間だと言って聞かせた。

スピッツァーは参加者と話した後、同性愛が何らかの病理過程から起きるとか、精神機能を損なうなどという、信頼できるデータはないと納得した。「そこにいた同性愛の活動家はみな本当にいい人たちで、とても気さくなだけでなく、気遣いと思いやりにあふれていた。同性愛は、社会で自分の役割を首尾よく果たす能力を損なうわけではないことが、はっきりわかった」。会合が終わる頃には、診断名302.0の同性愛をDSM－IIから削除すべきだという確信に達していた。

しかし、スピッツァーは難しいジレンマに気づいた。一方では反精神医学運動が、精神疾患はすべて、権力に飢えた精神科医が存続させている人工の社会的構築物だと、声を張り上げていた。アメリカ精神医学会の全メンバーと同じく、スピッツァーも、このような主張が精神医学の信用を傷つけていることを知っていた。精神疾患は社会的構築物ではなく、真の医学的障害だとスピッツァーは考えていたが、これからしようとしているのは、同性愛がまさにその社会的構築物だと宣言することだったのである。同性愛を否定したら、統合失調症やうつ病といったほかの疾患も否定するべきだと、反精神医学運動の活動家に言わせることになるだろう。それ以上に気がかりだったのは、保険会社が同性愛という診断名撤回の決定を、**あらゆる**精神科治療の補償をやめる口実にするのではないか、ということだった。

しかし、精神医学の信用を維持したいがために、同性愛は医学的障害だと主張すれば、たまたま同性の人に惹かれるだけの健康な男女に、計り知れない害を与えてしまう。精神分析はこの難問に何の解決策も与えてくれなかった。精神分析家の確固たる見解は、同性愛が子ども時代の非常につらい葛藤から生じるというものだったからである。そこで、スピッツァーは新たな精神医学的概念を発案し、ついに難問を解決した。それは**主観的苦痛**で、革新的な次の版のＤＳＭで非常に重要な概念となる。

ある状態が患者自身に精神的苦痛を与えている、あるいは日常生活を送る能力を損なっているという明確な証拠がない場合、そして本人が健康だと主張している場合には、疾患のラベルを押しつけるべきではないと、スピッツァーは主張しはじめた。ある人が自分は満足していて、快適で、日常生活を送れていると主張するなら、それを否定できる精神科医がどこにいるだろうか？（スピッツァーの論理からすると、たとえ統合失調症の人が自分は健康だと主張しても、人間関係や仕事が長続きしないという事実により、疾患のラベルを貼ってもよいことになる）主観的苦痛の原則を認めることで、スピッツァーは同性愛が精神障害ではないことや、同性愛のみではいかなる精神医学的介入も行われるべきではないことを、はっきり打ち出したのだった。

一方で、仮に同性愛者が同性愛であるために不安や抑うつを感じている、と助けを**求めて**きた場合には、精神医学が介入する余地も残していた。スピッツァーは、このような症例を新たな診断名「性的指向障害」とみなすことを提案する。こうすれば、性的指向の転換を**求めて**きた人に、精神科医が転換を試みることができる（スピッツァーはのちに、いかなる形であれ、性的指向の転換を是認したことを悔いるようになる）。

スピッツァーの提案がアメリカ精神医学会の研究審議会——病名・用語・評価委員会の上部組織——に達すると、ＤＳＭ－IIから同性愛障害という診断名を削除し、かわりに性的指向障害という、より限定的な診断名を採用することが全会一致で承認された。一九七三年一二月一五日、アメリカ精神医学会の理事会は研究審議会の勧告を受け入れ、この変更が正式にＤＳＭ－IIの改訂版に採り入れられた。

精神医学界は大騒ぎになるだろうとスピッツァーは予想していたが、同業者から、よくぞ人道的で実際的でもある建設的な妥協策をひねり出したと称賛された。反精神医学運動の機先を制しつつ、世界に向かって同性愛は病気ではないと告知したのである。「皮肉にも、結局、私が受けた最も強い批判は、身内のコロンビア大学精神分析センターからのものだったよ」とスピッツァーは振り返る。

一九八七年には、性的指向障害もＤＳＭから診断名として削除される。そして二〇〇三年、アメリカ精神医学会は、ドクター・アノニマスとしてマスク姿でスピーチをしたフライヤーに敬意を表し、ジョン・Ｅ・フライヤー賞を設けた。この賞は、レズビアン、ゲイ、両性愛者、トランスジェンダー〔出生時の生物学的性別と心の性別が一致しない人〕の精神的健康に大きく貢献した著名人に、毎年、贈呈される。二〇一三年になると、ソール・レヴィンがアメリカ精神医学会のＣＥＯ兼医学部門長に任命され、同性愛者であることを公にしている最初の指導者となった。

アメリカ精神医学が精神疾患としての同性愛を削除した時期は、不名誉なほど遅かった。しかし、世界の動きはさらに遅い。ＷＨＯ〔世界保健機関〕が発行しているＩＣＤ〔国際疾病分類〕は、一九九〇年まで「同性愛障害」を削除せず、現在も「性的指向障害」を診断名として記載している。偏見を招くこの診断名は、ロシアやナイジェリアなど、反同性愛法を通過させる国によく引き合いに出されている。

しかし、一九七三年に同性愛障害が精神医学のバイブルから削除されたことを、メディアは精神医学の進歩だとは報じなかった。それどころか、新聞や反精神医学運動の活動家は「民主的な投票で精神疾患を決定した」と、アメリカ精神医学会を嘲った。精神疾患は医学的状態なのか、そうではないのか。たとえば神経科医は血栓のある脳の血管を見たとき、本当に脳卒中かどうかを投票で決めはしないと、批判者たちは揶揄した。社会的イメージの向上が必要だったにもかかわらず、このエピソードは窮地にある精神医学にとって、またもや不名誉な出来事となってしまった。

このように、周囲の見方は違ったものの、スピッツァーは診断名をめぐる駆け引きを見事に成功させた。主観的苦痛という、影響力のある新たな精神疾患の概念を導入し、同性愛者の活動家を満足させ、反精神医学陣営の批判をうまくかわしたのである。この偉業を、アメリカ精神医学会の首脳陣はしっかり見ていた。

一九七三年二月、反精神医学によって生じた危機が頂点に達していた頃、アメリカ精神医学会の理事会が緊急の特別方針会議を開く。このとき理事たちは、殺到する非難を逸らす最善策は、精神疾患の概念と診断法を根本から変えることだと悟った。フロイトの教義ではなく、経験科学に根差した変更を行うのである。この変更を世に示す最も説得力のある方法は、アメリカ精神医学会の公式の精神疾患リストを変えることである。首脳陣はこのような意見で一致した。

緊急会議が終了するまでに、理事はＤＳＭの第三版の作成を許可し、次のＤＳＭ特別委員会に対して「精神疾患を定義し、精神科医とは何なのかを定義する」よう指示した。しかし、フロイトの理論がいまだに大部分の精神科医の診断法を決めていた当時、この理論を超越しようとするなら、どのように精神疾患を定義するべきなのか？

その答えを知る精神科医がいた。「特別方針会議の投票で、新たなＤＳＭの作成を許可することが決まったとき、すぐに自分が担当したいと思った。それで、アメリカ精神医学会の医学部門長と話して、ぜひこの仕事を取り仕切らせてほしいと伝えたんだ」とスピッツァーは話す。理事会は、新たなＤＳＭに根本的な変革が必要だとわかっていただけでなく、同性愛論争に対処したスピッツァーの手腕を目にしてもいたため、ＤＳＭ－III特別委員会の委員長にスピッツァーを任命した。

精神医学の診断法を変えたければ、まったく新しい精神疾患の定義システムが必要になることを、スピッツァーは理解していた。伝統と教義ではなく、観察とデータに根差したシステムである。しかし一九七三年の時点で、そのようなシステムを開発していた場所は全米でも一カ所しかなかった。

フェイナー診断基準

一九二〇年代、まだ少数だったアメリカの精神分析家たちは、エイリアニストが住む大陸とは別の、精神医学界の離れ小島に身を置き、孤独感と疎外感の中で暮らしていた。しかし、アメリカ精神医学会の緊急会議が行われた一九七三年には、形勢が逆転していた。精神分析家はアメリカ精神医学全体をフロイト流に作り替え、何とか生き延びていた数少ない生物学的精神医学者やクレペリン派の精神科医に、孤立無援の心境を味わわせていた。

精神分析家の侵略を阻止し、バランスのとれた精神医学の研究方法を維持できていた機関は、ほんの一握りしかなかった。その希少な抵抗者の中で最も名高い機関が、いみじくも「証拠を見せろ州」という異名をとるミズーリ州にあった。セントルイス・ワシントン大学である。ここの三人の精神科医、イーライ・ロビンズ、サミュエル・グーズ、ジョージ・ウィノカーは、大学精神医学界の同業者たちと一線を画し、まったく異なる診断法を用いていた。三人の反骨精神の基盤には、ある明白な事実があった。それは、無意識の葛藤が（いや、どのような要因であれ）本当に精神疾患を生じさせることは、まだ誰も証明していないという事実である。因果関係の明確な証拠なしに、診断名を単なる推論や憶測から作り出すべきではないと、三人は主張していた。フロイト派は神経症の存在を確信していたかもしれないが、それは科学的な診断名ではない。しかし、さまざまな精神疾患の原因に関する具体的知識がないとすれば、この三人は精神疾患をどのようにして定義すべきだと考えていたのだろうか？　答えは、症状と経過を重視するエミール・クレペリンのやり方をよみがえらせることである。

精神障害と思しきものの特定の症状群と経過について合意が生まれれば、受けた訓練や支持する理論が違っても、医師は疾患を同じように診断するはずである。そうなれば、最終的には診断の一貫性と信頼性を確保できると、セントルイス・ワシントン大学の三人は主張した。一貫性も信頼性も、ＤＳＭ－ⅠとⅡに甚だしく欠けていた要素である。三人は、クレペリンこそ精神医学の救世主になると考えていた。

ロビンズもグーズもウィノカーも、アメリカに移住して間もない東欧の家系出身だった。三人は毎日、昼食をともにしながら自由にアイディアを出し合い、共通の目的意識と、精神医学界での孤立という立場によって結ばれていた（村八分の状態だったため、一九五〇年代から六〇年代後半まで、アメリカ国立精神保健研究所から臨床研究の資金を受けられなかった）。グーズによると、一九六〇年代に三人はあることに気づきはじめたという。「精神医学に違うものを求め、それを先導する人物や機関を探している人が、全米各地にいた。だから、人材確保に関して言うと、私たちは長い間とても恵まれていたんだよ。精神分析の訓練以外の道を模索しているレジデントは、いつもセントルイスに行けと言われていた。見所のあるレジデントが大勢やってきた」。そのようなレジデントの一人が、ジョン・フェイナーだった。

フェイナーはカンザス大学医学部を卒業した後、当初は内科医の訓練を受けるつもりだったが、軍に徴兵された。そして軍医となり、ベトナム戦争の退役軍人を担当する。このとき、治療した兵士の精神的ダメージの大きさに衝撃を受けて、除隊後に方向転換し、一九六六年、精神科医の訓練を受けるためにセントルイス・ワシントン大学へ進んだのだった。

レジデントとして三年目に入った頃、フェイナーはロビンズとグーズとウィノカーの会合に招かれる。そこで、三人がもっていたクレペリン的な診断観を瞬く間に吸収し、それに基づいてうつ病の診断基準を作成してみることにした。気分障害について発表されていた一〇〇〇編近い論文を詳しく調べ、その中にあったデータをもとに、うつ病の個々の症状を提示した。レジデントの急成長ぶりに感銘を受けた三人は、フェイナーを補助する委員会を作り、うつ病だけでなく、既知の精神疾患すべての診断基準を見つけるようフェイナーを後押しした。

この委員会には、セントルイス・ワシントン大学の精神科医だったロバート・ウッドラフとロッド・ムノスも含まれ、九カ月にわたり一、二週間に一回のペースで会合を開いた。フェイナーはこの仕事に打ち込み、あらゆる精神障害について見つけ得る限りの論文を委員会にもってきて吟味し、この調査をもとに、グループで診断基準を討議し、練り上げ、承認して、それを提示した。一九七二年、フェイナーは完成したシステムを「精神医学研究用の診断基準」として、一流誌『アーカイブス・オブ・ジェネラル・サイカイアトリー』に発表した。ほどなく、このシステムはフェイナー基準と呼ばれるようになり、不朽の名声を得る。論文は、精神分析に向けた意図的な警告で締め括られていた。「これらの症状は、見解や伝統ではなく、データに基づいてまとめたものである」。

フェイナー基準の論文はやがて医学史上屈指の影響力をもつようになり、精神医学誌に掲載された中でも、特に引用回数の多い論文となった。掲載時から一九八〇年にいたるまで、年に平均一四五回も引用されている。ちなみに、同時期に『アーカイブス・オブ・ジェネラル・サイカイアトリー』誌に掲載された平均的な論文は、年に二回しか引用されていない。しかし、初めてこの論文が発表されたとき、臨床には重要な影響をほとんど与えなかった。大半の精神科医にとって、セントルイス・ワシントン大学の診断システムは、何の意味もない学術的な試みであり、臨床で出会う神経症患者を治療するにはほぼ無縁の、研究用の難解な道具にすぎなかった。ただし、少数ながら、これに目を留めた精神科医もいた。その中の一人がロバート・スピッツァーで、もう一人が私だった。

ジョン・フェイナーは論文発表から五年後、私が二年目のレジデントとして働いていたニューヨークのセント・ビンセント病院にやってきて、自分が作成した新たな診断基準について講演した。外見は特に印象的ではなかったが、遠慮のなさと、みなぎる知性によって、カリスマ性を醸し出していた。フェイナーの考え方は、精神分析に対して強まっていた私の幻滅と共鳴し、日々遭遇していた患者の理解しがたい臨床的事実にも言及していた。

セント・ビンセント病院のレジデントは、講演の後に講師と昼食をとる慣習があり、このときも昼食会が行われた。ピザとソフトドリンクをかき込みながら、私たちはフェイナーを質問攻めにしたが、私は熱心すぎるほど質問した記憶がある。できるだけ長く話していられるように、フェイナーが建物から道路に出てタクシーを拾うまで後を追った。フェイナーは、カリフォルニア大学サンディエゴ校に新設された精神医学科で、最近、教員として働きはじめたと語り、その近くのランチョ・サンタフェに、フェイナーの新たな診断手法を初めて採り入れた、私立精神科病院を開いたことを教えてくれた。のちに、フェイナーとの出会いは私にとって天の助けとなる。

数カ月後、おじから電話があった。中西部の大学に通っている娘、つまり私のいとこであるキャシーが、いろいろな問題を起こしているというのである。私は驚いた。キャシーのことは小さい頃からよく知っているが、聡明で、分別があり、しっかりした性格だったからである。しかし、おじによると手がつけられない状態だという。パーティーに出かけて深夜まで帰宅しなかったり、酒に酔ったり、危険な性行為をしたり、不安定な恋愛を繰り返したりしている。そうかと思うと、何日も部屋にこもり、授業を欠席して、誰にも会いたくないと言う。どうすればよいのか、おじは頭を抱えていた。

私はキャシーのルームメートと、寮に常駐するカウンセラーに電話をかけた。二人が心配そうに話してくれた内容から、キャシーは何らかの躁うつ病、今で言う双極性障害を抱えているらしいと推測された。キャシーの大学には精神保健サービスがあったが、スタッフは心理士とソーシャルワーカーだけで、主にカウンセリングを行っていた。一方、大学の精神医学科は、当時の著名な精神科医療の拠点すべて（メニンガー・クリニック、オースティン・リッグス、チェスナットロッジ、シェパード・アンド・イノック・プラット、ペイン・ホイットニー・クリニックなど）と同様、精神分析家に支配されていた。当時、私は精神分析による治療の効果を疑いはじめていたため、このようなフロイト派の医療機関での見当外れな医療に、いとこを託したくないと思った。しかし、ではどのようにキャシーを助ければよいのか？　名案がぱっとひらめいた。ジョン・フェイナーに電話してみよう。

私は状況を説明し、キャシーを遠く離れたフェイナーの新しい病院に入院させ、フェイナー本人に治療してもらう計画を立てた。キャシーの到着後、フェイナーが自らの診断基準を使って、私の仮診断通り躁うつ病と診断し、リチウム（激しい議論を巻き起こしていた新薬）で治療したところ、数週間でキャシーの状態は安定した。キャシーは退院して大学に戻り、留年せずに卒業した。

現在、私は精神科治療のために患者を州外へ連れていくことには反対である。通常は、その地域で十分な医療を受けられるからである。しかし、仕事をはじめたばかりの一九七七年には、大切な人の健康を当時の精神医学の標準治療に委ねられるほど、自分の専門分野を信頼してはいなかった。

フェイナーは私には強い感銘を与えたが、その診断基準はほとんど関心を集めなかった。歴史家のハンナ・デッカーによれば、セントルイス・ワシントン大学のクレペリン派の精神科医たちは、手応えのなさに驚かなかったという。精神分析家に支配されているこの分野に「少しでも」影響を与えられたら「幸運」だと思っていたのである。

しかし、実はこの後、大きな幸運が舞い降りることになる。

すべてを変えた一冊

「セントルイス・ワシントン大学の面々は、私がそのポストに就いたことに大喜びだったよ。本人たちは完全に主流から外れていたのに、その診断システムを私がＤＳＭに使おうとしたのだから」とスピッツァーは笑みを浮かべる。スピッツァーがセントルイス・ワシントン大学のグループに紹介されたのは、一九七一年、ＤＳＭ－Ⅲ特別委員会の委員長に任命される二年前のことで、当時はアメリカ国立精神保健研究所でうつ病の研究に取り組んでいた。この研究プロジェクトの責任者がスピッツァーに、セントルイス・ワシントン大学に行って、うつ病診断に関するクレペリン的見解——フェイナー、ロビンズ、グーズ、ウィノカーが生み出した見解——を聞いてくるよう、勧めたのだった。スピッツァーはいかにもうれしそうに語った。「大学に着いて、このグループが既報の研究結果のデータをもとに、各精神障害の症状リストを作っていることを知ったとき、ようやく呪いから覚めたような気がしたよ。ついに、ＤＳＭ－Ⅱの精神分析的な漠然とした定義とは違う、診断へのまともな取り組み方に出会えた」。

フェイナー基準を手にし、診断に確固たる信頼性をもたせて反精神医学運動に対抗しようと決意したスピッツァーは、委員長としての最初の仕事に取り組んだ。ＤＳＭ－Ⅲ特別委員会のほかの委員を任命したのである。「アメリカ精神医学会の理事会を除けば、新しいＤＳＭには誰も大した関心を寄せていなかった。だから、すべて私の思い通りにできたよ」とスピッツァーは説明した。「任命について、誰の許可もとらなくてよかった。それで、私が任命した委員の半数ほどは、フェイナーのようなタイプの人になった」。

特別委員会の七人の委員が初めて集合したとき、全員、自分だけが浮いてしまうと予想していた。診断の客観性と正確性を高めたい人間は、少数派だろうと考えていたのである。しかし意外にも、一同がセントルイス・ワシントン大学の「黄塵地帯の経験主義」を支持していることがわかった。ＤＳＭ－Ⅱをきっぱりと捨て、ＤＳＭ－Ⅲでは漠然とした説明ではなく、明確に定義した、症状に基づく診断基準を使うべきだと、全員の意見が一致していた。特別委員会の委員だったアイオワ大学のナンシー・アンドリアセンは、「私たちはみな、アメリカ精神医学に小さな革命を起こすのだという気持ちでした」と振り返る。

スピッツァーはＤＳＭ－Ⅲのために二五の小委員会を作り、不安障害や気分障害や性的障害といった、精神疾患の一領域について詳しい説明を作成するよう、それぞれに依頼した。小委員会の委員には、臨床家よりもむしろ科学者を自認している精神科医を任命し、診断基準の確立と関連性のある既報のデータを探すよう指示した。データをもとに作った診断基準が、その精神障害に対する従来の理解と一致するかどうかは問わなかった。

新ＤＳＭの作成に、スピッツァーは猛然と取り組んだ。「週七日間労働だった。日に一二時間、働くこともあったね」と振り返る。「ときどき真夜中にジャネットを起こして、何かについて意見を尋ねた。そうするとジャネットも起き出してきて、二人で仕事に取り組んだ」。スピッツァーの妻ジャネット・ウィリアムズ――ソーシャルワークの博士号をもち、診断評価の第一人者――も、ＤＳＭ－Ⅲは夫妻の時間と労力を吸い尽くすプロジェクトだったと証言する。「夫はＤＳＭ－Ⅲの作成中、特別委員会に届いたすべての書簡に返事を書いたし、どんなに無名の専門誌でも、批判的な記事が載るたびに対応していましたね。忘れないでほしいのは、それがコンピューターのない時代だったということです。二人ともタイプ打ちがとても速かったのは幸いでした」。スピッツァーと密に連携して働いていた心理学者のジーン・エンディコットは、次のような思い出を語った。「月曜日に出勤するスピッツァーを見ると、週末ずっとＤＳＭに取り組んでいたことが一目瞭然でした。飛行機で隣に座ると、フライト中の話題が何になるか、最初からわかりきっていましたね」。

間もなくスピッツァーは、もし採用されれば精神疾患の医学的定義を根本から変え、二度と後戻りできなくなるような提案を行った。精神分析家が患者の病気の診断時に欠かせないと長らく考えてきた基準を、取り払おうと言ったのである。その基準とは、病気の**原因**、つまり医師が**病因**と呼ぶものである。フロイト以来、精神分析家は精神疾患が無意識の葛藤によって生じると考えていた。葛藤を特定すれば病気を特定できると、神聖なるフロイトの教えは説いていた。このやり方をスピッツァーは退けた。セントルイス・ワシントン大学のグループと同じく、**いかなる**精神疾患についても（嗜癖を除く）、原因を裏づける証拠はないと考えていたのである。確かなデータで裏づけられていない病因への言及は、ことごとく削除したいと思った。特別委員会のほかの委員も、みな同意した。

病因にかわって、スピッツァーはあらゆる診断名に、なくてはならない二つの新基準を定めた。（一）その症状は本人に苦痛を与えていなければならない、**あるいは**本人が日常生活を送る能力を損なっていなければならない（もともと、同性愛の病気扱いを廃止しようと努めていたとき提案した、「主観的苦痛」の診断基準）。（二）その症状は持続的なものでなければならない（飼っていたハムスターが死んだ後、丸一日、気分がふさいでも、うつ病には相当しない）。

これは従来とは根本的に異なる精神疾患の定義だった。患者自身が精神疾患に気づいていない場合もあるという、精神分析の考え方とかけ離れていただけでなく、エミール・クレペリンの定義にも修正を加えていた。クレペリンの定義では、主観的苦痛には触れておらず、一時的な状態も病気とみなしていた。

スピッツァーは患者を診断する二段階の手順を定めたが、それは単純で、しかも衝撃的なほど斬新だった。まず、個々の症状の有無と、症状が現れている期間を判断する。次に、認められた症状を、各精神障害について決められた一連の基準と照らし合わせる。症状が基準と合致すれば、その診断名で正しい。それだけである。診断名の手がかりを見つけるため患者の無意識を探し回る必要もないし、夢に隠された象徴的意味を解釈する必要もない。ただ、具体的な言動や、考えや、生理的な徴候を見つければよいのである。

ただ、既報のデータに忠実に従おうとすれば、往々にしてかなり複雑な基準を作らなければならないことに、特別委員会は即座に気づいた。ＤＳＭ－Ⅱでは、たとえば統合失調症を印象に基づく記述で説明しており、妄想型統合失調症を以下のように定義している。

この型の統合失調症は、主に被害妄想または誇大妄想を特徴とし、多くの場合、幻覚を伴う。過剰な信心深さが見られることもある。患者の態度は敵対的で攻撃的な場合が多く、言動は妄想と一致している傾向がある。

これとは対照的に、DSM－IIIは、統合失調症の診断に必要な条件のセットとサブセットを、いくつか提示している。例として、条件Cを紹介する。

C．統合失調症であることが「確実」だと診断するには、以下の徴候のうち少なくとも三項目がなければならず、統合失調症だと「推定される」と診断するには、二項目がなければならない。（1）独身。（2）発病前の社会的適応または職歴が不良である。（3）統合失調症の家族歴。（4）精神病発症から一年以内に、アルコールまたは薬物の乱用がない。（5）発病が四〇歳未満。

批判者は、この「基準セットAから一つ、基準セットBから二つ選べ」という複雑な指示を、「中国料理のメニュー」式診断法と皮肉った。当時の中国料理店によくあった、いくつかの段階からなるメニュー形態になぞらえたのである。スピッツァーと特別委員会は、DSM－IIのあいまいで漠然とした記述より、複雑な新診断基準のほうが、科学的根拠に基づいた精神障害の事実とはるかに合致するのだと反論した。

しかし、科学による精神医学の向上という、特別委員会の夢のような構想には、大きな問題が一つあった。まだ科学的調査がなされていない精神障害が、多数あったのである。セントルイス・ワシントン大学を含む一握りの研究・教育機関以外、症状を厳密に調査する精神科医がほとんどいない中で、どうすれば精神障害を構成する症状を判断できるだろう？　特別委員会に必要だったのは、患者の症状の横断的、縦断的な研究と、その症状パターンの持続の仕方、家族における現れ方、治療に対する反応、そして人生のさまざまな出来事に対する反応だった。スピッツァーは診断名を既報のデータに基づかせるべきだと主張したが、そのようなデータが非常に乏しい場合も少なくなかった。

特定の診断名の文献が十分にない場合、特別委員会は規則的な手順に従った。まず、未公表データまたは灰色文献（専門的な報告書や、白書など、査読を経て発表されたわけではない研究結果）を入手するため、研究者に連絡をとる。次に、その精神障害を扱った経験のある専門家に連絡をとる。最後に、特別委員会で、仮の診断基準について全員の意見が一致するまで討議する。スピッツァーは、「その分野で最も専門知識が豊富な人の最良の判断を、診断基準に反映させようとした。指針としたのは、診断基準は論理的で合理的でなければならないということだった」と語った。DSM－IIIでは、注意欠陥障害や、自閉症、神経性無食欲症、大食症、パニック障害、心的外傷後ストレス障害など、新たな精神障害が数多く加わった。

新たな診断基準に影響を与えた、明らかに非科学的な要因が一つあった。保険会社に確実に治療費を払わせることである。反精神医学運動の結果、保険会社がすでに精神科医療の給付金を削減していることを、スピッツァーは知っていた。この問題に対処するため、DSM－IIIでは、最終的に診断を決定するのは記載した基準ではなく、「臨床判断こそ、診断を下すうえで最も重要である」と釘を刺した。この但し書きによって、患者が厳密には基準に適合しないと証明しようとする保険会社から、精神科医を守れると考えたのである。しかし実のところ、保険会社は精神科医の診断にあまり物言いをつけないことが、徐々にわかってきた。それよりも、ある診断名に対する**治療法**の選択と継続期間に異議を唱えることが多い。

DSM－IIIは、精神疾患に対する革命的なアプローチだった。精神力動的でも生物学的でもなく、あらゆる理論の陣営から新たな研究結果を採り入れることができた。診断基準としての病因（神経症を含む）を退けたことで、精神分析理論も完全に否定していた。DSM－IIIの刊行前、フェイナー基準は、臨床業務ではなくほぼ学術研究のみに用いられていたが、DSM－IIIはフェイナー基準を臨床の場の、言わば国法にしようとしていた。しかし、その前にまず越えなければならない重要なハードルがあった。それも巨大なハードルである。

アメリカ精神医学会のメンバーが投票で承認しなければ、DSM－IIIは刊行されない。一九七九年、メンバーの過半数は精神分析家で、強い勢力と発言力をもっていた。精神分析のアプローチに反し、この集団の破滅を意味するような本を、スピッツァーはどうすれば認めさせられるのだろうか？

運命の対決

スピッツァーは任期中、個人的な書簡、会議の議事録、報告書、ニュースレター、出版物、講演などで、絶え間なく情報を発信し、特別委員会におけるＤＳＭ－IIIの進捗状況を透明性をもって継続的に伝えつづけた。しかし、ＤＳＭ－IIIについて人前で説明したり、最新情報を発表したりすると、決まって抵抗に遭った。大半の精神科医は新しい診断マニュアルに何の興味もなかったため、当初、批判は比較的穏やかだったが、ＤＳＭ－IIIの内容が明らかになるにつれて、逆風は徐々に強まっていった。

転機となったのは、一九七六年六月、精神医学と心理学分野の代表者一〇〇人を集めて、セントルイスで行った特別会議（主催したのはワシントン大学ではなく、ミズーリ大学）である。その会議は「中間地点のＤＳＭ－III」と題され、多くの著名な精神分析家が、診断に関するスピッツァーの新構想を初めて知る機会だった。ここでついに真相が明らかになり、会議は紛糾した。これはＤＳＭから知的な内容を排した不毛なシステムだと、出席者は非難し、スピッツァーが診断の技術を機械的な作業に変えようとしていると主張した。スピッツァーは廊下でたびたび、精神医学を意図的に壊そうとしているのかと精神分析家から尋ねられたり、わざと心理学の役割をなくそうとしているのかと心理学者から問われたりした。

会議が終了すると、スピッツァーに反対するために有力な団体が結集した。そこでスピッツァーはそれまでの倍のエネルギーで、反対意見に対応した。特に手強い反対勢力が、アメリカ心理学会とアメリカ精神分析学会だった。前者は、心理学者の最大の職能団体（アメリカでは精神科医より心理学者のほうがはるかに多いため、「大きいＡＰＡ」とも呼ばれる〔アメリカ心理学会もアメリカ精神医学会も略称はＡＰＡ〕）、後者は依然としてフロイト派精神科医の最大の職能団体だった。もともとＤＳＭ－IIIの目的の一つは、「精神疾患は文化的なラベルにすぎない」という反精神医学運動の主張に対抗するため、精神疾患は真の医学的状態だとしっかり立証することだった。しかし、心理学者——医師の資格ではなく博士号をもつ治療者——は、反精神医学の主張から大きな恩恵を受けていたのである。サスやゴッフマンやレインが叫ぶように、精神疾患が社会的な現象であるのなら、それを治療するのに医学の学位は必要ない。患者を悩みから解放するために、誰でも心理療法を使ってよいことになる。もし、精神疾患は医学的障害だとアメリカ精神医学会が正式に宣言すれば、心理学者は、手にしたばかりの収入源を取り上げられる恐れがある。

アメリカ心理学会のチャールズ・キースラー会長は初め、遠回しな書簡をアメリカ精神医学会に送ってきた。「私は二つの学会の間に党派的な対立があってほしくありません。そのような思いから、当学会は、今後のＤＳＭ－IIIの作成において貴学会にあらゆる助力を提供したいと考えます」。スピッツァーの返信も、やはり丁寧なものだった。「もちろん私たちは、貴学会が当方の活動を手助けできる特別な存在だと考えています」。スピッツァーは最新のＤＳＭ－IIIの草稿を同封したが、そこには精神疾患が医学的状態であることが明記されていた。キースラー会長はついに核心に切り込んできた。

精神障害は疾患だと示唆されているため、ソーシャルワーカーや心理学者や教育者は、精神障害の診断、治療、管理を行う訓練と技能を欠いているように読み取れます。現行の方針が変更されなければ、当学会は真に経験的な独自の行動障害分類のプロジェクトに着手する意向です。

独自の（非医学的な）ＤＳＭを出版するという、キースラーの事実上の脅しは、思わぬ効果をもたらした。医学的定義を維持するチャンスを、スピッツァーに与えたのである。スピッツァーは返信の中で、独自の分類システムを作ることを丁重に奨励し、そのような本は精神保健にすばらしく役立つだろうと示唆した。しかし心の中では、そのような——自分自身がまさに今、取り組んでいる——プロジェクトは生やさしいものではないため、最終的にはアメリカ心理学会もあきらめるだろうと（正しく）予想していた。それと同時に、キースラーのプロジェクトを支持することで、スピッツァーはＤＳＭ－IIIの医学的定義を守る盾も手にした。心理学者は自分たちの本に、精神疾患の独自の定義を載せればよいからである。

しかしスピッツァーにとって、何よりも大きな闘い――まさに精神医学の本質をかけた、勝者総取りの闘い――は、精神分析家との対決だった。精神分析を支持する機関は、最初の二年間、DSM-III特別委員会に大して注意を払っていなかった。それは精神障害の分類に関心がなかったというだけではない。ほとんど怖いものなしの状態だったからである。フロイト派は四〇年間、邪魔されることなく精神医学を支配していた。大学の精神医学科も、大学病院も、個人開業の診療所も、そして（フロイト派の考えでは）アメリカ精神医学会までも制した。フロイト派こそが精神医学の顔であり、声であり、稼ぎ手だった。分類マニュアルなどという些末なものが、自分たちがもつ最高の権威を脅かすとは思いも寄らなかったのである。DSM-III特別委員会の委員だったドナルド・クラインが述べたように、「精神分析家にとって、記述的な診断法に興味をもつことは、皮相的でいささか愚かなことだった」。

しかし、中間地点会議は無関心だった精神分析家の目を覚まさせ、DSM-IIIが自分たちの仕事と社会的イメージにおよぼしかねない影響を直視させた。会議直後、ある著名な精神分析家がスピッツァーに送った書簡には、「DSM-IIIは神経症という城を取り壊し、かわりにレビットタウンのような診断を築くものだ」とあった。スピッツァーのマニュアルを、ニューヨーク州ロングアイランドに建設された、個性のない計画住宅群レビットタウンにたとえたのである。別の二人の著名な精神分析家は、「DSM-III特別委員会が精神医学の過去を一掃することは、言わば国立美術館の館長が、マンガのようなウォーホールの作品のほうを重要視して、レンブラントやゴヤやユトリロやゴッホの作品を破り棄てることに匹敵する」と非難した。

しかし全体的に見ると、精神分析家はまだ、スピッツァーのプロジェクトが重大な事態をもたらすとは信じられなかったため、あまり切迫した反応を示していなかった。なんと言っても、DSM-IとIIの刊行は、精神医学に目立った影響をおよぼさなかったのである。中間地点会議から九カ月後にようやく、最初の精神分析家グループがスピッツァーに正式な要請を行った。アメリカ精神分析学会の会長と次期会長がアメリカ精神医学会に電報を打ち、当学会がDSM-IIIの現在の内容を精査し、追加内容が承認される過程を検討できるまで、作業を延期してほしいと依頼したのである。アメリカ精神医学会は断った。

一九七七年九月になると、アメリカ精神分析学会の精神分析家四、五人からなる連絡委員会が立ち上げられ、スピッツァーと特別委員会へ次々に要請を浴びせはじめた。それとほぼ同時期に、アメリカ精神医学会で力をもつワシントンDC支部の四、五人の精神分析家が、やはりDSM－IIIの変更を求めて圧力をかけはじめた。ワシントン支部はおそらく、アメリカ精神医学会の中で最大の影響力をもち、最も組織化された支部だったと思われる。というのも、国の首都には大勢の精神科医がおり、連邦職員に提供される手厚い精神保健給付金によって仕事を確保していたからである。それから半年間、スピッツァーと精神分析家は、精神障害の定義の変更をめぐって議論を戦わせた。

あるときスピッツァーは、DSM－IIIを採択させるための政治的必要性から、精神分析家の要請の一部をのむつもりだと、特別委員会に告げた。すると、驚いたことに委員全員が反対票を投じた。もともとスピッツァーは、抜本的な変革を行う覚悟のある面々を委員に選んだのだが、その方針を守る意志の固さは今やスピッツァーを上回っていた。仲間のおかげで妥協しない勇気が湧き、スピッツァーは、要請にはお応えできませんと何度も精神分析家に伝えることになった。

運命の投票が近づくにつれて、精神分析家のグループは代案を示したり、要求をのませようと躍起になってスピッツァーに圧力をかけたりした。しかし、この四年というもの、ほぼすべての時間をDSMに捧げてきたスピッツァーは、科学的証拠に基づいた回答や、自分の見解を裏づけるもっともな論拠をいつでも述べることができた。それに対して、精神分析家は多くの場合、フロイト派の精神分析は歴史と伝統ゆえに維持されなければならないと、しどろもどろに反論するしかなかった。「単語の配置、修飾句の使い方、見出しの大文字表記をめぐって論争が起きた。政治的でしかも科学的な作業に関わる人間には、どの修正も、どの微調整も、いちいち象徴的な重要性をもっていた」とスピッツァーは歴史家のハンナ・デッカーに語っている。

スピッツァーは、けんか腰の折衝や、すったもんだの語句調整を乗り切り、一九七九年初めに最終稿にこぎ着ける。あとは、五月のアメリカ精神医学会代表者会議の会合で承認を得るだけである。投票が近づくと、精神分析家はようやく事の重大さを理解し、断固たる決意をもって、特別委員会とアメリカ精神医学会理事会への圧力を強めていった。要求が通らなければ、精神分析家全員がＤＳＭ－III（とアメリカ精神医学会）を見限るという警告も、たびたび発した。いよいよ投票日が迫ってくると、スピッツァーの反対勢力は、精神分析に必須の要素である**神経症**を最後のターゲットに絞った。神経症は精神分析理論の基礎をなす概念で、精神分析家にとって精神疾患の定義そのものだった。また、それは臨床業務における最大の収入源でもあった。**誰にでも**何らかの神経症的葛藤があるという説によって、医療を求める健康人が、ひっきりなしにシュリンクの長椅子に横たわりにきたからである。ご想像の通り、スピッツァーが精神医学から神経症を抹消するつもりであることを知ったとき、精神分析家は震え上がった。

当時、アメリカ精神医学会ワシントン支部を率いていたのは、強い影響力をもつ因襲打破主義の精神科医、ロジャー・ピールだった。ピールは診断に関するスピッツァーの構想におおむね賛成だったが、支部内の精神分析家のために異議を唱える義務を感じていた。「一九七〇年代にワシントンで最も多かった診断名は、抑うつ神経症だった。来る日も来る日も、精神分析家はそれを診ていた」とピールは言う。そこで、ピール案と呼ばれる妥協案を提示する。「過去との無用な断絶を避けるために」神経症の診断名を含めようという内容だった。しかし、特別委員会は退けた。

投票直前の数日間、神経症を残すための複数の提案がばたばたと提示された。タルボット案、バリス修正案、マッグラス案、それにスピッツァー自身が提示した神経症和平案などだが、いずれも相手方の陣営に受け入れられなかった。そしてついに運命の朝が来る。一九七九年五月一二日。この期におよんで、精神分析家は最後の要求を行ってきた。スピッツァーは妥協案を示す。ＤＳＭには神経症特有の診断名は一切載せないが、一部の診断名については、診断基準を変えることなく、精神分析流の別称を記載し（たとえば、心気症には「心気神経症」、強迫性障害には「強迫神経症」など）、一つの付録にはＤＳＭ－IIと同じ文言で「神経症性障害」の説明を載せるというものである。しかし、この微々たる譲歩で、代表者会議に集まった一般の精神分析家たちが納得するだろうか？

三五〇人の精神科医が、シカゴ・コンラッド・ヒルトンホテルの大ホールに集結した。スピッツァーは二段構造のステージに上がり、特別委員会の目的を説明して、ＤＳＭの作成過程を簡潔に紹介した後、ほんの数時間前にタイプされた部分もあるDSM－IIIの最終稿を発表した。しかし、精神分析家は土壇場で一か八かの攻撃を仕掛けてきた。精神分析家のヘクター・ジェイソーが、DSM－IIIの草稿を採択する前に、一カ所、修正するという動議を出したのである。それは、「抑うつ神経症」を個別の診断名として挿入するというものだった。スピッツァーは、それを載せるとDSM全体の一貫性と設計を乱すうえに、抑うつ神経症の存在は入手できるデータによって裏づけられていないと反論した。ジェイソーの動議は発声投票にかけられた結果、完敗を喫した。

しかし、この反対票は単に土壇場での変更に対する拒否なのではないか？　あるいは、DSM－IIIプロジェクト自体への反対を意味しているのではないか？　何万人時もの労力の末に、スピッツァーの先見性に満ちた構想の成果、DSM－IIIが、ついに票決にかけられる。出席者の答えは、ほぼ満場一致だった。「イエス」である。

「その後、かなり珍しい出来事が起きたんだ」とピールは『ニューヨーカー』誌に語っている。「代表者会議ではあまり目にしない現象だね。出席者が立ち上がって、拍手喝采したんだよ」。スピッツァーの顔に驚きが広がった。そして、「ボブ〔スピッツァー〕の目が潤んだ。目の前にいるのは、自分の努力と志をすべて粉々に打ち砕くのではないかと恐れていた集団だ。なのに、スタンディング・オベーションが起きているんだからね」。

スピッツァーはなぜ精神医学界の支配階級に勝利できたのだろうか？　確かに精神分析家は、フロイトの概念を一掃しようとするスピッツァーに強く抵抗した。しかし、大半のフロイト派にとって、スピッツァーの斬新なDSMがもつプラス面は、マイナス面よりも大きかったのである。つまるところフロイト派も、精神医学の社会的イメージの問題と、反精神医学活動家が与える脅威を十分認識していた。精神医学にイメージの刷新が必要であることや、その刷新が何らかの医科学に基づいていなければならないことを理解していた。スピッツァーに反対した者でさえ、この急進的な新診断マニュアルが精神医学全体に命綱を差し伸べ、傷ついた評判を回復する機会を与えることに気づいていた。

DSM－IIIが与えた影響は、スピッツァーの期待通り、劇的だった。精神科診断と精神医学研究から精神分析理論が永久に追放され、アメリカ精神医学会の指導部で精神分析家が果たす役割も、それ以降、大幅に縮小した。また、

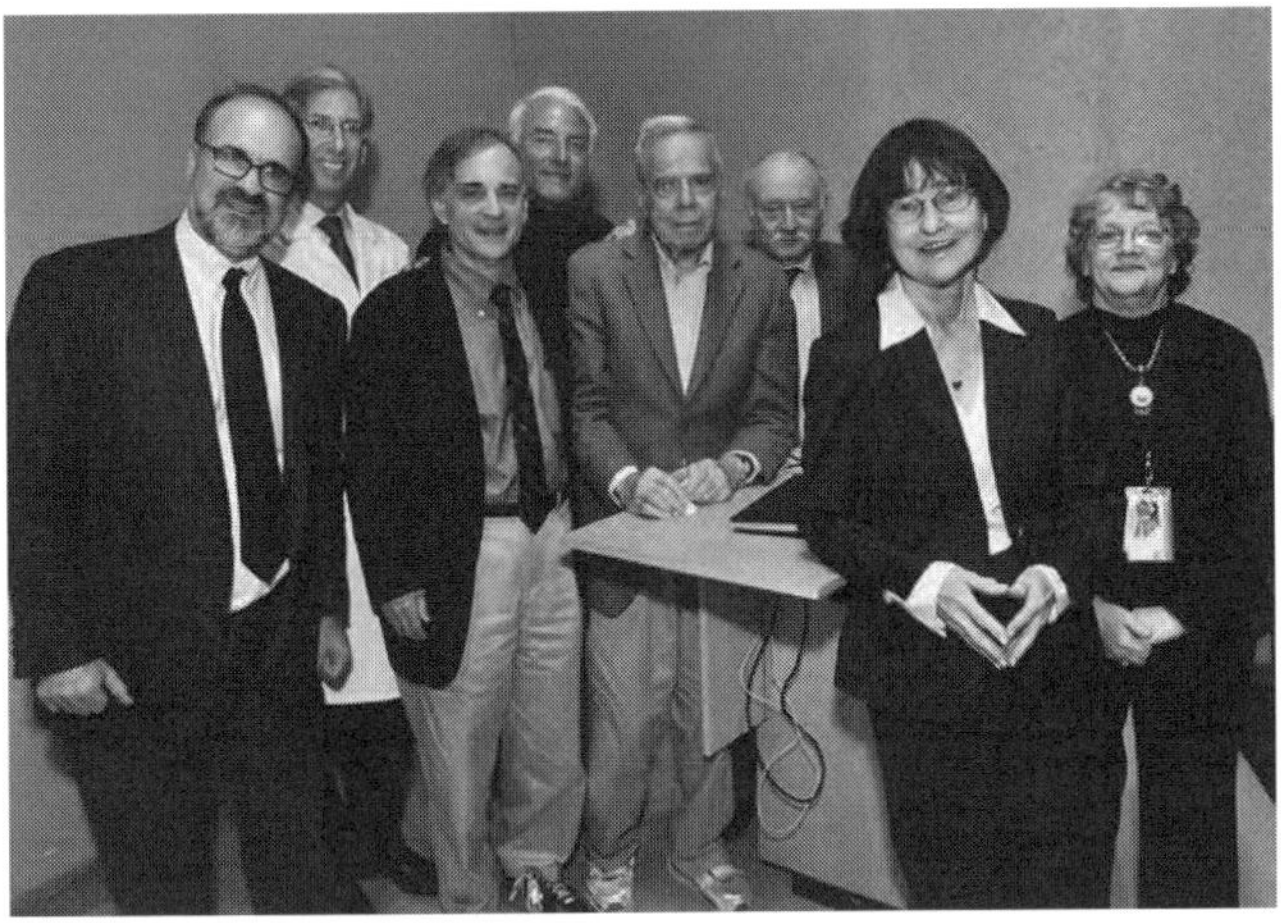

ロバート・スピッツァーのために行われた記念パーティー。左から右へ：マイケル・ファースト（精神科医で、スピッツァーの教え子。DSM-III、IV、5の作成に関わった）、本書の著者ジェフリー・リーバーマン、ジェリー・ウェイクフィールド（ニューヨーク大学のソーシャルワーク教授）、アレン・フランセス（精神科医で、スピッツァーの教え子。DSM-IV特別委員会委員長）、ロバート・スピッツァー（精神科医、DSM-III特別委員会委員長）、ロン・ベイヤー（コロンビア大学の社会医科学教授、DSMからの同性愛削除に関する書籍の著者）、ハンナ・デッカー（歴史家で『メーキング・オブ・DSM-III』の著者）、ジーン・エンディコット（心理学者、スピッツァーの同僚）。(Courtesy of Eve Vagg, New York State Psychiatric Institute)

DSM−IIIによって、精神医学は社会悪の矯正という仕事から手を引き、重い精神疾患の医学的治療に焦点を戻した。さらに、カンザス州ウィチタからワシントン州ワラワラにいたるまで、どの精神科医もスピッツァーの診断基準を高い信頼性をもって利用できた。そして、これまで長らく無視されていた、世の中のエレナ・コンウェイやアビー・アバクロンビーたちが、再びアメリカ精神医学の主役となった。

そのほか、意図せぬ結果も生まれた。DSM−IIIをきっかけに、DSMと保険会社の間にぎこちない共生関係が芽生え、これが間もなくアメリカの精神科医療の全側面に影響をおよぼす。保険会社はDSMに載っている特定の疾患にしか支払いを行わなくなり、そのため、精神科医が治療費の支払いを受けるには、限られた数の診断名にさらに多くの患者を押し込まなければならなくなった。また、特別委員会はDSM−IIIの利用者として医療の専門家のみを想定していたが、DSMに載った診断名はすぐに、社会のあらゆる領域にとって言わば精神疾患の地図となった。保険会社、学校、大学、研究資金提供機関、製薬会社、連邦議会および州議会、司法制度、軍、公的医療保険制度など、すべてが精神科診断に一貫性を求めていたため、即座に方針や資金提供をＤＳＭ－IIIと関連づけるようになった。医学史上、たった一つの文書がこれほど多くの変化を起こし、これほど大勢の人に影響をおよぼしたことはなかった。

ＤＳＭ－IIIが承認された、シカゴでの運命的なアメリカ精神医学会代表者会議に、私は居合わせなかった。しかし、ボブが最後に人前に出た行事で、幸運にも司会を務めることができた。身体を蝕む重いパーキンソン病によって、ボブは二〇〇八年に引退を強いられた。その引退記念に、私たちは非凡な業績を称えるパーティーを催し、精神医学界の著名人や、ボブの教え子が集まった。全員が、自分の進路を決定づけたこの人物について、交代でスピーチを行った。そして最後にボブが、しゃべるために立ち上がった。もともと説得力のある理性的な弁舌家だったが、このときは話しはじめた途端、涙にむせびはじめた。心からの愛情や称賛に胸がいっぱいになり、スピーチを続けられなくなったのである。泣きつづけるボブの震える手から、私はそっとマイクを受け取り、シカゴの代表者会議でボブが最後に言葉を失ったのは、ＤＳＭ－IIIが承認されたときだったと、全員に語りかけた。聴衆は立ち上がってボブに拍手を送り、その拍手はいつまでも鳴りやむことがなかった。

II
治療の物語

彼の心が、身体と同じくらい治しやすければいいのに。

ハン・ノーラン〔作家〕

5 苦肉の策——発熱療法、昏睡療法、ロボトミー

治せないものには、耐えるしかない。
——ロバート・バートン〔聖職者、著述家〕

ローズ。頭部を切開されている。脳にナイフを刺し込まれている。
私。ここにいる。タバコを吸っている。
悪魔のように卑劣な父は、いびきをかいている。
一六〇〇キロも離れたところで。
——テネシー・ウィリアムズ〔劇作家〕
姉ローズのロボトミーについて

蛇の穴

精神医学の誕生から一世紀半の間、重い精神疾患に対する唯一の実質的な治療法は、施設に入所させることだった。一九一七年にエミール・クレペリンが同僚に語った言葉には、臨床家が広く抱いていた絶望感が表れている。「私たちが精神疾患の経過を変えられることはめったにない。施設に入っている圧倒的多数の患者が永遠に助からないことを、率直に認めなければならない」。三〇年後も、事態はほとんど改善していなかった。生物学的精神医学者の草分けだったロータール・カリノフスキーは、「精神科医が患者のためにできることは、くつろがせ、家族との接触を保ち、

自然寛解したら地域に帰すことくらいである」と書いている。自然寛解は、一八〇〇年代から一九五〇年代まで、精神疾患患者にとって唯一の希望の光だったが、それが起きる確率は、ほとんどの場合、吹雪の中で四葉のクローバーを見つけるのと同じ程度だった。

一九世紀初頭、アメリカには収容施設建設運動がほとんど存在せず、精神疾患患者を閉じ込める専門施設は皆無に等しかった。しかし一九世紀半ばに、精神疾患患者のための偉大な改革運動家、ドロシア・ディックスが各州の議会を説得し、多数の精神科施設を建設させた。一九〇四年には一五万人だった収容施設の患者数が、一九五五年には五五万人を超えていた。中でも最大の施設はニューヨーク州ブレントウッドのピルグリム州立病院で、広大な敷地内に、最高で一万九〇〇〇人を収容していた時期もある。ピルグリム州立病院は、すべてを完備した一つの都市だった。専用の上水道、電灯設備、暖房設備、下水道、消防署、警察署、裁判所、教会、郵便局、墓地、洗濯場、小売店、娯楽場、運動場、温室、農場まであった。

施設の患者が増加の一途をたどったことは、精神医学が重い精神疾患を治せないことを示す動かぬ証拠だった。当然、それだけ多くの不治の患者が集められているとなれば、収容施設は得てして耐えがたい状態になった。一九四六年、メアリー・ジェーン・ワードという四一歳の著述家が、自伝的小説『蛇の穴』を出版する。ニューヨーク州オレンジバーグの精神科施設、ロックランド州立病院で過ごした自身の経験を描いた作品である。ワードは統合失調症と誤診され、治療とは正反対に思えるおぞましい経験を絶え間なく味わわされた——不潔な患者がひしめき合う病室、長きにわたる身体拘束、長期的な隔離、二四時間やまない騒音、排泄物まみれの患者、凍えるほど寒い浴室、冷淡な看護人。

精神科病院が劣悪な状態だったことは否定できないが、患者の境遇をよくするためにスタッフが実際にできることはほとんどなかった。政府の補助を受けながらも、州立施設は常に予算不足で(とはいえ、通例、どの州予算でも精神科施設は高額項目の上位に入っていた)、患者数は常に建設時の想定収容人数を上回っていた。収容されている患者の疾患には、効果的な治療法が一つもないという厳しい現実があったため、どの収容施設も、目指せることと言えばせいぜい、ひしめき合う患者に暖かい環境と十分な栄養を提供し、危険から守ろうと努めることくらいだった。

私が小学生の頃は、統合失調症、双極性障害、うつ病、自閉症、認知症を抱えた人には、回復の望みがほとんどなく、安定した人間関係を維持したり、実入りのよい仕事に就いたり、有意義な人間的成長を遂げたりする望みは、ないも同然だった。当時の精神科医も、患者が施設内で味わう劣悪な状態や、施設外でぶつかる途方もない困難をよく認識していたため、患者の苦しみを和らげる何らかの方法を——**どのような方法でも**——切望していた。そこで収容施設時代の医師は、同情心と必死の思いから一連の大胆な治療法を考案した。現在では野蛮に見え、嫌悪感どころか憤りすら覚えさせる方法である。不幸にも、こうした初期の精神疾患の治療法の多くは、一般市民が精神医学に抱く暗いイメージと永遠に結びついてしまった。

しかし実のところ、これらの荒療治にかわる選択肢は、何らかの薬物療法でも高度な精神療法でもなく、終わりのない苦痛だった。効果的な治療法が一つもなかったからである。ピルグリムやロックランドのような場所に生涯いつづけることと比べれば、多くの場合、極端あるいは危険な治療法を試すことのほうが、意味があるように見えた。ただ、精神医学がどれだけの進歩を遂げたかを十分理解したいなら——今では重い精神疾患を抱える人の圧倒的多数が、良質な治療を受けた場合、収容施設の古びた壁の中で衰弱していくのではなく、比較的普通で人並みの生活を送るチャンスがある——まず、精神疾患を打倒するという無謀な挑戦の中で精神科医がとった苦肉の策に、しっかり目を向けなければならない。

発熱療法と昏睡療法

二〇世紀前半、収容施設には「進行麻痺」と呼ばれる特殊な精神病をもつ人があふれていた。進行した梅毒によって起きる病気である。治療せずにいると、梅毒を引き起こす螺旋形の微生物が脳に潜り込み、統合失調症や双極性障害と区別しにくい症状を生み出した。梅毒は二〇世紀初めにはまだ治療不能な病気だったため、精神科医は、進行麻痺によって認知症になった――ギャングのアル・カポネや、作曲家のロベルト・シューマンを含む――大勢の患者の症状を軽減する方法を血眼で探した。

一九一七年、フロイトが『精神分析入門』を出版しようとしていた頃、もう一人のウィーンの医師が、それに劣らぬほど驚異的な発見をしようとしていた。ユリウス・ワーグナー＝ヤウレックである。オーストリアの貴族の子孫で、医学部で病理学を学んだ後、精神科診療所に勤め、精神病の患者を診ていた。そんなある日、ヒルダという進行麻痺患者に起きた驚くべき現象を目撃する。

一年以上前から、進行麻痺で激しい錯乱状態に陥っていたヒルダは、梅毒とは完全に無関係な発熱を起こした。呼吸器感染によるものである。しかし、熱が下がって目を覚ますと、頭がはっきりし、意識清明な状態に戻っていた。精神病が消えていたのである。

進行麻痺の症状は、通常は悪化の方向にしか進まなかったため、ヒルダの精神病症状の寛解はワーグナー＝ヤウレックの興味をそそった。一体、どういうことだろう？　正常に戻ったのは熱が下がった直後だったから、熱の何かが関係しているに違いない。体温の上昇によって、脳内の梅毒スピロヘータが驚いたか、もしかしたら死滅したのだろうか？

発熱は、身体が感染症と闘う非常に古い原始的な仕組みであることが、現在ではわかっている。「自然免疫系」というものの一部なのである。熱は宿主と侵入者の双方に害を与えるが、多くの病原体は高温に弱いため、侵入者のほうが大きな害を受けることが多い（もっと進化が進んでから獲得した「適応免疫系」は、特定の侵入者に的を絞った、かの有名な抗体なるものを作り出す）。発熱の仕組みに関する有益な知識がまったくなかったため、ワーグナー＝ヤウレックは、精神病への高温の影響を検証する大胆な実験を思いついた。進行麻痺の患者を、発熱する病気に感染させるのである。

まずは、連鎖球菌（敗血性咽頭炎の原因菌）の入った水を、精神病の患者に飲ませた。次に、結核菌からの抽出物であるツベルクリンを試し、その後、マラリアを試してみた。おそらく、第一次世界大戦の帰還兵から、マラリアに感染した血液をすぐ調達できたからだろう。マラリア原虫を進行麻痺患者に注射すると、患者はマラリアに特徴的な発熱を起こした。そして、間もなく精神状態の劇的な改善を示した。

それまで奇妙な行動を見せ、支離滅裂なことを話していた患者が、落ち着いて、ワーグナー＝ヤウレック先生と普通に会話をするようになった。中には梅毒が完治したように見える患者さえいた。恐ろしい病気と引き替えに別の恐ろしい病気にかからせるというのは、二一世紀には感心しない行為だろう。しかし、少なくともマラリアはキニーネで治療できた。キニーネは安価で豊富にある、樹皮からの抽出物である。

ワーグナー＝ヤウレックの新しい手法は**発熱療法**と呼ばれ、たちまち進行麻痺の標準的治療法となった。精神疾患患者を故意にマラリア原虫に感染させるなど、聞いただけで身の毛がよだつし、現にワーグナー＝ヤウレックの発熱療法を受けた患者の約一五％は、この処置によって死亡している。しかし、発熱療法は重い精神疾患に対する初めての効果的な治療法だった。少し考えてみてほしい。精神疾患の中で最も恐ろしく過酷な精神病を緩和できると証明された医療処置は、それ以前は**一つも**なかったのである。それまでずっと、進行麻痺は生涯にわたる施設収容か、死への片道切符を意味していた。しかし、精神を侵すこの病気を抱えた人が、正常な状態に戻る可能性が少なからず出てきたのである。自宅にさえ戻れるかもしれない。この目覚ましい功績により、ワーグナー＝ヤウレックは一九二七年にノーベル医学賞を贈呈された。精神医学分野では初めての受賞だった。

ワーグナー＝ヤウレックの発熱療法をきっかけに、ほかにも効果的な精神疾患の治療法があるのではないかという希望が生まれていった。現代の知識から考えれば、進行麻痺はほかの精神疾患と比べて非常に特殊だと言いたくなるかもしれない。外部の病原体が脳に侵入して起きるからである。これまで大勢の生物学的精神医学者が、患者の脳内に外来の病原体を発見しようとして失敗してきたのだから、現在では、細菌を殺す処置がほかの精神疾患に効くと思う人はまずいないだろう。しかし、一九二〇年代の多くの精神科医は、ワーグナー＝ヤウレックの成功に意を強くし、発熱療法をほかの精神障害にも用いようとした。

ほどなく全米の収容施設で、統合失調症、うつ病、躁病、ヒステリーの患者に、発熱を引き起こすさまざまな病気を感染させるようになった。中には、マラリアに感染した血液を、統合失調症患者の頭蓋から直接、脳内に注入したエイリアニストさえいた。しかし残念ながら、発熱療法は多くの人が期待した万能薬ではないことが判明した。進行麻痺の精神病症状は軽快させたものの、ほかのあらゆる精神疾患には無力だとわかったのである。ほかの精神障害の原因は病原体ではなかったため、熱で死ぬものは何もなく、時折、患者自身が死ぬだけだった。

それでも、発熱療法が進行麻痺に史上初めて効いたことにより、一〇〇年以上、収容施設精神医学を覆っていた暗闇に、初めてかすかな光が灯った。ワーグナー＝ヤウレックの成功に刺激されて、やはりオーストリアの精神科医であるマンフレート・ザーケルが、マラリア療法よりさらにきわどい生理学的手法を実験した。ザーケルは以前から、アヘン嗜癖の治療法として、低用量のインスリンを用いていた。モルヒネとアヘンの大量使用者は、精神疾患に似た極端な言動を示すことが多かった。絶えず歩き回ったり、暴れたり、支離滅裂な思考を示したりしたのである。しかし、たまたまインスリンの投与量がいつもより多かったとき、患者の血糖値が急激に下がり、数時間も続く低血糖性昏睡が起きることにザーケルは気づいた。しかも、昏睡から目覚めた患者ははるかに穏やかになり、極端な言動も弱まっていたのである。昏睡も精神疾患の症状を和らげるのだろうかと、ザーケルは考えた。

そこで、人工的に昏睡を誘発する実験を開始した。糖尿病の治療法として開発されたばかりのインスリンを、統合失調症患者に過剰投与したのである。インスリンの過剰摂取によって昏睡した患者を、ザーケルがブドウ糖の静脈注射で覚醒させる。患者が意識を回復した後、ザーケルはしばらく間を置いて、同じ処置を繰り返した。ときには六日連続で患者を昏睡させたこともあった。結果として、患者の精神病症状は弱まり、明らかな改善の徴候を示して、ザーケルを喜ばせた。

お察しの通り、ザーケルの手法には大きなリスクがあった。副作用の一つは、患者が必ず極度の肥満に陥ることだった。インスリンがブドウ糖を細胞に押し込むからである。また、取り返しのつかない副作用もあった。少数の患者が、昏睡から目覚めることなく即死したのである。そして、最も重要なリスクは、永続的な脳の損傷である。脳は、体重の二％の重量しかないにもかかわらず、体内にあるブドウ糖の七〇％を消費する。そのため、私たちの意識を司る臓器は血糖値の変動に著しく敏感で、短時間でも血糖値が低いと損傷を受けやすいのである。

ザーケルの手法の擁護者は、脳損傷をデメリットととらえず、逆にメリットだと主張した。実際に脳損傷が起きた場合、「緊張と敵意の消失」という好結果をもたらすからである。少なくとも、ザーケルの支持者はそのように正当化した。

発熱療法のように、昏睡療法も欧米各地のエイリアニストに広く採用された。一九四〇年代と五〇年代には、ほぼすべての大規模な精神科病院で用いられ、各病院独自の昏睡療法の手順が策定された。場合によっては、一回の治療クールで五〇〜六〇回も患者を昏睡させることがあった。明白なリスクがあるにもかかわらず、精神科医は、**ついに**患者の苦しみを束の間でも和らげる手段を講じられるようになったことに、強い感銘を受けた。

目にアイスピックを刺す

ごく初期の精神科医が、混乱した言動を疾患とみなしはじめて以来（いや、もっと前にも）、精神科医はいつしか患者の脳にじかに施術することで、病気を治せる日が来るのではないかという希望を抱いていた。一九三〇年代に、その希望を叶えそうな二つの治療法が編み出された。一方は、出だしこそ困難で、評判も悪かったが、現代の精神科医療の柱となった。しかし、もう一方は正反対の道をたどる。有望な治療法として導入され、世界中に急速に普及したものの、最終的には精神医学史上、最も悪名高い治療法となったのである。

何千年も前、先史時代に穿頭術――脳まで達する穴を頭蓋にあけること――が行われてから、医師は精神障害の激しい感情的混乱を治療する手段として、脳手術を試みてきたが、成功したためしは一度もなかった。しかし一九三三年、この失敗の歴史にひるまない医師がポルトガルに現れた。リスボン大学の教員で神経科医の、アントニオ・エガス・モニスである。モニスは生物学的精神医学者と同じように、精神疾患は神経の病気であり、したがって脳内でじかに介入を行えば治療できるはずだと確信していた。卒中、腫瘍、貫通性脳損傷が生じると、脳の特定部位がダメージを受け、行動や感情に支障を来たすことを、神経科医のモニスはすでに知っていた。そこで、その逆もまた真なりという仮説を立てる。つまり、脳の適切な部位にダメージを与えれば、支障を来たした行動と感情が治ると考えたのである。唯一わからなかったのは、脳のどの部位を手術すべきかということだった。

手術して最も効果を上げそうな神経構造を特定するため、モニスは人間の脳のさまざまな部位を入念に調べた。特に見つけたかったのは、感情を制御する部位である。患者の乱れた感情を鎮めることが、精神疾患の治療に重要だと考えていたからである。そして一九三五年、ロンドンで行われた医学会議で、ある講演に出席したとき、イェール大学の神経学研究者から興味深い言葉を聞く。患者が前頭葉に損傷を受けると、感情は抑制されるが、思考能力は低下しないようだというのである。これこそ、モニスが探していた突破口だった。正常な認知を保ちながら、精神疾患の激しい感情を鎮める方法である。

リスボンに戻ると、はやる気持ちで最初の精神外科実験の計画を立てた。ターゲットは前頭葉である。モニスは神経外科の訓練を受けたことがなかったため、実際の処置を行うのに、若い神経外科医、ペドロ・アルメイダ・リマを起用した。モニスの計画は、重い精神障害を抱えた患者の前頭葉内部に傷をつける——もっとはっきり言えば、永続的な脳損傷を負わせる——ことで、これを**白質切截術**《ロイコトミー》と呼んだ。

一九三五年一一月一二日、モニスはリスボンのサンタマルタ病院で、二〇例行うことになる白質切截術の、最初の手術を実施した。どの患者も、全身麻酔で眠らされた。リマが頭蓋前面の、両目のすぐ上に二つの穴をあける。ここからが手術の核心部分だった。自ら考案した注射器形の特殊な器具、白質切断用メス《ロイコトーム》の針を、頭蓋の穴に差し込むのである。注射器のピストン部分を押すと、脳内に輪の形のワイヤーが入っていく。次に、メスを回転させて、小さな球状の脳組織を切り取る。リンゴの芯をくり抜く要領である。

脳のどこを切るべきか、モニスとリマはどのようにして決めたのだろうか？　脳の画像化や定位固定処置〔頭部を固定し、三次元座標に従って脳の各部の位置を決定すること〕の使用は何十年も先の話だし、前頭葉の機能的構造についても、ほとんど知られていなかった。二人のポルトガルの医師は照準を定めず手当たり次第に試すことを選び、一人の前頭葉につき球状の脳組織を六個、切り取った。結果に満足がいかなかった場合、たとえば患者が依然としてトラブルを起こす場合などは、リマが再手術をし、さらに脳組織を切り取ることもあった。

一九三六年、モニスとリマは、それまでに行った二〇例の白質切截術の結果を発表した。手術前、九人の患者がうつ病で、七人が統合失調症、二人が不安障害、二人が躁うつ病だった。七人の患者が大きな改善を、もう七人が多少の改善を示し、残りの六人が変化なしだったとモニスは主張している。この論文によれば、手術後に症状が悪化した患者はいなかったという。

パリで開かれた医学会議でモニスが白質切截術の結果を発表したとき、ポルトガル随一の精神科医、ジョゼ・デ・マトス・ソブラル・シドがこの新手法を非難した。シドはモニスの病院の精神科責任者だったため、白質切截術を受けた患者をじかに見ていた。シドは患者が「衰弱し」て「人格の劣化」を示していると語り、症状が改善したように見えるのは、実際にはショック状態であって、兵士が重い頭部外傷を負った後に陥る状態と同じだと主張した。

モニスは非難にめげず、白質切截術がなぜ有効かを説明する理論も提示した。その理論は、確実に生物学的精神医学の範疇に入るものだった。いわく、精神疾患の原因は脳内の「機能的固定」である。脳が同じ活動の反復をやめられないとき、機能的固定が起きる。白質切截術は機能的固定をなくすことによって、患者を治すのだとモニスは主張した。シドはモニスの後づけの理論を「大脳に関する完全な神話」にすぎないと一蹴した。

そのような批判をよそに、モニスが考案した経頭蓋前頭葉白質切截術は、奇跡の治療法として称賛された。そこには、許容しがたいが、理解はできる理由があった。収容施設の精神科医が特に多く抱えていた問題の一つが、トラブルを起こす患者にどう対処するかということだった。そもそも収容施設は、一人では社会で暮らせないほど、手に負えない人をケアするために作られた。しかし、絶えず興奮して騒いだり暴れたりする人間を、身体拘束以外でおとなしくさせるには、どうすればよいだろうか？　エイリアニストの目には、白質切截術のもつ鎮静効果が自分たちの願望に対する答えに見えた。比較的簡単な手術をすれば、際限なくトラブルを起こしていた患者を、素直で従順にさせることができたのである。

白質切截術は欧米の収容施設に燎原《りょうげん》の火のように広がった（アメリカでは一般にロボトミーと呼ばれるようになった）。モニスの手術を採用することによって、精神科施設は、少し立ち寄っただけの訪問者でも即座に気づくような変化を遂げた。何世紀もの間、一般的な収容施設には絶え間ない雑音と騒ぎ声がつきものだった。しかし、この喧噪に、より快適な静けさが取ってかわったのである。精神外科手術を支持した人の大半は、患者の人格が激変することを認識していたが、モニスの「治療法」のほうが、何週間も患者を拘束衣やクッション壁の病室に閉じ込めるよりは人道的だと主張した。それに、病院職員にとって好都合であることは間違いなかった。それまで壁を叩いたり、食べものを投げたり、目に見えない幽霊に向かって叫んだりしていた患者が、静かに座って、誰にも迷惑をかけなくなったからである。この恐ろしい治療法を受けた著名人の中には、テネシー・ウィリアムズの姉ローズや、ジョン・F・ケネディ大統領の妹ローズマリーがいる。

アメリカのロボトミーは、最初は特に粗暴な患者を鎮めるためのものだったが、あっという間に、あらゆる精神疾患のための一般的治療法へと変貌した。過去に流行した多くの精神科治療――メスメリズムから精神分析、オルゴン療法にいたるまで――と同じく、施術者はもともと厳密に処方していた手法を、誰にでも効く万能薬とみなすようになったのである。金槌しかもっていない人には、全世界が釘のように見えるものである。

一九四六年一月一七日、ウォルター・フリーマンというアメリカ人が、精神外科手術の過激な新手法を披露した。フリーマンは高度な訓練を受けた野心的な神経科医で、モニスを「天才」と崇めていた。そして、精神疾患は感情の過活動によって生じ、それは脳の感情中枢に外科的に損傷を与えれば弱められると考えていた。この手術をもっと簡便かつ安価に行えさえすれば、はるかに多くの患者が恩恵を受けられると、フリーマンは思った。モニスの手法には、訓練を受けた外科医と、麻酔科医と、病院の高価な手術室が必要だったのである。そこで、アイスピックとグレープフルーツで実験した後、外来診療所や医師のオフィス、あるいはホテルの一室でも行えるように、モニスの手法を独創的に改変した。

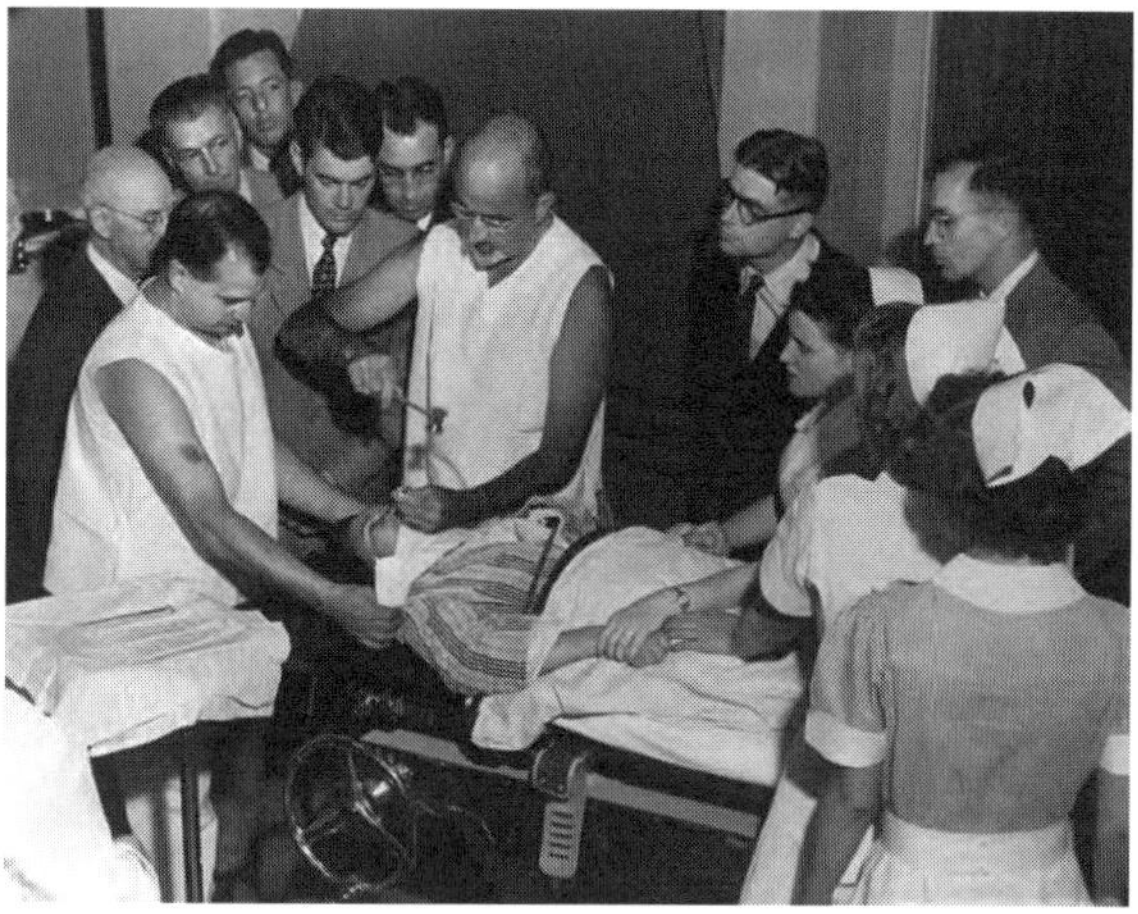

ロボトミー手術を行うウォルター・フリーマン。(ⓒ Bettmann/CORBIS)

一九四六年一月一七日、ウォルター・フリーマンはワシントンＤＣの自分のオフィスで、史上初の「経眼窩ロボトミー」を、二七歳の女性、サリー・エレン・イオネスコに行った。まず、患者の上まぶたを開け、アイスピックに酷似した細い手術器具の先端を、まぶたの下、眼窩の上端に置く。次に、槌を使って、器具の先端が眼窩の奥にある薄い骨の層を貫き、脳内に入るようにする。その後、モニスが白質切断用メスで芯をくり抜いたのと同様に、アイスピックの先端を回転させ、前頭葉に傷をつける。フリーマンは一九七二年に死去するまでに、二三の州で、二五〇〇人もの患者にアイスピック・ロボトミーを行った。

　私が医学部に入った頃、経眼窩ロボトミーはまだ行われていた。ロボトミーを受けた患者に一度だけ会ったことがあるが、あまり楽しい体験ではなかった。患者はワシントンＤＣのセント・エリザベス病院に入院中の、やせた高齢男性で、石像のように微動だにせず、空《くう》を見つめていた。何か質問すると、小さい声で、ロボットのような口調で答える。何か頼むと、ゾンビのように従順に言われた通りにする。見る者を非常に当惑させたのは、男性の瞳だった。生気がなく、うつろに見えたのである。聞くところによれば、かつては四六時中、攻撃的で乱暴だったという。しかし、今や「非の打ちどころのない」患者になっていた。従順で、あらゆる面で手がかからない。

意外に思えるかもしれないが、モニスは「一部の精神病における白質切截の治療的価値を発見した」功績で、一九四九年にノーベル賞を受賞した。精神疾患の治療法に贈られた、二つ目のノーベル賞である。ノーベル委員会がマラリア療法とロボトミーを高く評価した事実からわかるのは、いかなるものであれ、精神科の治療法が切実に求められていたということである。

幸い、一九五〇年代と六〇年代にはじまった治療法革命以後、現代精神医学は、発熱療法や昏睡療法や経眼窩ロボトミーという危険な荒療治を用いなくなった。しかし、「蛇の穴」時代に生まれたもう一つの治療法が、今日の精神医学に、最も一般的で効果的な身体的治療法として生き残っている。

脳に電気ショックを

発熱療法と昏睡療法が世界各地の精神科病院に普及する中、エイリアニストはもう一つの意外な現象に気がついた。てんかんの持病のある精神病患者が、てんかん発作の後、精神病症状の改善を示すように見えたのである。進行麻痺の症状が発熱で改善し、精神病症状がインスリンで緩和したなら、発作も治療法として利用できるのだろうか？

一九三四年、ハンガリーの精神科医ラディスラス・J・メドゥナが、患者に発作を起こさせるため、さまざまな方法を実験しはじめた。試したものは、まずカンファー、次にメトラゾールだった。前者は食品添加物や死体防腐剤として使われる、匂いのある蝋状の物質で、後者は多く用いると発作を引き起こす興奮剤である。驚いたことに、メトラゾールで発作が起きた後、実際に精神病症状が弱まることがわかった。

メドゥナの新しい発作療法はすぐ**けいれん療法**と呼ばれるようになり、一九三七年には、けいれん療法に関する初の国際会議がスイスで開かれた。三年も経たないうちに、メトラゾールけいれん療法はインスリン昏睡療法とともに、全世界の施設で重い精神疾患の標準的な治療法となる。

しかし、メトラゾールには問題があった。まず、メトラゾールを投与されると、患者は実際にけいれんを起こす前に、今にも死にそうだと感じた。間もなく制御不能な発作が起きるかと思うと、この病的な不安はいやがうえにも高まった。すでに恐ろしい妄想に苦しんでいた精神病患者には、なおさら堪《こた》えたに違いない。また、メトラゾールは、文字通り骨の折れるようなきわめて激しいけいれんを引き起こした。一九三九年、ニューヨーク州立精神医学研究所が行ったX線調査で、メトラゾールけいれん療法を受けた患者の四三％が、脊椎骨を骨折したことがわかった。

医師たちは、発作のよりよい誘発方法を探しはじめる。一九三〇年代半ば、イタリアの神経精神医学教授だったウーゴ・チェルレッティは、イヌの頭部に電気ショックをじかに加え、実験的に発作を誘発していた。人間も電気ショックで発作を起こすのだろうかと考えたが、同僚から、人間にそのような実験を行うのはやめておけと諭された。ある日、近所の食肉店で買いものをしていたチェルレッティは、食肉業者はブタを屠殺する際、よくブタの頭部に電気ショックを与え、知覚麻痺による昏睡のような状態にしてから、のどを切ることを知った。では、患者の頭部に電気ショックを加えると、けいれんが起きる前にやはり知覚麻痺が起きるのだろうか？

人間の頭部に電流を流すという発想だけを取り出して見ると、まるで足の指に大量のれんがを落とせば水虫が治ると言うほど、非常識に思える。しかし、チェルレッティの計画を非人道的な蛮行と非難する前に、訓練を受けた医師にこのような考えを抱かせた事情を振り返ってみよう。第一に、重い精神疾患には、インスリン昏睡療法とメトラゾールけいれん療法という、危険かつ不安定で非常に侵襲的な治療法以外、有効な治療法がまだなかった。第二に、大半の患者にとって、こういった極端な治療法にかわる唯一の選択肢は、退屈きわまりない収容施設で一生を送ることだった。チェルレッティは、電気ショックを与えられたブタが業者の包丁を怖がらない姿を見て、明白なリスクがあろうとも、人間の頭蓋に一〇〇ボルトの電流を流してみる価値はあると判断した。

一九三八年、チェルレッティは、人間に治療的ショックを与えることを明確な目的とした初めての装置を製作するよう、同僚のルチーノ・ビニに依頼する。そして、ビニの協力を得て、患者にその装置を試用しはじめる。結果はチェルレッティが思い描いた通りだった。ショックによって患者の知覚は麻痺し、目覚めたとき発作の記憶がまったくなかったうえ、メトラゾールを使用した場合と同じく、目覚めると症状が著しく改善していたのである。

電気けいれん療法（ＥＣＴ）と呼ばれるチェルレッティとビニの手法は、一九四〇年代から世界各地の主な精神科施設の大部分で採用されていった。電気けいれん療法は、費用、患者に与える恐怖（今にも死にそうだという気分にならない）、危険度（脊椎を骨折しない）、使いやすさ（機械のスイッチを入れたり切ったりするだけ）、そして効果の面でメトラゾール療法より優れていたため、メトラゾールにかわる治療法として歓迎された。特にうつ病患者は、ほんの数回のセッションで気分の劇的な改善を示すことが多かったし、いくつかの副作用があったとはいえ、昏睡療法やマラリア療法やロボトミーの大きな危険性に比べれば、取るに足りなかった。本当に奇跡的な治療法だったのである。

電気けいれん療法の副作用の一つは逆向性健忘だったが、多くの医師はこれを欠点ではなく利点とみなした。処置のことを忘れれば、患者は電流を流された嫌な記憶に苦しまずに済むからである。もう一つの副作用は、初期の電気けいれん療法が通常、「非修正型」で実施されたために起きた。非修正型とは、麻酔薬も筋弛緩薬も使わないという意味の婉曲表現である。それによって、骨折を起こしかねない激しいけいれんが起きたが、それでもメトラゾールで発作を誘発するより、頻度もダメージもはるかに小さかった。クラーレ〔筋弛緩を引き起こす植物〕の人工的な代用品、スキサメトニウムの導入と、短時間作用性の麻酔薬の併用によって、格段に安全で穏やかな「修正型」の電気けいれん療法が普及した。

アメリカでいち早く電気けいれん療法を用いた一人が、一九四〇年にアメリカに移住したドイツ出身の精神科医、ロータール・カリノウスキーである。カリノウスキーはマンハッタンに身を落ち着け、四〇年以上にわたり精神科と神経科の診療を続けた。私がカリノウスキーに初めて会ったのは、レジデントだった一九七六年のことである。セント・ビンセント病院で、カリノウスキーはレジデント向けに電気けいれん療法の講義と指導を行った。すらりとした体つきで、銀白色の頭髪をもち、強いドイツ語なまりの英語を話した。いつも完璧に身なりを整え、たいてい仕立てのよい三つ揃いのスーツをまとい、堂々とした教授らしい振る舞いをしていた。アメリカ精神医学でほかに先駆けて電気けいれん療法を使用した人物から、私はすばらしい訓練を受けた。

若いレジデントにとって、電気けいれん療法の実施はとても心乱れる経験かもしれない。医学生も、ショック療法に関してはほかの人たちと同じ――おぞましくて野蛮だという――文化的固定観念にさらされているため、生まれて初めて電気けいれん療法を行うときは、自分が悪事を働いているという居心地の悪さを感じ、良心が痛む。心の中で道徳的な圧力が強まるため、「電気けいれん療法の治療効果は、多くの研究とデータで裏づけられている」と、繰り返し自分に言い聞かせずにはいられない。しかし、ひどく苦しんでいた患者が得る驚異的な回復効果を目にすると、格段に気が楽になる。これは、うつろなゾンビを生み出すロボトミーとはまったくの別ものである。患者は笑顔で、治療に対する感謝の言葉を口にするだろう。ちょうど、医学生が初めて手術を体験するときに似ている。患者の腹部を切開して膿瘍や腫瘍を探すことは、おぞましくて気が動転する経験かもしれない。しかし、患者の状態を大きく改善するため、あるいは命さえ救うためには、多少の害を与えなければならないのである。

精神科治療は、巷で即効性があるとは言われていない。医学部には、精神科の道に進みたければ、手応えの遅さに耐えられなければならないという言い伝えがある。外科医なら、切開部を縫合した後、ほとんど間を置かずに治療結果がわかるが、精神科医の場合、薬や精神療法の効果を待つのは、氷が溶ける様子をじっと見ているのに似ている。しかし、電気けいれん療法はそうではない。うつ病でほぼ昏睡状態だった患者が、電気けいれん療法の終了後、ほんの数分でベッドから嬉々として跳ね起きる姿を私は見てきた。

電気けいれん療法について考えるとき、いつも思い出す症例が一つある。医師になって間もない頃、私はニューヨークの有名なレストラン経営者の妻を治療した。夫のジャン・クロードは、カリスマ性と教養を兼ね備え、大流行りの自分のフランス料理店に情熱を注いでいた。しかし、そのレストランより大切だったのが、妻ジュヌヴィエーヴだった。ジュヌヴィエーヴは中年の美しい女性で、かつては才能豊かな女優だったが、まだ無邪気な少女を演じているところがあった。しかしその一方で、精神病性うつ病の反復性エピソードに苦しめられてもいた。精神病性うつ病とは、気分の落ち込みと、極度の興奮、妄想に駆られた行動を示す重い精神障害である。急性エピソードに襲われているとき、ジュヌヴィエーヴは取り乱して完全に自制を失った。いつもの非常に礼儀正しい魅力的な振る舞いは影を潜め、うめき声を出し、身体を揺り動かす。苦痛がピークに達すると、身体を震わせ、あらゆる方向に手足を振り回し、よく服を引きちぎった。そのうえ、激しい旋回に伴奏をつけるかのように、母語のフランス語で気味の悪い歌を大声で歌い出す。さながら、けがに苦しむエディット・ピアフといった趣だった。

私が初めてジャン・クロードに会ったのは、ジュヌヴィエーヴが本格的なエピソードに見舞われている最中だった。ほかの医師は、抗うつ薬と抗精神病薬を単独または組み合わせて投与していたが、ほとんど効いていなかった。私は同じ薬物療法を繰り返すのではなく、電気けいれん療法を提案した。最初のセッションの後、ジュヌヴィエーヴは治療前より穏やかになり、叫ぶことも少なくなったが、まだ怯えていて、心ここにあらずの状態だった。しかし、三週間にわたってさらに数回、治療を行った結果、普段の礼儀正しい彼女に戻り、私に礼を述べた。精神科医のおかげで気分がよくなったのは、これが初めてだったという。ジャン・クロードはいたく感謝し、いつでも好きなときに、ぜひ店に食事にきてくれと言って譲らなかった。実を言うと、私はこの申し出をありがたく受け、それから二、三年間、デートの相手によい印象を与えたいとき、必ずそのしゃれた店に連れていった。その相手の一人が今の妻というわけだ。

今日では、技術の改良により、電気けいれん療法を各患者に合わせて個別に調整することができる。発作を誘発するのに、最低限の電流だけを使うのである。そのうえ、電極を頭部の特定の部位に戦略的に配置することで、副作用を最小限に抑えられる。しかも、最新の麻酔薬と筋弛緩薬を使用し、ふんだんに酸素供給も行うため、電気けいれん療法はきわめて安全な処置になっている。この療法に関しては、過去二〇年間、間断なく研究が行われてきたし、アメリカ精神医学会、アメリカ国立衛生研究所、アメリカ食品医薬品局（ＦＤＡ）も、重いうつ病、躁病、統合失調症の患者や、薬を摂取できないか薬に反応しない患者に、安全で効果的な治療法だとして使用を承認している。

ノーベル委員会が、患者にマラリア原虫を感染させたり、外科手術で前頭葉を損なったりする処置——安全でも効果的でもなく、長続きしなかった二つの治療法——を授賞に値するとみなし、チェルレッティとビニを無視したことは、このうえなく皮肉に思える。実際には、初期の身体的治療法のうち精神科治療の柱になったのは、チェルレッティたちの発明だけだった。

電気けいれん療法は大成功をおさめたが、二〇世紀半ばの精神科医は依然として、安価で、侵襲的ではなく、非常に効果の高い治療法を求めていた。しかし、一九五〇年の時点では、そのような治療法は夢のまた夢でしかないように見えた。

6 母さんの小さな助っ人——待望の薬の登場

母さんには今日、心を鎮めるものが必要だ
病気というわけじゃないけれど
小さな黄色い錠剤が一粒ある
母さんは大急ぎで小さな助っ人に救いを求める
——ミック・ジャガーとキース・リチャーズ

利口より、幸運がよい。
——ヘンリー・スペンサー

背骨で煮えたぎるクロラール

今では、薬を使わない精神科治療など想像しがたい。テレビを見れば、気分を改善する薬の広告を必ずと言ってよいほど目にするだろう。たいていは、笑顔をたたえた家族が砂浜で戯れていたり、楽しそうなカップルが木漏れ日の落ちる森でハイキングをしていたりする。若い人が精神科と聞いて思い浮かべるのは、毎週、長椅子に横たわって夢や性的な空想を打ち明ける風景より、圧倒的にプロザック〔抗うつ薬〕や、アデラール〔ADHDの治療薬〕や、ザナックス〔抗不安薬〕のほうだろう。あらゆる州の学校や大学や老人ホームが、トラブルを起こす子どもや老人を静かにさせるために、精神作用薬を多用することを公然と認めている。あまり知られていないが、精神科医がシュリンクから薬売りへと劇的な変貌を遂げたのは、まったくの偶然からだった。

私が生まれた頃には、どの精神障害にも、有効な治療薬は一つもなかった。抗うつ薬も、抗精神病薬も、抗不安薬もない。少なくとも、症状を鎮め、日常生活をスムーズに送れるようにする精神科薬の類いは一切なかった。精神疾患の主要なカテゴリー（気分障害、統合失調症、不安障害）の数少ない治療法と言えば、すべて侵襲的で、危険性が高く、恐ろしい副作用をもっていたし、そのような一か八かの処置は、主に精神科施設でトラブルを起こす患者を抑制するために使われていた。初期の精神科薬の目的は、病気を治すことではなく、楽にすることでさえなかった。静かにさせることだったのである。同様に、ひどい副作用が大目に見られたのは、ひとえに、それ以外の方法──発熱療法、昏睡療法、けいれんの誘発──よりはましだったからである。

一九世紀後半、収容施設は扱いにくい患者を静かにさせるために、**モルヒネ**やその他のアヘン由来の薬を注射した。患者から見ると、ビクトリア朝時代ではかなりましな部類の精神科治療法だったかもしれない。しかし、アヘン類縁物質が治療しがたい嗜癖を引き起こすことが明らかになると、この方法は中止された。一方、収容施設以外で多く処方された、行動を変化させる最初の薬（医学用語で**向精神薬**）は**クロラール**である。不安や抑うつに苦しむ患者の不眠を緩和するために処方された、非アヘン系の催眠薬である。モルヒネと同じく、クロラールの目的もやはり、患者の最も顕著な症状──不安障害における恐怖や、うつ病における悲しい気分──を治療することではなく、患者を眠らせることだった。クロラールがモルヒネより好ましかった点は、服用するたびに確実に効果があったことと、経口投与できたことである。しかし、患者はクロラールの味のまずさと、息が「酒臭く」なる独特のにおいを嫌った。

モルヒネほどではなかったが、クロラールにもやはり習慣性があった。「神経の病気」を抱えていた女性は、世間体の悪い施設収容を避けるために、自宅でこの薬を自己投与することが多く、クロラール嗜癖に陥ることがよくあった。躁うつ病で何度も施設収容を経験していた有名作家ヴァージニア・ウルフも、一九二〇年代によくクロラールを服用した。寝室で、恋人のヴィータ・サックヴィル＝ウエストに宛てて次のように綴っている。「では、お休みなさい。クロラールが背骨で煮えたぎっていて眠くてたまらず、書けないけれど、書くのをやめることもできません。まるで、大きな深紅の目と柔らかい産毛をもつ蛾のような気分です。甘美な茂みに止まろうとしている蛾。そうだったらいいのに。ああ、でも、それはいけないことね」。

眠気を誘う特性が広く知れ渡ると、クロラールはたちまち悪名を馳せた。おそらく、人を動けなくするために密かに使われた、初めての薬だったからだろう。「ミッキーを忍び込ませる」という表現〔slip him a mickey／飲みものに催眠剤や下剤を入れる意〕は、誰かの飲みものに何滴かクロラールを垂らすことから生まれた（ミッキーという言葉はもともと、シカゴのバーテンダー「ミッキー」・フィンを指していた可能性がある。この男は、客から金を盗もうとして、飲みものにクロラールを入れた）。

患者を眠らせるという単純な行為は、当然、症状を軽減させる。そもそも意識を失えば、不安も妄想も躁もおさまるし、神経性チックもやみ、わめき散らしたり歩き回ったりすることもなくなる。精神科医は、この当たり前の観察結果から、ちょっとした想像の飛躍によって、患者の睡眠を長くすれば、目覚めている時間にも症状が弱まるのではないかという仮説を立てた。一九世紀から二〇世紀の変わり目に、スコットランドの精神科医ニール・マクラウドは、さまざまな精神疾患に**臭化ナトリウム**という強力な鎮静剤を使う実験を行った。マクラウドは、長時間、患者を無意識にすれば、精神障害を完全に寛解させることができ、その状態は数日間あるいは数週間でも持続すると主張した。この治療法をマクラウドは「深睡眠療法」と呼んだが、なんとも魅力的な響きである。安らかな眠りの後、活力がよみがえったように感じない人が、どこにいるだろうか？

あいにく、自然な深い眠りと、ゾウさえ眠らせてしまうほど強力な薬がもたらす睡眠との間には、大きな違いがある。深睡眠療法は、昏睡、心血管虚脱、呼吸停止など、数多くの恐ろしい副作用を引き起こす恐れがある。マクラウドの患者の一人は、実験中に死亡した。また、適切な投与量も判断しにくく、ときには患者が予定より一日か二日、長く眠りつづけることもあった。最も重大な問題は、臭化物が毒素であり、肝臓に蓄積して、使用のたびに有害性が高まることだった。

当初、臭化物は公立収容施設に急速に普及した。クロラールより安価で、製造しやすかったと同時に、効果も強力だったからである。「臭化物睡眠療法」は一時的にほかの医師にも使用されたが、危険すぎるという理由で中止された。

モルヒネもクロラールも臭化物も、鎮静剤として洗練度が低く、嗜癖を招き、有害な副作用をもっていたが、薬剤がもたらす睡眠には治療効果があるという考え方は、第二次世界大戦開始時にはすっかり確立していた（もちろん精神分析家は例外で、催眠薬は、あらゆる精神疾患の真の主因である無意識の葛藤を解決するのに役立たないと主張し、即座に却下した）。それでも、精神疾患の症状を狙い撃ちする薬や、患者が普通の生活を送れるようにする薬がどこかにあるはずだと考える精神科医は、精神分析家かどうかを問わず、少なくとも一九五〇年までは存在しなかった。しかし、この年、最初の**精神薬理薬**が誕生する。苦しむ心に真の治療的効果を与える薬である。

かつて絶大な影響力をもつ薬があったが、おそらく読者はその名前を聞いたことがないだろう。**メプロバメート**である。当初、ミルタウンという名で販売された合成薬で、患者を眠らせずに不安を緩和し、穏やかな気分にしてくれる。メプロバメートの説明を載せた最初の査読済み論文では、執筆者が薬の効果を「安定させること」と記しており、ここから、初の精神薬理薬――**精神安定薬**（トランキライザー）――が名づけられた。

精神分析家は、メプロバメートもまた精神疾患を治すのではなく、むしろ隠してしまう化学的な目くらましにすぎないとけなしたが、そのように嘲るのはフロイト派だけだった。メプロバメートは世界初の精神薬理薬だっただけでなく、世界で大ヒットした向精神薬の第一号にもなったのである。一九五六年までに、この精神安定薬の処方箋はなんと三六〇〇万枚も書かれた。アメリカの全処方箋の三分の一に、メプロバメートと書かれたわけである。精神病から嗜癖にいたるまであらゆる疾患に処方され、神経の昂ぶった主婦と結びつけられるようになった。そこから「母さんの小さな助っ人」という俗称が生まれ、ローリング・ストーンズが楽曲に使ってこの名を不朽のものにした。

一九六〇年代に入ると、リブリウムとバリウムの導入によって、メプロバメートは王座を奪われる。リブリウムもバリウムも、国際的に人気を博した新世代の精神安定薬である（現在、特に多く売れているベンゾジアゼピン系薬剤は、不安症状に処方されるザナックスと、不眠に処方されるアンビエンである）。これらの薬はすべて、二〇世紀初頭のマクラウドの深睡眠療法に起源をもつ。

メプロバメートは、軽い不安障害の症状緩和には間違いなく有効だったが、たとえば細菌感染に対する抗生物質や、糖尿病に対するインスリンや、感染症に対するワクチンのような、世界を変える薬とまではいかなかった。公立収容施設に閉じ込められた患者の忌まわしい幻覚や、つらい憂うつ感、激しい躁状態には何の効果もなかったため、重い精神疾患に苦しむ不運な人たちにはまったく回復の希望を与えなかった。メプロバメートが精神医学界で大人気を博した後も、精神病を改善できる手軽な錠剤を提供できる見込みは、統合失調症患者の妄想のように非現実的で、収容施設のように遠くにあるように見えた。

ラボリの薬

一九四九年、アンリ・ラボリという名のフランスの外科医が、手術ショックを軽減する方法を探していた。手術ショックとは、大手術の後に起こりがちな、血圧の低下と心拍数の増加である。当時の有力な仮説の一つでは、ストレスに対する自律神経系の過剰反応が原因だと言われていた（自律神経系とは、呼吸、心拍、血圧やその他の身体の重要な機能を調節する無意識的な回路）。自律神経系を抑制する化合物が見つかれば、外科手術の安全性が高まるとラボリは考えた。

チュニジアにあったフランス軍の病院――医学界の中心とは言いがたい場所――で働いていたラボリは、抗ヒスタミン薬と呼ばれる化合物群を使って実験を行った。現在、抗ヒスタミン薬は、アレルギーや風邪の症状の治療によく使われているが、当時は、抗ヒスタミン薬が自律神経系に影響をおよぼすことがわかったばかりだった。ラボリは、**クロルプロマジン**という特定の抗ヒスタミン薬を手術前の患者に多く投与すると、患者の態度が著しく変わることに気づいた。間もなく行われる手術に無関心になり、手術終了後もその態度が持続したのである。この発見についてラボリは、「緊張して不安がっている地中海人種の患者に私が手術を行う様子を見てほしい、と軍の精神科医に頼んだ。

のちに精神科医は、患者が非常に穏やかでリラックスしていることに同意した」と書いている。

際立った心理的効果に感銘を受けたラボリは、クロルプロマジンを精神障害の治療に使えないかと考える。この直感に従い、一九五一年、フランスの精神科病院の健康な精神科医に、クロルプロマジンを静脈注射した。精神科医が、精神面の効果について感想を述べるため、自主的に実験台になったのである。初め、精神科医は「ただ、ある程度の無関心な感じがするだけで、これといった効果はない」と報告した。しかし、トイレに行こうと立ち上がったときに気絶した。副作用の血圧低下のせいである。その後、病院の精神科責任者から、それ以上のクロルプロマジンの実験を禁じられた。

ラボリはあきらめず、ほかの病院の精神科医たちに働きかけ、精神病患者にこの薬を試用させようとする。しかし、精神科医たちはラボリの提案にあまり乗り気ではなかった。当時の一般的な見解では、統合失調症の粗暴な振る舞いの症状を軽減できるのは強力な鎮静剤だけであり、クロルプロマジンは鎮静剤ではなかったからである。それでもラボリは引き下がらず、ある半信半疑の精神科医をついに説得し、統合失調症患者に薬を試用してもらうことになった。

一九五二年一月一九日、暴力傾向があり激しく興奮している二四歳の精神病患者、ジャック・Lにクロルプロマジンが投与された。静脈注射の後、ジャックの興奮は速やかにおさまり、穏やかになった。三週間連続でクロルプロマジンの投与を受けた後、ジャックは平常時の作業をすべてやってのけた。ブリッジゲームを最初から最後までやりきることさえできた。あまりにもよい反応を示したため、医師が驚いてジャックを退院させたほどである。それは奇跡以外の何ものでもなかった。どうやら、薬のおかげで、手に負えない患者の精神病症状がすっかり消え、退院して地域に戻れたということのようだった。

クロルプロマジンと、鎮静剤および精神安定薬の効果の劇的な違いは、クロルプロマジンが精神病症状——幻覚、妄想、支離滅裂な思考——の強さを減じられる点だった。アスピリンが頭痛の痛みを和らげたり、熱を下げたりするのと同じように効いた。統合失調症を患っている、友人で法学者のエリン・サックスは、回想録『中核が壊れる——私が体験した狂気』の中で、抗精神病薬は入と切のスイッチというより、調節ツマミのように作用すると書いている。

症状が最もひどいときは、鋭い声が、胸をえぐるような侮辱の言葉を浴びせたり、従わずにはいられないような命令を叫んだりする。しかし薬を飲むと、症状が徐々に軽減していき、最終的に声はまだ聞こえるものの、距離は遠く、音量も弱くなって背景へと退き、もはや苦しみも与えず、従わせる力もなくなる。

抗精神病薬──**初の**抗精神病薬──としてのクロルプロマジンの使用は、すさまじい勢いでヨーロッパの精神科病院に広がった。それに引き換え、精神分析一辺倒だったアメリカでは、この奇跡の薬に何の反応も示さなかった。製薬会社のスミス・クライン&フレンチ(グラクソ・スミスクラインの前身)は、クロルプロマジンのアメリカでの販売を許可し、ソラジンという商品名で(ヨーロッパではラーガクティルと呼ばれた)、医学部や病院の精神科にこの薬の試用を促す大々的な販売キャンペーンを開始した。しかし、アメリカのシュリンクはラボリの薬を「精神科のアスピリン」と揶揄し、クロラールやバルビツール剤のような鎮静剤の新種にすぎないと一蹴した。神経症の種を無意識という土壌の中から掘り出すことが真の使命なのに、これはだまされやすい精神科医の目を使命から逸らす誘惑だというのである。

当初、スミス・クライン&フレンチは、クロルプロマジンに対する冷たい反応に困惑し、いらだった。人類史上初めて精神病症状を治療できることが証明された、驚異の薬が手中にあるにもかかわらず、アメリカではその価値を誰にも納得させられなかったからである。しかし、ついに勝利の戦略を思いつく。精神科医を相手に「これは信じられないほど効くんですよ」と売り込むより、州政府を相手に、驚くほど現代的な主張を展開したのである。「医療経済」や「経費削減」という言葉を用いながら、もし州政府が資金を提供している精神科施設がクロルプロマジンを使えば、患者を永遠に閉じ込めておくのではなく、退院させることができるだろうと語ったのである。こういった施設のいくつかは、精神疾患とは根本的には何なのかという哲学的議論ではなく、経済的な観点から、長期患者にソラジンを試した。その結果、驚くべき効果が認められた。まさに、フランスの精神科医たちが過去に実証し、スミス・クライン&フレンチが請け合った通りだった。回復の見込みが特に薄い患者以外はみな症状が改善し、多くの長期患者が帰宅した。その後、アメリカの精神医学は瞬く間にクロルプロマジンの虜になる。すべての収容施設と精神科病院が、精神病患者に対する第一選択の治療法として使いはじめた。その後の一五年間、スミス・クライン&フレンチの売上は三回にわたって倍増した。一九六四年までに、クロルプロマジンに関する査読済みの論文が一万編以上発表され、世界で五〇〇〇万人以上がこの薬を使用した。

ラボリの発見の重要性は、筆舌に尽くしがたい。何万人もの能力を奪った精神錯乱を緩和できる薬が、まるで青天の霹靂のように現れたのである。それ以前、このような人たちはたいてい、終生、施設に収容された。しかし、今や自宅に帰れるだけでなく、信じがたいことに、安定した生活、いや目的のある生活さえ送れるようになった。仕事をしたり、恋愛をしたり、場合によっては家庭をもったりするチャンスも生まれたのである。

抗生物質のストレプトマイシンが療養所から結核患者を消し去り、ポリオワクチンが鉄の肺〔鉄製の人工呼吸器〕を廃れさせたように、クロルプロマジンの普及は収容施設閉鎖のはじまりとなった。そして、エイリアニストの終焉ももたらした。アメリカの収容施設の患者数がピークから減少しはじめた年が、ソラジンの発売年と同じだったのは、偶然ではない。

フィリップ・ピネルがパリ・サルペトリエール病院の患者を物理的な鎖から解き放った一五〇年後、もう一人のフランス人医師が、患者を精神的な監禁状態から解き放ったわけである。果てしないように見えた苦闘の末に、精神医学はついに「どうすれば重い精神疾患を治療できるのか?」という問いに答えられるようになった。

化合物G22355

ほかの製薬会社は、クロルプロマジンの巨額の売上をうらやみ、一九五〇年代を通じて自社専売の抗精神病薬を求めつづけた。研究開発のために、精神科医とタッグを組むことも多かった。そんな中、現ノバルティスの前身であるスイスの製薬会社ガイギーが、ローランド・クーンに声をかける。スイスのコンスタンス湖畔の町、ミュンスターリンゲンにある精神科病院で医長を務めていた人物である。三八歳、長身で、生化学の基礎知識をもち、人文科学にも造詣の深い、教養ある精神科医だった。ガイギーが、「患者に試用してくれるなら試験用の化合物を提供しますよ」ともちかけると、クーンは快諾した。

一九五五年後半に、チューリッヒのホテルでガイギーの薬理学責任者がクーンと会い、試験用に提供可能な化合物四〇種類の化学構造を粗描した図を見せた。「一つ選んでください」と薬理学者が言うと、クーンは分子の森を注意深く見比べ、クロルプロマジンに最も似ているものを指差した。「化合物G22355」と書かれた分子である。

クーンは二〇～三〇人の精神病患者にG22355を投与したが、クロルプロマジンほど劇的な症状の軽減は見られなかった。もちろん、どの薬理学研究者も知っていることだが、試験的化合物に失敗はつきものである。大半の市販薬は、何万、いや何十万という化合物を試し、ふるい落とした後、ようやく見つけたものなのである。最も常識的な次のステップは、ガイギーの図に描かれた新しい化合物を指差し、改めて試験をすることだった。しかし、クーンは非常に奇妙な決定を下した。この決定が何百万人もの生活に影響をおよぼすことになる。

史上初の抗精神病薬は、大手製薬会社の系統立った研究計画によって見つかったのではなかった。たった一人の医師が、手術ショックの試験薬に対して抱いた直感に従ったところ、まったく偶然に見つかったのである。そして今、たった一人の精神科医が、クロルプロマジンの類似薬探しという、自分に課せられた仕事を無視することにし、ある病気に関する密かな直感に従った。その病気とは、クーンが統合失調症より気にかけていた、うつ病だった。

精神医学の草創期にさえ、統合失調症とうつ病はほぼ例外なく、異なる状態――狂気とメランコリア――だと考えられてきた。何と言っても、精神病の特にひどい症状は認知面にあり、うつ病は感情面にあったからである。ガイギーがクーンに試験を依頼したとき、精神病患者の幻覚を弱める薬品群が、うつ病患者の気分を高めもすると考える根拠は一切なかった。しかしクーンには、うつ病の性質について独自の確固たる考えがあった。

「うつ病の人は、親に対する隠れた怒りに苦しんでいる」という精神分析の一般的な説明をクーンは認めず、うつ病を精神療法で治すべきだとは思っていなかった。逆に、うつ病の原因は特定不能な何らかの神経の機能不全だという、生物学的精神医学者と同じ考えをもっていた。しかし、クーンはうつ病に広く使われていた「生物学的」な治療法、睡眠療法を嫌っていた。睡眠療法はうつ病の症状に照準を定めているのではなく、化学物質の強引な力で患者の意識を丸ごとノックダウンすると思ったからである。同僚に向けて、「アヘン療法を改善すべきだと、何度、思ったことだろう。でも、どのように改善すればよいのか?」と書いている。

ガイギーに断りなく、クーンは重いうつ病を抱える三人の患者にG22355を投与した。二、三日経っても、患者は改善の兆しを示さなかった。モルヒネやクロラールのような鎮静剤も、クロルプロマジンも、投与から数時間または早ければ数分でしばしば強烈な効き目を示すため、それとは対照的だった。しかし、彼自身にしかわからない理由で、クーンはG22355を患者に投与しつづけた。すると治療開始から六日目の、一九五六年一月一八日の朝、ポーラという女性患者がまったく違う気分で目を覚ました。

看護師は、ポーラが普段より元気で、珍しく口数が多く、社交的だと報告した。クーンが診察すると、ふさぎ込みが著しく改善していたうえに、初めて、ポーラの口から将来への楽観的な言葉が聞かれた。ブリッジゲームを最初から最後までやりきったラボリの最初の患者、ジャック・Lに引けをとらぬ衝撃的な瞬間だった。ポーラから数日遅れで、ほかの二人の患者も驚くほどの回復の兆しを示しはじめた。クーンはガイギーの許可なく行った試験について、「患者は、疲労感が薄れ、重苦しい感覚が軽減し、抑制が弱まり、気分が改善しました」とガイギーに書き送った。

意外にも、ガイギーはクーンの発見に一片の興味も示さなかった。うつ病に対する斬新な未知の治療法ではなく、クロルプロマジンと張り合える抗精神病薬を見つけることに固執していたのである。そこで、クーンを完全に無視し、ガイギーは取り急ぎG22355をほかの精神科医に送り、うつ病に効く可能性にはまったく触れずに、統合失調症患者のみに試用するよう指示した。翌年、ローマでの精神薬理学会議にクーンが出席し、うつ病の薬としてG22355を研究したいと再び願い出たときも、ガイギーの幹部はやはり拒否した。クーンの孤独な発見は医学史のゴミ箱行きになるかに見えた。

クーンはほかの研究者の興味を引こうとしたが、みな肩をすくめるだけだった。ベルリンで開かれた科学会議で

G22355に関する論文を発表したときも、出席者はわずか一〇人ほどというありさまだった。世界初のうつ病の効果的な薬物療法を説明したにもかかわらず、発表終了後、質問一つ出ない。聴衆の一人だった、アメリカの精神科医で敬虔なカトリック信者のフランク・エイドは、後年、「クーンの言葉はイエスの言葉のように、地位ある人たちには理解されなかった。あれが気分障害の治療に革命を起こす薬の発表だなんて、あの部屋の誰が理解していただろう」と私に語った。

しかし、ラボリの薬のときと同じく、ここでまた運命のいたずら——まぐれそのもの——が起きる。ガイギーの有力な株主で取引相手でもあるロバート・ベーリンガーが、クーンが気分障害に詳しいことを知っており、うつ病の妻のために助言を求めてきたのである。クーンは間髪をいれず、G22355を勧め、あなたが株をおもちの会社はこの薬の開発をしようとしないんですよ、と指摘することを忘れなかった。ベーリンガーの妻が一週間この試験的化合物を服用したところ、抑うつ気分が晴れた。喜んだベーリンガーは、この薬を抗うつ薬として開発するよう、ガイギーの幹部に圧力をかけはじめる。このような有力な取引相手から圧力を受けて（ベーリンガー自身も製薬会社を保有していた）、ガイギーは方針転換し、うつ病患者に対するG22355の正式な臨床試験を開始して、最終的にこの化合物を**イミプラミン**と名づける。

一九五八年、ガイギーはイミプラミンを発売した。イミプラミンは三環系抗うつ薬と呼ばれる新たな薬品群の第一号になった。三環系と名づけられたのは、化合物の分子構造が、三つの分子の輪を結合させた形だからである（薬の名称が生理学的機序ではなく化学的構造に由来しているときは、まず間違いなく、作用の仕組みが判明していない証拠である。別の種類の抗うつ薬は、選択的セロトニン再取り込み阻害薬——ＳＳＲＩ——と呼ばれる。言うまでもないが、薬の効果が現れるのは、ニューロンに神経伝達物質セロトニンの再取り込みをさせないからであることが、後でわかったのである）。クロルプロマジンとは異なり、イミプラミンはすぐに世界的な成功をおさめ、ヨーロッパでもアメリカでも同じように精神科医に受け入れられた。ほかの製薬会社もすぐに三環系抗うつ薬を大量に発売したが、いずれもイミプラミンの類似薬だった。

クロルプロマジンとイミプラミンが精神科医療に与えた影響の大きさは、言葉では表現できない。アメリカでのソラジン発売から一〇年もしないうちに、精神医学全体がすっかり様変わりした。三大疾患のうちの二つ、統合失調症とうつ病が、「完全に治療不能」から「ほぼ対処可能」へと再分類された。あとは躁うつ病という、人類にとって最後の精神的災厄だけが、治療法と希望を欠いたまま取り残されていた。

オーストラリアの奇跡

驚異的な薬の偶然の発見がヨーロッパで起きていたとき、医学界の片隅で、無名の医師が自らの興味の対象を静かに研究していた。躁病の治療法である。ジョン・ケイドはもともと精神科医としての教育を受けたが、第二次世界大戦中はオーストラリア陸軍で外科医を務めた。しかし一九四二年に、シンガポールを占領しようとしていた日本軍に捕らえられ、チャンギ刑務所に監禁される。ここで、ほかの捕虜の多くが、戦闘のトラウマとともに起こりがちな取り乱した行動を示す姿を見た。震えたり、金切り声を上げたり、上の空で独り言をつぶやいたりしたのである。ケイドは、戦争が引き起こす症状と、躁病の症状が似て見えることに衝撃を受け、捕虜が示す躁のような行動の原因は、ストレスによって身体から分泌される毒素なのではないか、という仮説を立てた。もしかしたら、このような医学的な考察のおかげで、狭苦しくじめじめした監房での蒸し暑い夜に耐えられたのかもしれない。

やがてケイドは解放され、終戦後はメルボルンのバンドゥーラ復員者専用精神科病院で、躁病毒素説を追究する。実験方法は単純明快で、やや粗削りだった。躁病患者の尿を、モルモットの腹部に注入したのである。尿に含まれる尿酸は、人間の体内で自然に発生する代謝産物である。過剰な尿酸は痛風の原因となるが、ケイドは、尿酸が脳に蓄積した場合、躁病の原因にもなるのではないかと推測した。ケイドの記録によると、人間の尿を腹いっぱい注入されたモルモットは、「動きが増え、奇妙な行動」を示したという。躁に似たこの行動を、ケイドは毒素説を裏づける証拠だと解釈したが、どのような生物も、ほかの生物の尿を腹部に注入されたら、奇妙な行動を示すだろう。

次のステップとしてケイドが考えたのは、躁を引き起こすと思われる、尿酸を中和する化合物を見つけることだった。尿酸は水に溶けないため（だから痛風患者の体内に蓄積する）、躁病患者から採った尿に薬品を加えることにした。その薬品が尿酸を溶かせば、モルモット（と、おそらく躁病患者）が尿酸を排出しやすくなり、躁が軽減するという理屈である。

ここで少し立ち止まって、ケイドの実験をより広い視野からとらえてみよう。アンリ・ラボリは、手術ショックの（おおむね誤っていた）説を追究していたとき、史上初の抗精神病薬をまったくの偶然から見つけた。ローランド・クーンは何の論理的な理由もなく、精神病に効く化合物が、抑うつ気分の改善にさらに適していないかどうかを突き止めようと決め、史上初の抗うつ薬を生み出した。以上の例から明らかなのは、このような大発見をもたらした過程が、理性的なものではなく、むしろ直感と偶然に導かれたものだったということである。そして、代謝毒素は躁病と何ら関係がない。つまり、ジョン・ケイドは、尿酸を溶かす適切な溶媒を見つければ躁病を治せるという、完全に誤った仮説を追究していたのだった。

ケイドが選んだ溶媒は、尿酸を溶かすことがわかっている、炭酸リチウムという化合物だった。まず、モルモットに「躁病の尿」を注射し、その後、炭酸リチウムを注射する。うれしいことに、それまで「躁病」だったモルモットが、間もなくおとなしくなった。ケイドはこれを、毒素説のさらなる裏づけだと解釈した。モルモットは尿酸をうまく排出できたから、おとなしくなったのではないか？　しかし残念ながら、尿酸を溶かすほかの物質で実験しても、鎮静効果は現れなかった。徐々にわかってきたのは、モルモットの行動が落ち着いたのは尿酸が溶けていったからではなく、リチウムそのものに特別な作用があるということだった。

ケイドは科学者らしく、躁病毒素説を放棄した。データがそれを裏づけていなかったからである。かわりに、精神疾患の治療法として炭酸リチウムを開発することに全霊を傾けた。ただし、なぜ炭酸リチウムが活動過多の動物を静かにさせるのかは、見当もつかなかった。一九四九年、ケイドは躁病、精神病、うつ病と診断された患者に、リチウムの小規模な試験を行う。その結果、躁病患者の激しい行動に、まさに驚くべき効果が現れた。あまりにも強い鎮静効果が見られたため、ケイドは「躁病はリチウムの生理的欠乏から起きる」という新たな仮説を思いついたほどである。結局、ケイドの第二の説も最初の説と同じく短命に終わるが、治療法自体は違う運命をたどった。リチウムはすばらしい薬であることがわかり、現在、双極性障害を治療するための第一選択薬として世界中で使われている。双極性障害は、治療せずにいると――リチウム発見前はまったく治療されなかった――脳に大きなダメージをもたらすとともに、フィリップ・ピネルの友人が早死にしたことからわかる通り、命に関わる場合もある。双極性障害の犠牲者の中には、『ワシントン・ポスト』紙の発行人として有名な、フィリップ・グレアムもいる。躁うつ病のため、チェスナットロッジ精神科病院で精神分析的治療を受けていたグレアムは、一九六三年八月三日、短い外出許可の間に田舎の別荘に行き、猟銃で自殺した。遺された妻、キャサリン・グレアムは、夫を救えなかった精神医学を決して許さなかった。悲しいことに、フィリップ・グレアムが亡くなったとき、リチウムはすでに入手可能だった。ただ、アメリカでは一九七〇年まで使用が承認されていない。

適量のリチウムを投与されると、双極性障害による気分の激しい変動が均《なら》され、普通の生活を送れるようになる。今日にいたるまで、リチウムは最も効果的な気分安定薬（双極性障害を治療するための薬品群に与えられた名称）の座を守っているが、現在はほかの気分安定薬も利用できる。

一五〇年にわたる暗中模索を経て、精神医学は一九六〇年までに、三つの重い精神疾患すべてに対して信頼性の高い治療法を手にしていた。クロルプロマジンとイミプラミンとリチウムが、それより前に登場した鎮静剤や精神安定薬と大きく違っていた点は、あたかも錠と鍵のような関係で、精神症状を狙い撃ちすることだった。鎮静剤と精神安定薬は、精神障害の有無にかかわらず、誰にでも同様の明らかな精神的変化をもたらすが、抗精神病薬や抗うつ薬や気分安定薬は、健康な人にはあまり効果を示さずに、病気の症状を軽減した。さらに好都合だったのは、バルビツール剤やアヘン剤と違い、嗜癖を引き起こさず、多幸感も生まないことだった。つまり、新しい薬は、医療を求める健康人にはそれほど魅力がなく、精神疾患を抱える人には習慣性をもたなかったのである。

ただし、習慣性がないからこそ、多くの患者は症状がおさまると、服用を続ける必要性を感じなくなった。特に、用量を注意深く調節しない限り、クロルプロマジンとイミプラミンとリチウムはさまざまな不快な副作用を引き起こしたため、なおさら飲む気を失せさせた。それでも、大半の患者（とその家族）にとっては、慢性の苦しい症状が嘘のように楽になることのほうが、副作用よりもはるかに大きな意味をもっていた。

私は各種の精神薬理薬特有の効果を、じかに体験したことがある。医学部の薬理学の授業で、教員が学期中にいくつかの薬を飲む課題を出した。一週間に一回のペースで飲んでいく。毎週金曜日、小さいコップに入った液体を手渡され、それを飲む。私たちはそれから一時間にわたって感じた効果を書き、どの薬かを推測する。選択肢は知らされていたが――アルコール、アンフェタミン〔中枢神経を興奮させる薬〕、鎮静剤のセコナール、バリウム、ソラジン、抗うつ薬のトフラニール、そして偽薬――答えはすべての薬を飲み終わるまで明かされなかった。私は結果に衝撃を受けた。ソラジン以外、すべて間違えたのである。抗精神病薬のソラジンを飲んだとき、私の頭は疲労感を覚え、ぼんやりした。ものを考えるには大変な努力が必要で、周囲のものすべてに無関心になった。のちにレジデントになったときリチウムを飲んでみたが、のどの渇きが強まり、その一方で尿意を覚えた以外は、これといって感じることはなかった。

精神科薬の驚くべき効果によって、精神医学の根本的性質が変わりはじめ、専門分野としての地位も高まりはじめた。医学界ののけ者が、ついに薬を**手に入れた**おかげで、医学界に戻れたのである。一九六三年、ケネディ大統領は議会に対する演説の中で、精神保健のありようの変化を認めた。「近年、新薬の取得や開発によって、精神疾患患者のほとんどが、居住する地域内で速やかに有効な治療を受け、社会復帰できるようになっています。このような飛躍的進歩のおかげで、巨大で陰うつな精神科病院に長期あるいは無期限に閉じ込められることが昔話になりました」。

当然ながら、精神医学の変化は精神科医も変えた。

精神薬理学の先駆者

医学部に進む前、オハイオ州オックスフォードのマイアミ大学で学んでいた時代に、私は外科医、産科医、循環器専門医、放射線科医、神経科医、そしてときには精神科医になった自分を、さまざまな折に想像した。最初はジークムント・フロイトの著作を通じて、心の医学と、人体で最も魅力的な器官を綿密な分析で解き明かす可能性を知った。しかし、それとはまるで異なる種類の出会いが、生物学と化学と神経回路を通じて脳を理解する可能性を教えてくれた。この本の執筆中にわかったことだが、ロバート・スピッツァーと私は、この職業に進む途上で同じ経験をしていた。若い頃、ＬＳＤを試したのである。

幻覚作用のある薬を使うことは、六〇年代に成人した者には通過儀礼のようなものだったが、ＬＳＤの使用に対する私の取り組み方はかなり変わっていたと思う。一九六八年、大学三年生のとき――ビートルズがサイケ調の映画『イエロー・サブマリン』を公開した年で、ニューヨーク州ベセルでウッドストック・フェスティバルが開催される前年――幻覚剤を試そうと決めた。ヒッピーの最新の「麻薬《ハプニング》」に飛びつくことはしなかった。もともと用心深いたちなので、巷で広く使われていた気晴らしのための薬、つまりマリファナと興奮剤と鎮静剤と幻覚剤を体系的に検討し、それぞれのメリットとデメリットを比較した。普通は新車でも買うときにするやり方である。私は世界に対する理解を広げることと、自分という謎を解明することを（もしかしたら壮大すぎる）目標に定めた。そして、幻覚剤によるスリリングな体験を詳しく綴った、カウンターカルチャーの刺激的な本――『宗教的経験の諸相』『知覚の扉』『ドン・ファンの教え』など――を何冊か読んだ末に、ようやく自分が探していた薬が見つかったと思えた。幻覚剤の王者、リゼルグ酸ジエチルアミド（ＬＳＤ）である。

交際相手のナンシーと一緒にトリップすることにし、この一大イベントを私らしく隅々まで入念に計画した。ＬＳＤは四角い吸い取り紙に染み込ませてあった。ブロッター・アシッドと呼ばれるものである。ナンシーと私は二枚ずつ飲み込み（約一〇〇マイクログラム）、暖かい春の日の午後に、キャンパスへと向かった。一五分もしないうちに、うずくような感覚を全身に覚えた。最初は腹部から、やがて身体中にみなぎっていった。間もなく、視覚、聴覚、触覚が変化し、強まってきた。草木がより鮮やかに見え、その緑は目が覚めるほど強烈だった。自分の両手にも目を見張った。万華鏡のような模様を放射していて、その模様はピントが合ったりぼけたりしていた。二人で横切る野原の雑音は、うっとりするようなアルペジオになった。

その後、決めていた行き先の一つであるキャンパス付近の教会に着き、二人で信者席に腰を下ろした。目がくらむようなステンドグラスや、信じがたいほどの祭壇の美しさに息をのんだ。そのときまで、ＬＳＤの効果は主に知覚面に現れていたが、今度はそれよりはるかに強烈で圧倒的な新体験が訪れた。実は、精神病患者と接するときよく思い出すのは、ＬＳＤ体験の中でもこの部分である。教会の宗教的な装飾を見つめていると、まるで神からじかに秘密と意図を伝えられているかのように、非常に強いスピリチュアルな意識に満たされた。さまざまな洞察が奔流のように意識に降りてきて、魂にまで染み込んでいくように思え、その深遠さに震えた。すると、この啓示的な白日夢のさなかに、どこからともなく「そして、誰も永遠に知ることはないだろう」と囁く声が聞こえた。私にとって、この言葉は、ここにこそ**本当の真実**があるという意味に思えた。人類の大部分が一度も訪れることのない、意識の密かな隙間。たとえ訪れたとしても、この貴重な遭遇を記憶しておくことはできない。私はナンシーを見た。私と同じ、心の高揚する超越的な体験に浸っていると思ったのである。「このスピリチュアルなつながりを保つために、ここの礼拝に通いはじめよう！」と私が叫ぶと、ナンシーは怒ったように私を見て、「でも、あなた、ユダヤ人じゃない！」と言い返した。

後でわかったことだが、私たちの体験は完全に異なり、信じがたいほどかけ離れている部分も多々あった。私の心が天の知恵という形而上学の領域へ舞い上がっていた横で、ナンシーはトリップ中の大半の時間を、父親との関係の考察に費やしていた。父親は監督教会派のＷＡＳＰ（アングロサクソン系白人新教徒）で、その祖先はメイフラワー号でアメリカにやってきた。ユダヤ人の彼氏がいると知ったら、父親は何と言うだろうかと、不安な気持ちで思案していたのである。

しかし、最も落胆したのは、自分が書いたメモを取り出したときだった。薬が切れてから、この深遠な宇宙の英知を味わい直すときのために、トリップ中に天啓を書き留めておいたのである。しかし、その乱雑な走り書きに目を通してみると、それは退屈で陳腐——「愛こそが本質だ」——か、笑えるほどナンセンス——「木の葉は緑色の雲だ」——かのどちらかだった。それ以降、サスやレインなどの反精神医学活動家が語る「統合失調症患者の経験」を見聞きするたび、自分の「偉大な考え」の記録を思い出した。薬によるものであれ、精神疾患によるものであれ、ある人が宇宙との遭遇を経験していると**信じて**いても、本当にそうだとは限らない。

しかし、あのトリップ以来ずっと生きつづけ、今も感謝している洞察が一つだけある。LSDによる白日夢は朝の光とともに消えてしまったが、これほどわずかな量の薬——塩一粒よりはるかに少ない、五〇～一〇〇マイクログラム——が、知覚と感情にあれほど大きな影響をおよぼせるとは驚きだった。LSDが私の認知をあれだけ劇的に変えられるなら、脳の化学的な状態はほかの薬理学的処置の影響も——治療につながるような影響も——受けやすいに違いないと思った。アメリカ精神医学がまだフロイトの支配下にあった時代に、私はLSDの実験のおかげで、精神病理について精神力動以外の考え方ができるようになった。精神病理を、脳細胞の螺旋の中で起きる、具体的で生化学的な現象としてとらえられたのである。

クロルプロマジンとイミプラミンとリチウムが現れる前は、重い精神疾患になった人はほぼ例外なく、生涯にわたる不幸を宣告され、家族は大変な恥辱を味わった。それだけではない。当時有力だった精神医学の理論は、子どもの育て方が悪かったと親を責めたり、「治療への抵抗」があるとして患者自身を責めたりした。しかし、精神薬理薬が広く普及したことで、精神分析の基本的教義が真っ向から問われることになった。もし、うつ病の原因が親への怒りを内面に向けたことであり、精神病の原因が子どもに多くを要求して混乱させる母親であり、躁病の原因がいまだ解決されていない幼児期の誇大感であるのなら、小さい錠剤を飲み込むことで症状がなくなるのは、なぜなのか？

精神科薬は、精神分析家が精神疾患について教わった内容すべてを揺るがせただけでなく、精神分析家の生計そのものまで危うくした。意地を張らずに新しい薬を処方した精神分析家もいたが、そのような人は、薬は精神療法を試してみても効果がなかったときだけ使う、最後の手段だとみなした。しかし私は、同世代の多くの精神科医——やはり幻覚剤の試用者が少なくなかった——と同じく、**精神薬理学者**、つまり共感的な薬の処方者という、精神科医の思いがけない新たな役割を受け入れるようになった。

第一世代の精神薬理学者はみな、訓練の段階で精神分析の伝統を教え込まれていたが、フロイトの教えに疑念を抱いている場合も多かった。当然のごとく、若い精神科医ほど新しい精神科薬をすんなり受け入れた。一九六〇年代の精神科では、新しい薬を使えという圧力が、まだ訓練中だったレジデントからかけられることが多かった。それから徐々に薬が臨床精神医学に浸透しはじめ、薬物療法を喜んで支持する精神科医が一般的になっていった。

精神薬理学者が増えたことで、生物学的精神医学者の数は、ヴィルヘルム・グリージンガーの最盛期以降で最多となった。他科の医師は、精神薬理学者の登場を喜んだ。話が通じ、自信をもって精神科患者を紹介できる、医学志向の精神科医がようやく現れたからである。しかし、精神分析家からすると、群れから離れた精神薬理学者は異端者もしくはそれ以下だった。精神分析の失敗から生まれた、哀れな存在。自分自身の葛藤を克服できなかった人間。その葛藤のために、フロイトの優れた教えに反抗し、薬が患者を治せるという妄想に神経症のように固執する者、と思われたのである。

押しが強く、ずけずけとものを言う精神薬理学者は、精神疾患に対する急進的な新見解を表明しただけでなく、禁断の振る舞いも示した。正統派の精神分析家は、自分には知らないことがないかのような、偉そうな口調でしゃべったり、淡々と静かに話を聞いたりしたが、精神薬理学者はそのような計算された仕草をまねようとしなかった。そうではなく、病気の証拠を得るための活発で双方向的な議論を患者と交わし、共感を示すどころか、安心させようとさえ努めた。ときには、四五〜五〇分という規定の時間ではなく、三〇分、二〇分、あるいは一五分間の診察を行うこともあった。また、脈拍や血圧を測ったり、副作用を調べたり、単に挨拶として握手をしたりするために、患者に触れるという大罪さえ犯した。このような初期の異端者つまり先駆者の中には、ハーバード大学のジョナサン・コール、メリーランド大学のフランク・エイド、ニューヨーク大学のサム・ガーション、コロンビア大学のドナルド・クラインなどがいたが、最も悪名高い背教者がネイサン・クラインだった。

第一世代の精神薬理学者の最大の成功と問題点を最もわかりやすく示しているのが、クラインのたどった道かもしれない。ネイサン・クラインが一九四三年にニューヨーク大学医学部を卒業したとき、精神医学という分野は、精神分析理論によって干からびた科学の不毛地帯だった。しかしクラインは、科学もどきに見えた治療法を行うことに知的な面で満足できず、早くから薬物療法を模索しはじめる。当初、精神薬理学者を志す人間に入手できた化合物は、各種の鎮静剤と精神安定薬のみだったため、素直にそれを研究した。しかし、有効な薬がないことに痺れを切らし、研究範囲をほかの医学領域まで広げる。インドの精神安定薬だった蛇草（インドジャボク）を使うことに興味をもち（ガンディーが使っていたことは有名である）、クラインはレセルピンと呼ばれる蛇草の抽出物を、一九五〇年代前半、統合失調症患者に試験的に用いた。当初の結果は有望だったものの、クロルプロマジンの出現によって、たちまち価値を失った。

クラインは精神に作用するほかの新たな化合物を調べはじめた。そしてついに一九五九年、結核治療薬として使われていた、イプロニアジドに関する一連の革新的研究論文を発表し、抗うつ薬としての有効性を証明する。クラインの研究によって、イミプラミンと異なる薬理をもつ、まったく新しい種類の抗うつ薬が誕生した。モノアミン酸化酵素阻害薬である（このときは、科学者が脳内での薬の作用を解明したわけである）。この発見で、クラインは科学界の頂点へと上りつめる。権威あるラスカー賞を二回も受賞した唯一の科学者という、類のない栄誉を手にしたのである。

五〇年代後半と六〇年代には、膨大な量の新たな精神科薬がアメリカ食品医薬品局（ＦＤＡ）に承認されはじめ、クラインはニューヨークで行っていた診療の場で一つひとつを熱心に試した。当時、マンハッタンの精神科医の大半は、終わりのないフロイト流の会話療法に注力していたが、クラインは最新の薬を、多くの場合、独創的な組み合わせで積極的に処方し、会話療法の時間と回数と頻度を大幅に減らした。

一九六〇年、『ライフ』誌はクラインを「精神疾患に対する新たな薬物療法の草分け」と評した。クラインは医学界全体から称賛され、一流の科学協会のメンバーに選ばれた。クラインほど、ニューヨーク州の精神科病院患者の脱施設化に貢献した人間はおそらくいないだろう。ネルソン・ロックフェラー知事は、クラインが行っていた精神薬理学研究の劇的な結果に後押しされて、投薬による地域精神保健ケアという構想を得た。この取り組みは、一九六三年のケネディ大統領による地域精神保健法の導入と、ぴったり噛み合うものだった。著名人や政治家がクラインに治療を求め、メディアもたびたびクラインをほめたたえた。このようにクラインが時の人になったことは、薬がどれだけ精神医学と精神保健を変える力をもっていたかを示していたが、それと同時に、精神医学の急速な医薬化に伴う危険性もあらわにした。

一九七七年、アメリカ国立精神保健研究所（ＮＩＭＨ）がフロリダ州で開催した精神薬理学の会議で、私は、精神科医として絶頂期にあったネイサン・クラインに初めて会った。二年目の精神科レジデントだった私は、新たな抗精神病薬の研究結果を発表するために、キー・ビスケインにあるソネスタホテルへ、指導医によって派遣されていた。

およそ三〇〇人の出席者の内訳は、大学の研究者と、アメリカ国立衛生研究所の科学者と、製薬会社の社員だった。一日目の夜、砂浜を見下ろすプール脇のテラスで、カクテルパーティーが催された。人垣に近づいていくと、そこには忘れられない光景があった。テラスの一角では、会議に出席する騒々しい集団が、ショートパンツや水着やＴシャツ姿でぺちゃくちゃしゃべっている。そして反対側には、海を一望できる寝椅子に横たわったネイサン・クラインがいた。真っ白い南国風のレジャー・スーツをまとった姿は貫禄たっぷりで、周囲にお付きの者たちを侍《はべ》らせている。片手にトロピカルドリンクをもち、もう片方の手で取り巻きに指示を出し、まるで王が臣民に謁見を賜っているような風情だった。

この会議の直前に、私は『アーカイブス・オブ・ジェネラル・サイカイアトリー』誌に掲載された、クラインの研究に関する報告を読んでいた。ベータエンドルフィンという新たな化合物を統合失調症患者に投与したところ、劇的な結果が出たという内容だった。既知の抗精神病薬はすべてクロルプロマジンの化学的変種だったが、ベータエンドルフィンは人体が自然に分泌するペプチドで、まったく異なる化合物だったため、これは驚くべき発見だった。新

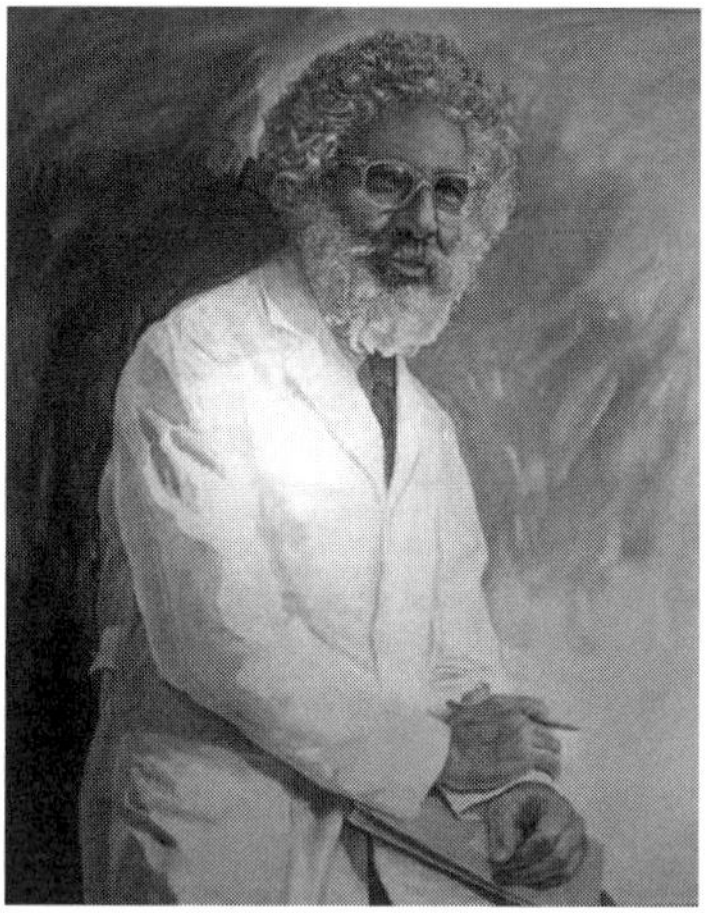

ネイサン・クライン（1916-1983）。異彩を放った精神薬理学の先駆者。（デイヴィッド・ラスカによるクライン医師の肖像画／Courtesy of Dr. Eugene Laska and the Nathan S. Kline Institute for Psychiatric Research, Orangeburg, NY ; photograph courtesy of Koon-Sea Hui, MPhil, PhD）

種の抗うつ薬（モノアミン酸化酵素阻害薬）の発見に次いで、今度は新種の抗精神病薬を発見したようだった。

私はおずおずと歩み寄り、自己紹介した。そして、クラインの知識をより深く理解するだけでなく、自分の知識でクラインを感心させるためにも、研究についていくつか質問をした。最初、クラインは挨拶しながら警戒心を示していたが、私がクラインを心から崇拝していることがわかると、打ち解けて、熱心に質問に答えてくれた。最後には、質問に対する感謝の言葉をいかめしい口調で述べた。

後でわかったことだが、実はクラインは名声を馳せながらも、科学界のちょっとした鼻つまみになっていた。現代風に言えば、「落ち目になって」いたのである。あのような尊大な態度では同業者から煙たがられることに、私はフロリダの会議で気づくべきだったが、若いレジデントだったため、世間知らずなうえに、有名人を見て舞い上がってしまった。その後間もなく、クラインが犯した医師の行動規範への違反行為を目の当たりにすることになる。

マンハッタンのセント・ビンセント病院でレジデントを続けていたとき、私は、ニューヨークの多くの精神科医が「クライン体験」と呼んでいた現象に遭遇しはじめた。クラインの患者が、救急室や外来診察室に現れはじめ、精神科入院病棟にも入るようになったのである。どの人も、クラインが行った危険で、ときには不注意な診療の犠牲者だった。向精神薬の複雑な併用による重い副作用、あるいは突然の服用中止の影響に苦しんでいたのである。うつ病、双極性障害、統合失調症、不安障害を治療するとき、大部分の精神科医が処方していた薬は一種類か二種類で、せいぜいまれに三種類を出す程度だった。しかし、クラインは五種類以上の薬を最も強力な形で――多くの場合、高用量で――併用するという、無茶な処方をたびたび行った。そのうち、私はカルテに書かれた薬のリストを見ただけで、それがクラインの患者かどうかを当てられるほどになった。精神に作用する薬を、あのように魔女のごとく配合して処方する自信、あるいは無謀さをもつ者など、ほかにいなかった。

結局、クラインの名誉を失墜させたのは、患者の死でも、大規模な医療過誤訴訟でもなかった。確かに、そのようなことが起きてもおかしくなかったが、転落のきっかけは、フロリダで私が恐る恐る謁見を求める理由となった、まさにあの研究だったのである。クラインは施設内審査委員会に研究の計画書を提出しておらず、承認を得ていなかった。人間の被験者に医学研究を行うときの倫理的、法的な義務を果たしていなかったわけである。そればかりか、精神に作用する試験的化合物を投与していた患者から、適切なインフォームド・コンセントもとっていなかった。科学的快挙を再び成し遂げたい（そしておそらくノーベル賞を獲得したい）あまり、新種の精神薬理薬候補を、ほかのどの研究者よりも早く発表しようと焦ったらしい。

アメリカ食品医薬品局（ＦＤＡ）がクラインを調査し、一九八二年、クラインは二度と薬の研究を行わない旨の連邦裁判所の同意判決に署名させられた。クラインを出世させたのも、キャリアを不名誉な形で終焉させたのも、精神作用薬だった。一年後、クラインは大動脈瘤から生じた合併症のため、手術台の上で息を引き取った。

クラインの行きすぎた行為があったとはいえ、精神薬理学の誕生は、精神医学をよい方向へと決定的に変化させた。重い精神疾患に苦しむ人たちが、症状の軽減や真の回復を望めるようになったのである。しかし、自らを再定義しようともがいていたこの分野に、不協和音を生みもした。メディアもこの危機に気づき、現れつつあったイデオロギー上の分裂を白日のもとにさらした。一九五五年、クロルプロマジンが精神保健のありようを一新した後、『タイム』

誌が次のように報じた。「象牙の塔の批判者（主に精神分析家）によれば、赤れんがの建物の実利主義者——州立病院——は、患者の『根底にある精神病理』まで達していない、だから治癒はあり得ないという。このような医師たちは、患者が社会から引きこもった原因が、近親姦の衝動をめぐる無意識の葛藤か、それとも五歳のとき弟の貯金箱から小銭をくすねたことの葛藤なのかを知りたがる。赤れんがの世界には、これが伝統的な教養への固執に見える」。

しかし、精神薬理学者が象牙の塔の精神分析家から永久に優位を奪う前に、最後にもう一つ革命が起きる必要があった。

III
生まれ変わった精神医学

20 世紀末に起きた知識面での重要な出来事が一つあるとしたら、それは精神医学の生物学的なアプローチ——精神疾患は遺伝子の影響を受けた、脳の化学的状態の障害だという見方——が世を席巻したことである。それまでの 100 年近く、精神医学史を支配していたフロイトの見解は、最後まで残っていた冬の雪のように消えてなくなろうとしている。

エドワード・ショーター〔医学史研究者〕

7 孤立から脱して——脳革命

ここに、片手でもてる一・四キロほどのゼリー状の塊があり、
それは星間空間の広大さを考えることができる。
無限の意味も考えられるし、
無限の意味を考えている自分自身のことも考えられる。
——ヴィラヤヌル・ラマチャンドラン〔神経科医〕

地を這《は》ったり、泥の海の中をこそこそ動き回ったりする臆病な生きものも、
みんな脳をもっているんだ！
——『オズの魔法使い』

脳さえあったなら

『オズの魔法使い』に登場するかかしは、脳がほしいと切望する。しかし、魔法使いはかかしに、脳ならもうあるじゃないかと言って驚かせる。かかしはただ、そのことに気づいていないだけだった。二〇世紀の一〇〇年近くの間、精神医学も同じだったかもしれない。脳が欠如していたのである。精神医学は、表向きには思考や感情の異常を扱う医学分野だったが、一九八〇年代まで、思考と感情の**器官**には関心を向けなかった。

ただし、脳をおろそかにしてきたのは精神科医だけではない。頭の中にある、このピンク色の物質に対する関心

の度合いは、長い間、その重要性とあまりにもかけ離れていた。特に、身体器官の王座を争っている心臓と比べると、軽視されすぎていた感が強い。私たちは結婚や恋愛をするとき、相手に**心**《ハート》を捧げるのであって、決して脳ではない。誰かに振られたとき、私たちは**心**が張り裂けるのであって、**脳**は張り裂けない。寛大な人は**大きな心**の持ち主とか、**心根の優しい**人とか、**心の美しい**人などと言われるが、**脳の美しい**人とは言われない。聖書さえ、「心の限りに、あなたの神である主を愛せよ」と、心臓に精神性を授けている。

　しかし、心臓は単に美化されたポンプにすぎない。唯一の機能は、収縮と拡張を――平均寿命において二〇億回――延々と繰り返し、全身に血液を送り出すことである。それに引き換え、人間の脳はほかのどの器官より桁外れに複雑な、とてつもないスーパーコンピューターである。受胎三週間後に、想像できないほど小さな神経管として誕生し、驚異的な速さで成長して、しわの寄ったパン生地のような約一・四キロの塊になるが、その中では一〇〇〇億個のニューロンが、三〇兆個の結合部を通じて情報を伝達している。脳は私たちの心拍や体温や食欲を制御しながら、同時に、私たちにメロディーを歌わせたり、彫像を作らせたり、ソフトウェアのコードを書かせたり、脳そのものに関する長い論文を執筆させたりする。心臓と脳を比較することは、子ども向けの人形の家とニューヨークの街を比較するようなものである。

　脳を詳しく調べたい研究者を悩ませつづけてきた問題の一つは、この神秘的な超高性能の機械が、頭蓋という頑強な器に入っていることである。つい最近まで、思考と感情の中枢である脳を実際に**詳しく見る**方法と言えば、きわめて侵襲的な処置を行うか、死んだ脳を解剖時に切り刻むしかなかった。そのため、科学的に見える最初の脳の学説は、脳をじかに覗く必要のない、非常に巧妙な（しかし完全に誤った）方法に基づいていた。その学説とは**骨相学**である。

　ドイツの医師、フランツ・ヨーゼフ・ガルが一八〇九年に編み出した骨相学は、「脳の各部位が個々の機能を制御している」という考えを起点としていた。ある部位は食欲を、別の部位は性欲を、また別の部位は怒りを司っているという具合である。後年、神経科学者が確認するように、この考えはおおむね正しかった。実際に、特定の精神機能が脳の特定の部位に局在していたのである。しかし、次の二つの仮説は当たっていなかった。ある人が特定の精神機能から生じた極端な行動、たとえば過剰な性欲を示した場合、（一）性欲を制御する脳の部位が拡大していて、（二）その拡大した部位の外側の頭蓋も拡大しているはずだ、というものである。つまり、頭部のさまざまな凹凸の相対的な大きさを測定すれば、その人の真の心理的状態がわかるとガルは主張したのである。骨相学は世界初の粗削りな脳機能マッピングの試みだと言えるかもしれない。

ガルは、受刑者、入院患者、収容施設の精神錯乱者の頭蓋の形を入念に観察し、世間を驚かせるような「発見」を数多く報告した。完全に正気を失っている人の頭部は、頭蓋の後部近くにくぼみがあり、ガルはこれを自己制御の機能低下を示していると解釈した。若い窃盗犯は耳のすぐ上に出っ張りがあった。このような頭蓋の形と行動の相関関係なるものには、すべて一片の根拠もないことが判明した。現在では、性格と頭の形には何の関係もないことがわかっている。

骨相学は人間の行動について何ら有用な予測ができなかったため、一九世紀半ばには完全に支持を失っていた。ヴィルヘルム・グリージンガーが、精神疾患は「神経と脳の病気」だと宣言したのと、ほぼ同じ時期である。

それから一世紀経った一九四〇年代後半と五〇年代に、脳に注目した最初の精神科医の一団が、アメリカ精神医学に現れはじめる。人数としてはフロイト派に遠くおよばないものの、生物学的精神医学会などの団体のメンバーが、脳に焦点を定めたドイツの先達の研究を復活させた。しかし、その活動内容は死後の標本の調査に留まらない。血液、脳脊髄液、尿といった、生きている患者の体液からも手がかりを探した。新世代の生物学的精神医学者は、このような有機的な液体の中に財宝、つまり精神疾患の生物学的指標が見つかると考えたのである。

ジョン・ケイドが躁病の原因を体内で代謝される毒素だと考えたように、生物学的精神医学者も、精神疾患の原因は身体が誤って分泌する何らかの病原性の有機化合物で、それは検体検査によって発見できるのではないかという仮説を立てた。この仮説のヒントになったのは、フェニルケトン尿症という代謝性疾患である。遺伝子の突然変異によって、肝臓が必須アミノ酸のフェニルアラニンを代謝できなくなり、この代謝異常が、**フェニルケトン**という物質を蓄積させる。フェニルケトンが過剰になると脳の発達が妨げられ、知的障害と行動上の問題が起きる。このように、フェニルケトンはフェニルケトン尿症の生物学的指標となる。患者の血液か尿にこの化合物が見つかったら、患者がこの病気である可能性を示している。なぜなら、この病気でない人には、フェニルケトンがごく少量しかないからである。

一九六〇年代半ば、生物学的精神医学者はクロマトグラフィーという新手法により、精神疾患患者と健康な人の尿を比較することで、生物学的指標を探しはじめた。クロマトグラフィーでは、化学物質に反応する特別な紙を使う。この紙は、接触した化合物に応じて異なる色に変化する。健康な人の尿を一滴、一枚の紙片に垂らし、病気の人の尿を一滴、別の紙片に垂らして両方の色を比較すると、尿の化学的成分の種類とその量の違いを確認できる。そして、この違いは、病気の生化学的な副産物を反映している可能性がある。

一九六八年、生物学的精神医学者によるクロマトグラフィー研究の努力が報われ、画期的な成果が出た。統合失調症患者の尿が、健康な人の尿には見られない色を示すことを、カリフォルニア大学サンフランシスコ校の研究者たちが発見したのである。それは「薄紫のしみ」だった。さらに、ほかの研究者グループが統合失調症患者の尿に、別の「ピンクのしみ」があることを発見すると、生物学的精神医学者の興奮はいやがうえにも高まった。このとき、多くの人が精神医学は新時代に突入しようとしていると考えた。紙片の上に排尿するよう患者に指示さえすれば、あらゆる種類の精神疾患が識別できるようになると思ったのである。

残念ながら、尿によって盛り上がったこの楽観論は長続きしなかった。ほかの科学者がこの驚くべき発見を再現しようとしたところ、薄紫とピンクのしみについて、かなり興ざめする理由が見つかったのである。生物学的指標かと思われたものは、どうやら統合失調症自体の副産物ではなく、抗精神病薬とカフェインの副産物のようだった。クロマトグラフィー研究に参加した統合失調症患者は（非常にもっともなことだが）抗精神病薬で治療されていたし、精神科病棟ではほかにすることがあまりないため、コーヒーやお茶を多く飲む傾向があった。言い換えると、この尿検査は、統合失調症の薬とカフェイン入り飲料の摂取者を見つけ出すことによって、統合失調症を検出していたのだった。

結局、一九六〇年代と七〇年代の生物学的指標探しは、有益な成果を一つも残せなかったが、少なくともその背後には、精神疾患の原因は生理学的な機能不全だという仮説があった。性的な葛藤や、「冷蔵庫マザー」のせいにはしていなかった。やがて生物学的精神医学者は、診断のために指標を探す範囲を、体液以外にまで広げた。脳の中に目を向けたのである。しかし、脳という器官は頑丈な骨に覆われ、何層もの膜に包まれていて、損傷させる危険なしには研究できなかった。そのため、生きている脳の神秘的な力学を覗き見ることなど、望みようもなかった。

精神への扉を開け放つ

一九世紀と二〇世紀前半に行われた死体の脳の視覚的検査では、精神疾患についてわかったことはほとんどなかった。そのため精神科医は、もし精神障害に伴う神経的な徴候があったとしても、それはかすかなもので、卒中や、加齢に伴う認知症、腫瘍、外傷性脳損傷といったものから生じた確認しやすい異常より、はるかにとらえがたいに違いないと推測した。必要だったのは、脳の構造と組成と機能を知るために、頭の中を覗く方法だった。

一八九五年にヴィルヘルム・レントゲンが発見したX線は、当初、この問題を解決する待望の技術に見えた。X線は、がんや肺炎、骨折の診断に役立った。しかし、初期のX線写真で頭部を撮影したところ、頭蓋骨と脳のぼんやりした輪郭しか映らなかった。X線は頭蓋骨骨折や、穿通性脳外傷や、大きな脳腫瘍を見つけることはできたが、生物学的精神医学者にはあまり役立たなかったのである。

生きている脳の中に精神疾患の物理的証拠を見つけたければ、脳の緻密な構造を細部まで見られる画像技術か、欲を言えば脳の実際の活動がわかるような画像技術が必要だった。一九六〇年代には、これは叶わぬ夢に見えた。しかし、ついに突破口が開かれたとき、その技術開発の資金をもたらしたのはきわめて意外な人物だった。ビートルズである。

一九七〇年代前半、EMIはレコード会社を主体としていたが、小規模な電子機器部門も保有していた。そもそもEMIという名称は、Electric and Musical Industries〔直訳すれば、電気・音楽産業〕の省略形だったのである。EMIの音楽部門は、世界一の人気バンド、ビートルズの驚異的な成功によって巨額の売上を稼いでいた。ありあまるほどの現金を手にしたＥＭＩは、電子機器部門で、非常にリスクがあり経費がかかる計画に挑む決定を下した。技術者が、複数の角度から撮影したＸ線写真を合体させて、物体の三次元画像を描こうとしていたのである。そして、「抱きしめたい」と「ウィズ・ア・リトル・ヘルプ・フロム・マイ・フレンズ」の売上を使って技術的問題を克服すると、ほかのどの医用画像技術よりはるかに包括的かつ詳細な身体画像が得られる、Ｘ線撮影技術を生み出した。そのうえ、撮影方法も侵襲的ではなく、患者に身体的不快感を与えなかった。この新たな技術は、**コンピューター体軸断層撮影**と呼ばれるようになるが、ＣＴスキャンという呼び名のほうが一般的である。

ＣＴスキャンを使った最初の精神疾患の研究は、一九七六年、イギリスの精神科医イヴ・ジョンストンによって発表され、そこには驚くべき発見が含まれていた。三大精神疾患の一つに関連した脳内の物理的異常が、初めて見つかったのである。ジョンストンは、統合失調症患者の側脳室が拡大していることを突き止めた。側脳室とは、脳の奥深くにある一対の空間で、中には脳に栄養を与えたり脳を洗浄したりする脳脊髄液がある。この研究結果に、精神科医たちは息をのんだ。側脳室の拡大と言えば、アルツハイマー病のような神経変性疾患において、脳室の周囲の脳構造が萎縮しはじめたときに生じることが、すでにわかっていた。そこで自然な推論として、統合失調症患者に側脳室拡大が起きるのは、何らかの未知のプロセスで萎縮が生じているためだと、精神科医は考えた。この画期的な研究結果は、アメリカ国立精神保健研究所（ＮＩＭＨ）のアメリカ人精神科医、ダニエル・ワインバーガーによって速やかに再現された。

精神医学における最初のＣＴスキャン画像の衝撃が冷めやらぬうちに、精神障害の研究にもっと適した驚異的な脳画像技術が、また一つ登場した。磁気共鳴画像（ＭＲＩ）である。ＭＲＩは、革命的な新技術を使用していた。人体を強力な磁石の中に包み込み、磁場によって励起された、身体の有機分子が発する電波を測定するのである。ＭＲＩが脳画像の撮影に初めて使われたのは、一九八一年である。ＣＴスキャンが鍵穴から脳の異常を覗かせてくれたのだとしたら、ＭＲＩは広くドアを開け放ったと言える。ＭＲＩ技術を使うと、脳の鮮明な三次元画像をかつてないほどはっきりと描けた。しかも、調節すれば、灰白質や白質や脳脊髄液といった、異なる種類の組織を映

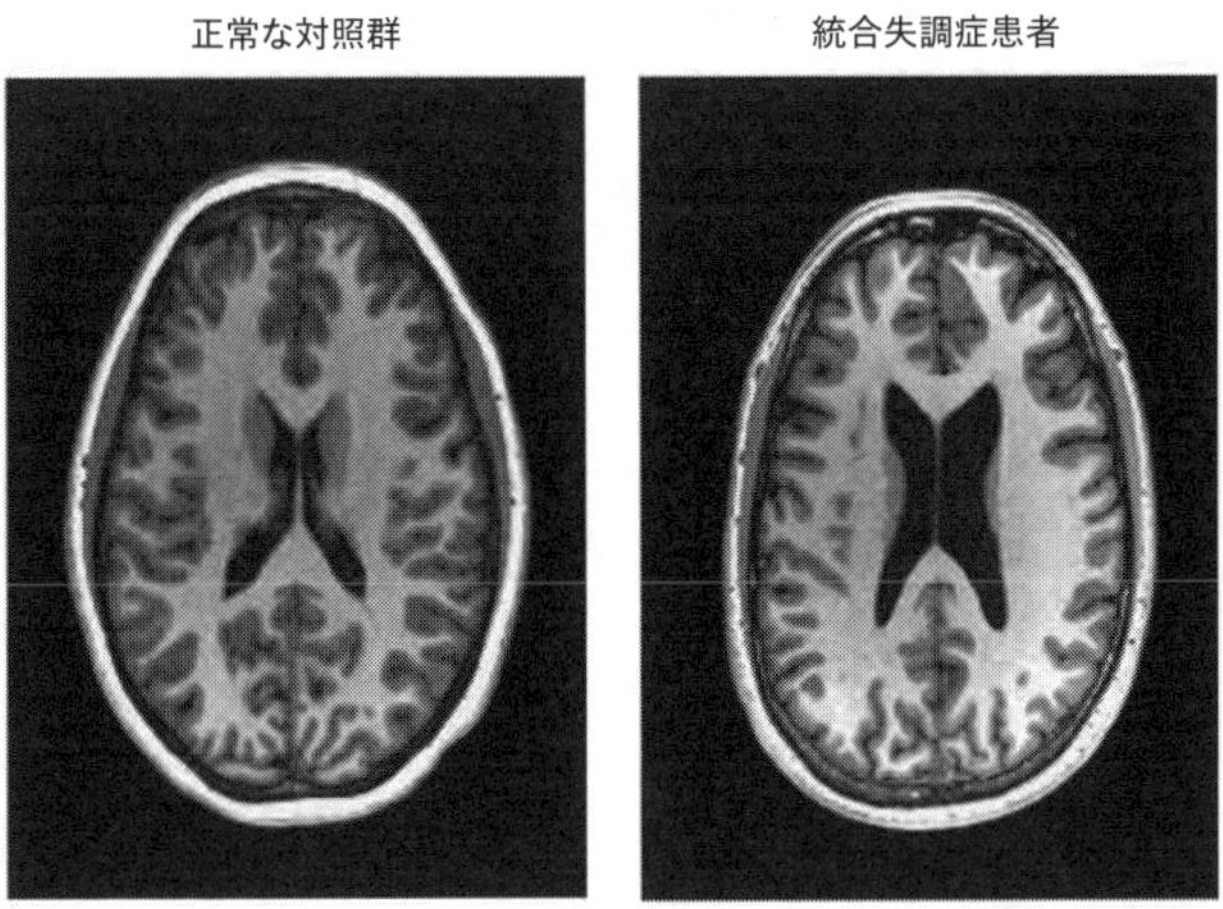

MRI 軸方向像（頭頂から見下ろした像）。向かって右が統合失調症患者で、左が健康なボランティア。側脳室は、脳の中央にある、蝶の形をした黒っぽい構造。（Courtesy of Dr. Daniel R. Weinberger, MD, National Institute of Mental Health）

し出すこともできたし、脂肪と水分の含有量を突き止めることも、脳内の血流を測定することもできた。最大の長所は、ＣＴスキャンとは違って、完全に無害であることだった。ＣＴスキャンが使用している電離放射線は、時間の経過とともに蓄積して健康上のリスクとなる恐れがある。

一九八〇年代末頃には、精神医学研究で使う主な機器が、ＣＴスキャンからＭＲＩに取ってかわっていた。八〇年代にはＭＲＩ技術の応用法がほかにも開発されている。たとえば、ＭＲスペクトロスコピー（ＭＲＳ、脳組織の化学組成を測定する）、機能的ＭＲＩ（ｆＭＲＩ、脳構造ではなく脳活動を測定する）、拡散テンソル画像（ＤＴＩ、ニューロン間で信号を伝える長索路を測定する）などである。

八〇年代に続々と登場した脳画像技術は、磁気技術だけではなかった。脳の化学的状態と代謝を測定できる、陽電子放射断層撮影（ＰＥＴ）の改良も行われた。ＭＲＩの緻密な空間分解能に比べて、ＰＥＴの画像は脳**構造**がぼんやりと映るだけだが、ＰＥＴは脳の化学的、代謝的**活動**を量的に詳しく測定できる。ブルックヘブン国立研究所で初めてＰＥＴスキャンを行った技術者、ジェームズ・ロバートソンは、精神科医が使用することを見越してか、

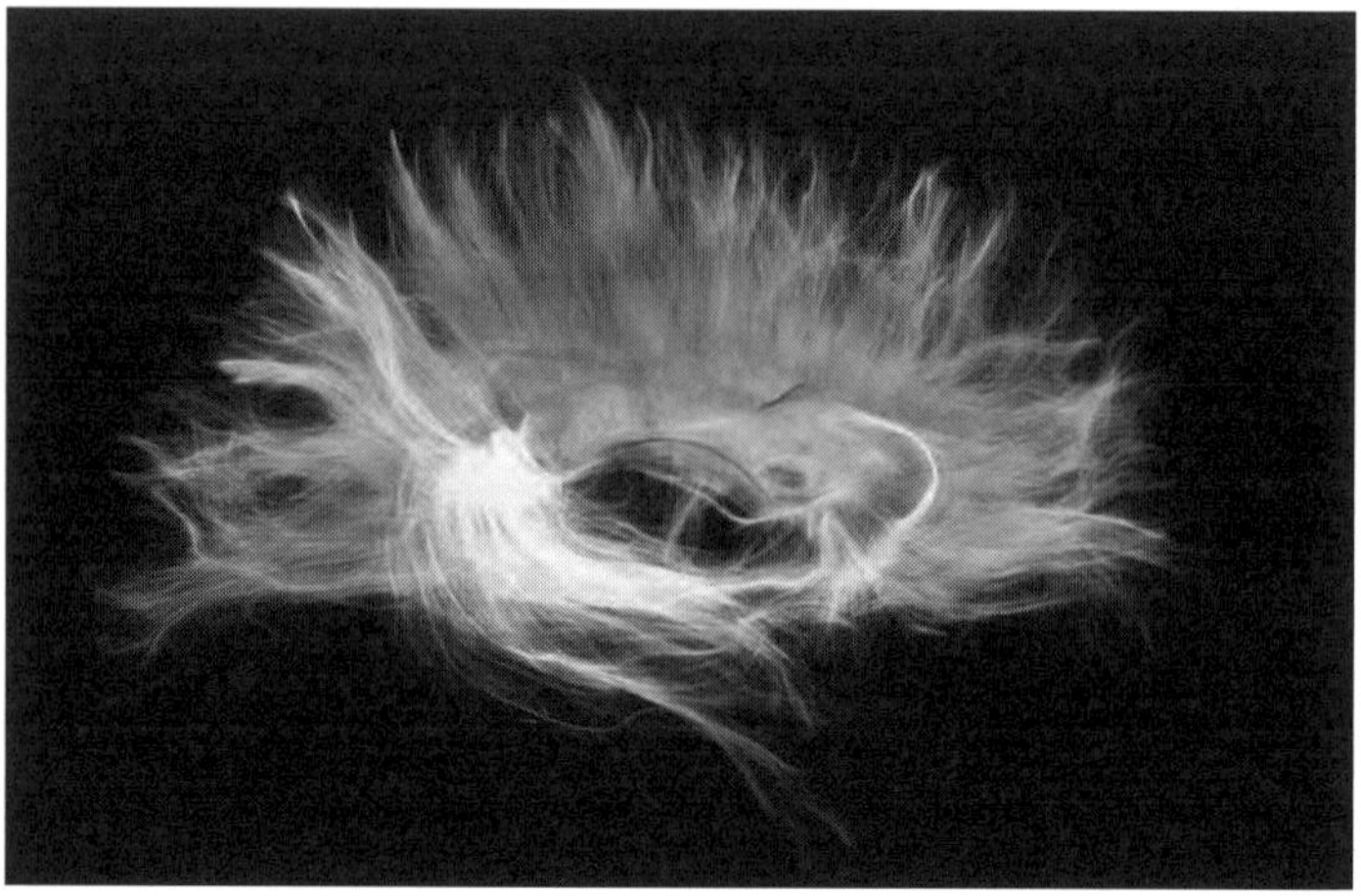

矢状面で示した、脳の拡散テンソル画像（頭部を横から見たところ。前頭部が右、後頭部が左）。脳内のニューロンを回路状に結ぶ白質線維が、灰白質の基質、脳脊髄液、血管とは別に描かれている。（Shenton et al. /*Brain Imaging and Behavior*, 2012 ; Vol. 6, issue 2 ; image by Inga Koerte and Marc Muehlmann）

ＰＥＴスキャナーに「ヘッドシュリンカー」というあだ名をつけた。

二〇世紀末には、これらのすばらしい新画像技術のおかげで、精神科医は生きている人間の脳をきわめて高い精度で調べられるようになった。一ミリ未満の空間分解能で脳構造が見られ、一〇〇〇分の一秒未満の時間分解能で脳活動を追跡でき、脳構造の化学組成を明らかにすることさえできた。しかも、患者には危険や不快感を与えない。

生物学的精神医学の旧来の夢が実現しはじめた。ＤＳＭにあるほぼすべての精神疾患の患者数十万人を調べた結果、精神疾患に関連するさまざまな脳の異常が見つかりはじめたのである。統合失調症患者の脳では、健康な脳より海馬が小さいことが、構造的ＭＲＩ研究によってわかった。また、問題解決の課題を行っているとき、前頭皮質回路での代謝が低いことが、機能的ＭＲＩ研究によって示された。海馬と前頭皮質では神経伝達物質のグルタミン酸が多いことも、ＭＲＩ研究で判明した。さらに、統合失調症患者の脳内では、注意の集中に関わる神経回路（中脳辺縁系経路）が過剰な量のドーパミンを放出し、環境に対する認知を歪めることが、ＰＥＴ研究で示された。そのうえ、統合失調症患者の脳では、疾患の経過とともに、大脳皮質の灰白質の量が徐々に減少す

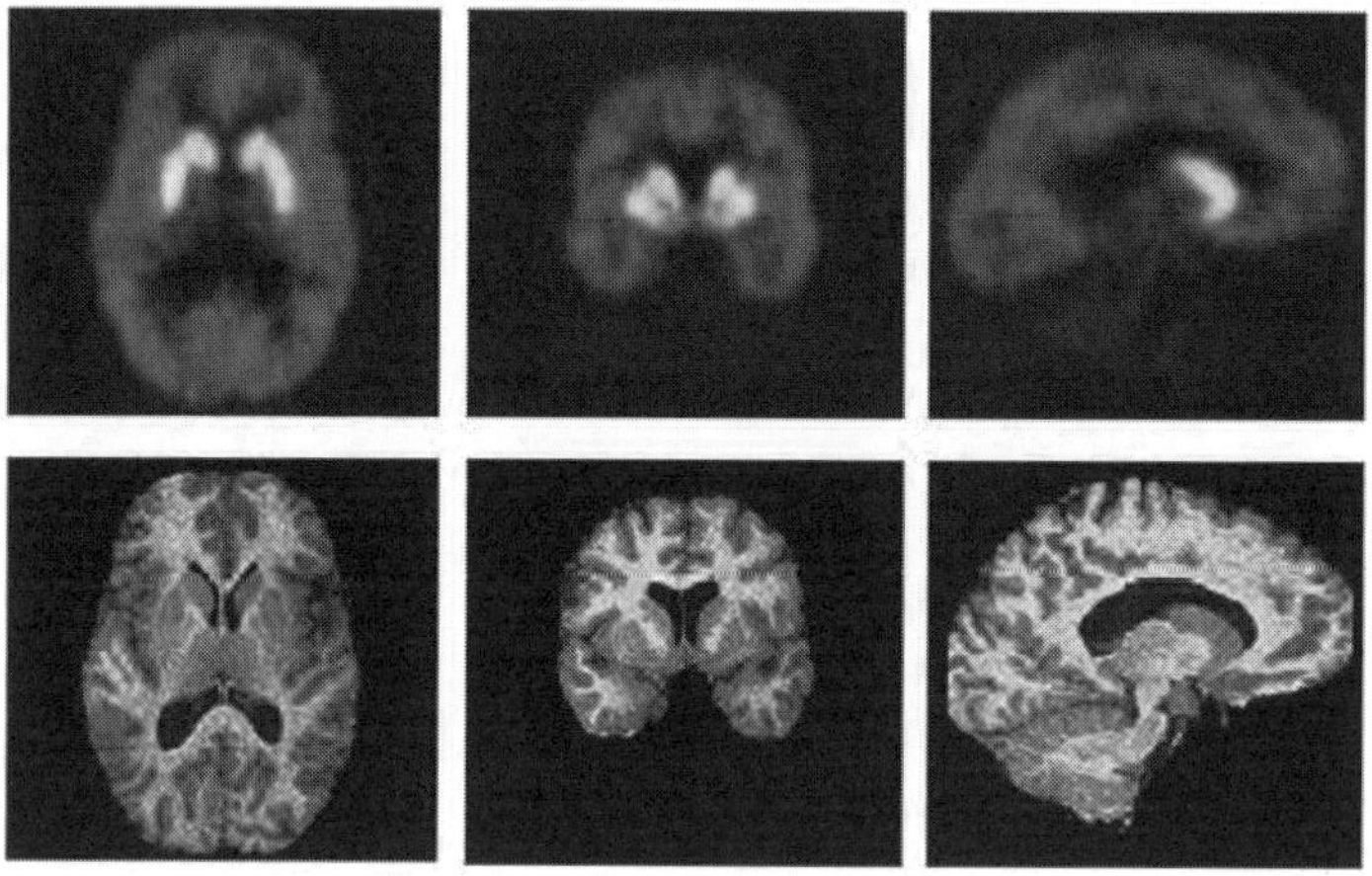

3つの面で示した、患者のPETスキャン画像（上段）とMRI画像（下段）。左列は軸断面（頭頂から見た脳）、中央列は冠状面（顔面から見た脳）、右列は矢状面（側頭から見た脳）。PETスキャンは、脳内のドーパミン受容体と結合する放射性トレーサー（生物学的染料）を映したもの。ドーパミン受容体は、脳の奥の白い構造（大脳基底核）内に集中し、その周囲の大脳皮質には、より低い密度で存在している。MRIは脳の構造を映し出し、灰白質、白質、脳室、そして脳脊髄液（黒）を内包する、くも膜下腔を際立たせている。放射性トレーサーが結合している解剖学的部位を判断するために、MRIとPETスキャンを併用する。（Abi-Dargham A. et al. /*Journal of Cerebral Blood Flow & Metabolism*, 2000 ; 20 : 225-43. Reproduced with permission）

ることもわかった。この事実は、神経のシナプスの数が減少することを表している（灰白質は、ニューロンの本体とそのシナプスを擁する脳組織。一方、白質は、ニューロン同士をつなぐ軸索――ワイヤー――からなる）。言い換えると、統合失調症患者が治療を受けなければ、脳がどんどん縮小していくのである。

ほかの精神障害についても、同じように神経に関連した新事実が明らかになった。一九九七年、エモリー大学の神経科医ヘレン・メイバーグが、ＰＥＴ画像技術を使ってうつ病患者の脳を調べ、驚くべきことを発見した。脳の前部の奥深くにある小さな構造、膝下部帯状回が、過活動状態だったのである。それだけではない。これらの患者に抗うつ薬で治療を行ったところ、膝下部帯状回の過活動が、健康な被験者と同レベルまで低下した。この発見が直接のきっかけとなり、薬物療法が効かないごく重症のうつ病患者向けに、新たな種類の治療法が生まれた。**脳深部刺激療法**（ＤＢＳ）である。この療法では、過活動を引き起こすニューロンの発火を抑えるため、脳の膝下部帯状回の部位にじかに電極を埋め込む。

画像研究によって、自殺についても非常に興味深い事実が明らかになった。自殺者の圧倒的多数は精神疾患を抱えており、最も多いのはうつ病である。しかし、うつ病患者全員が自殺に駆り立てられるわけではない。研究者は、命を絶とうと**決意する**うつ病患者の脳には、何か違いがあるのかという疑問を抱いた。その後の研究でわかったのは、脳幹の背側縫線という部分にある、特定の種類のセロトニン受容体（5－HT1A）が増えていることだった。この増加は、最初は自殺者の死後脳で確認され、その後、PET画像技術を用いて、生きている患者で確認された。

PETと機能的MRIの研究によって、不安障害の患者の脳では扁桃体が過活動状態であることも示された。扁桃体は、側頭葉の内面にあるアーモンド型の小さな構造で、出来事への感情反応において重要な役割を果たす。感情反応を誘発するような写真を不安障害の患者に見せると、患者の扁桃体は健康な人の脳に比べて過度の反応を起こす傾向があることが、研究でわかった（次章で、精神疾患における扁桃体の重要な役割をさらに説明する）。

自閉症の乳幼児の脳には、はっきりした構造的徴候があるが、それはこの疾患が確立する生後二四カ月の間に現れる。自閉症の脳では白質の発達の仕方が異なり――早くも生後六カ月で認められる異常――この現象は、特定の脳細胞同士の結合が適切に確立していないことを意味していると思われる。そのうえ、自閉症の乳幼児の大脳皮質は生後二年目に過剰に拡大する。シナプス結合の増殖を調節する仕組みが、うまく働かないことが原因かもしれない。

しかし、脳を理解するためには、ただ画像をじっと見るだけでは足りない場合もある。神経回路、細胞、分子という、微細で湿った実物に実験を行うことも必要である。ほかの医学分野のように、人間か動物で脳の生理的活動を理解しようとした精神科医は、一九〇〇年代から一九七〇年代までほとんどいなかった。そもそも、この長い停滞期には大半の精神科医が、精神疾患はつまるところ精神力動的問題か社会問題だと考えていたのである。しかし、たった一人のアメリカの精神分析家が、心を理解する鍵は脳溝にあるという結論にいたった。

ウィーンから来たもう一人の精神科医

エリック・カンデルは一九二九年、オーストリアのウィーンで生まれた。生誕地は、当時七三歳だったジークムント・フロイトの自宅からそれほど離れていない。しかし一九三九年、ナチスドイツのオーストリア併合に伴い、カンデル一家はニューヨークのブルックリンに避難し、フロイト一家はロンドンに逃れる。カンデルは子ども時代の体験に大きな影響を受けた。親切な住民たちが、街ごと、憎しみに満ちた人種差別主義集団に変貌するのを目の当たりにしたのである。そこで、同郷人をこのように変貌させた社会的要因を理解しようと、ヨーロッパの歴史と文学を学ぶつもりでハーバード大学に入った。

ハーバード時代、カンデルはアンナ・クリスという名の若い女性と交際をはじめた。ある日、アンナはカンデルを両親に紹介する。父親のアーンスト・クリスと母親のマリアン・クリスは著名な精神分析家で、アメリカに移り住む前はウィーンでフロイトの側近グループに属していた。アーンストが若きカンデルに勉強の目的を尋ねると、カンデルは、反ユダヤ主義を理解するために歴史を学んでいると答えた。それを聞いたアーンストは首を振り、人間の性質を理解したいなら、学ぶべきなのは歴史ではなく、精神分析だと説いた。

交際相手の父親に勧められ、カンデルは初めてフロイトを読んだ。目から鱗が落ちた。やがてアンナとは連絡をとらなくなったものの、その父親の影響は消えなかった。約四〇年後のノーベル賞授賞式のスピーチで、カンデルはこう振り返っている。「私は精神分析こそが、動機づけの不合理さや、無意識的記憶、意識的記憶を含む、心を理解する魅力的な新しい手法――おそらく唯一の手法――だという考えに転向させられました」。

一九五二年にハーバード大学を卒業した後、カンデルは精神分析家になろうと思い、ニューヨーク大学医学部に進む。しかし、最終学年のとき、大部分の精神分析家の卵とは異なる決意をする。もしフロイトの理論を理解したいと心から望むなら、脳を研究しなければならないと思い定めたのである。あいにく、ニューヨーク大学の教員は誰も脳を研究していなかった。そこで、大半の医学生がさまざまな臨床サービスを回る六カ月の選択期間中に、カンデルは思いきってコロンビア大学の優れた神経生物学者、ハリー・グルンドフェストの研究室のドアを叩いた。

カンデルがグルンドフェストに、ここで研究を手伝わせてもらえないかと尋ねると、グルンドフェストは、何を学びたいのかねと質問した。「自我とイドと超自我のありかを知りたいのです」とカンデルは答えた。初め、グルンドフェストは笑いをこらえるのがやっとだったが、やがて大望をもつ若い医学生に真面目なアドバイスを授けた。「脳を理解したいなら、神経細胞を一つずつ研究しなければならないよ」。

それから六カ月間、カンデルはグルンドフェストの研究室で、個々のニューロンの電気活動を記録する方法を学んだ。これは大望をもつ精神科医には、首をひねりたくなる変わった訓練だった。たとえるなら、経済学部の学生が経済理論を理解するために、イングランド銀行の紙幣の印刷方法を学ぶようなものである。しかし、微小電極とオシロスコープの使い方を徐々に修得していくにつれて、カンデルはグルンドフェストの言う通りだと考えるようになった。神経細胞を研究することこそ、人間の行動を理解する王道だったのである。

コロンビア大学の研究室を去る頃、カンデルは精神疾患の秘密が神経回路の中に潜んでいると確信していた。それでも、その秘密を理解する最良の知的枠組みは精神分析だと、依然として固く信じていた。一九六〇年には、フロイト派が支配するマサチューセッツ州精神保健センターに、精神科レジデントとして勤務しはじめ、自分自身も精神分析を受ける。そして一九六五年には、異色そのものの存在になっていた。正統な精神分析的精神科医でありながら、神経の研究手法の訓練を十分積んでいたからである。精神力動的精神医学者であると同時に、生物学的精神医学者だったわけである。このような、一見、相いれない興味をもった若い医師は、どのような道を歩むのだろうか？

カンデルは記憶を研究することにした。精神疾患についてのフロイト理論の要である神経症的葛藤は、強烈な感情を伴う経験の記憶を基盤としていたからである。記憶の働きを理解できれば、精神疾患の土台である神経症的葛藤が生まれる根本的な仕組みがわかるはずだと考えた。といっても、言語連想や夢の分析や会話療法を通じて、患者の記憶を探ったわけではない。カンデルは研究課題として、それまで精神科医が試したことのないものを選んだ。記憶の生物学的基盤を解明することである。

しかし、見通しは決して甘くなかった。一九六〇年代半ばには、記憶に関連する細胞メカニズムについて、わかっていることはほぼ皆無だった。神経科学という新分野もほとんど頼りにならなかった。まだ、統一性のある一つの学問分野にまとまっていなかったからである。どの医学部にも神経科学科は存在せず、この分野を代表する初の職能団体、北米神経科学学会は、一九六九年まで創立されない。記憶という謎めいた神経的現象を解明したければ、一人でやるしかなかった。

カンデルは、記憶の形成のからくりは、ニューロン間のシナプスの結合が変化することに違いないと推測した。しかし、シナプスの活動を人間で調べる既知の方法はまだなかった。ネズミ——一九六〇年代の行動研究でよく使われた実験動物——でシナプスを調べることを検討したが、ネズミの脳でさえ、出発点としては複雑すぎた。それよりはるかに単純な生物が必要だった。ネズミほど脳が複雑ではなく、しかもニューロンの細胞過程と分子過程を分析できるほど大きい生物。時間をかけて探した末に、カンデルは申し分のない動物を思いついた。ジャンボアメフラシ〔ウミウシの一種〕である。

この海の軟体動物は、きわめて単純な神経系をもっている。人間の脳にあるニューロンが約一〇〇〇億個なのに対し、ジャンボアメフラシにはたった二万個しかない。それと同時に、この動物のニューロンの細胞体は見やすく、解剖学的基準から言うと非常に大きい。直径が、人間では〇・一ミリであるのに対し、ジャンボアメフラシでは約一ミリもあるのである。もちろん、ウミウシの記憶は人間の記憶と大きく異なるが、カンデルは、この小さな無脊椎動物を研究すれば、あらゆる動物の記憶が形成される生理学的メカニズムがわかるのではないかと期待した。カンデルの推論の基礎にあったのは、進化論における保存という概念だった。記憶は生物学的に複雑で、しかも生存に必要不可欠であるため、ごく古い種の中で基本的な記憶の細胞メカニズムが進化したなら、おそらく同じメカニズムが、多種多様なすべての子孫のニューロンに保存されているだろう。言い換えると、記憶を符号化する細胞過程は、ウミウシでも、トカゲでも、ネズミでも、ひいては人間でも同じだろうと、カンデルは推測したのである。

カンデルはニューヨーク大学の自分の研究室でコツコツと作業を続けた。かつてイヴァン・パヴロフが、よだれを垂らすイヌに行ったのとほぼ同種の条件学習の実験を、ジャンボアメフラシに辛抱強く行ったのである。カンデルは単純な反射行動――何かが呼吸管に触れたとき、エラを引っ込めるというような行動――を研究し、これらの反射行動が経験を通じて変化させられることを発見した。たとえば、カンデルが呼吸管にそっと触れた後、尾に電気ショックを与えたところ、これまでよりはるかに強くエラを引っ込めるようになった。やがて、そっと触れただけで、エラを強く引っ込めるようになり、触れられるのは電気ショックの前触れだと理解していることが示された。つまり、ジャンボアメフラシは過去の電気ショックを**記憶していた**のである。

ジャンボアメフラシが新たな記憶を示した後、カンデルはこのぬるぬるした生物を切り開き、ニューロンを入念に調べた。記憶の生物学的徴候と考えられる、構造的変化または化学的変化を見つけるためである。人間の精神活動に関連する脳機能を研究するために、精神科医が人間以外の生物を使ったのは、おそらくこれが初めてだろう。この実験的研究の手法は科学者の間で「動物モデル」と呼ばれ、ほかの医学分野では長らく一般的に使われてきたが、大部分の精神科医は、人間特有と思われる精神状態を、動物に模倣させることはできないと考えていた。特に、原始的な無脊椎動物ではなおさらである。

ほとんどの精神科医はカンデルの研究に見向きもせず、目を留めた精神科医も、たいていは、おもしろい研究だが臨床精神医学には無関係だとみなした。ウミウシと、受動依存性の口唇性格の人、あるいは厳しい超自我をもつ強迫性障害患者との間に、どのような共通性があるというのか？　エラに空気を吹きかけられたウミウシの記憶を確認できたからといって、それが無意識の葛藤を解決することや、治療者に対する患者の転移をよりよく理解することに役立つのか？

しかし、カンデルは研究を続けた。何年もジャンボアメフラシの巨大なニューロンを研究し、ついに大きな発見を成し遂げた。以下は本人が私にしてくれた説明である。「短期記憶を作り出すとき、そして、もっとおもしろいのは短期記憶を長期記憶に変えるときだが、その瞬間に何が起きるかわかってきたんだ。短期記憶では、神経細胞間の結合の活性化に一時的な変化が起きる。構造上の変化はない。一方、長期記憶では、新たなシナプス結合の発達によって、永続的な構造上の変化が起きる。経験によってどのように脳が変化するのか、ようやくわかってきたんだよ」。カンデルが発見した、短期記憶と長期記憶の異なる生物学的メカニズムは、今もなお、現代神経科学の非常に重要な根本原則である。

カンデルは、記憶に関する革新的な研究を成し遂げたほかに、不安障害、統合失調症、嗜癖、加齢に関する私たちの理解を向上させる、一連のすばらしい発見も成し遂げた。たとえば、カンデルの研究室は、海馬における記憶形成に関わるタンパク質を作る遺伝子、RbAp48を特定した。カンデルはこの遺伝子の発現が加齢とともに減少することを発見したが、これはつまり、RbAp48の活動を維持または増加させる治療を行えば、加齢による記憶力低下を抑えられるかもしれないということである。人間の平均寿命が延びつづける中、長い老後に記憶力を保つ鍵はRbAp48にあるのかもしれない。

しかし、精神医学に対するカンデルの最大の貢献は、一つひとつの神経生物学的な発見ではなく、精神医学の方向性に与えた累積的な影響だろう。一九七〇年代に新世代の精神科医が成人し、精神薬理薬の治療効果や、生きた脳の新たな画像を目の当たりにした結果、精神疾患には精神力動以外の要因があると考えはじめた。脳は、まだ誰も開けていない、洞察と治療法の魅力的な宝庫だった。しかし、どうすれば、この不可思議な器官の謎を解けるのか？　脳自体に関する精神医学の研究結果はほとんどなく、脳の細胞メカニズムや分子メカニズムに関する研究はさらにまれだった。数少ない熱心な脳研究者は、視覚や感覚や動きといった比較的扱いやすい機能に注目しがちで、人間の行動を支える、より高度な精神機能に取り組む無謀さ（または愚かさ）をもつ研究者は皆無に等しかった。エリック・カンデルは、その稀少な研究者の第一号だったのである。

ほかの生物医学研究の分野では一般的な研究手法でも、カンデル以前には、それを使う精神医学研究者がほとんどいなかった。使う場合には、カンデルのように、他分野の科学者の研究室で訓練を受けなければならなかった。カンデルは、心の働きについての私たちの理解に影響を与える、細胞および分子レベルでの脳機能研究の方法を示した。

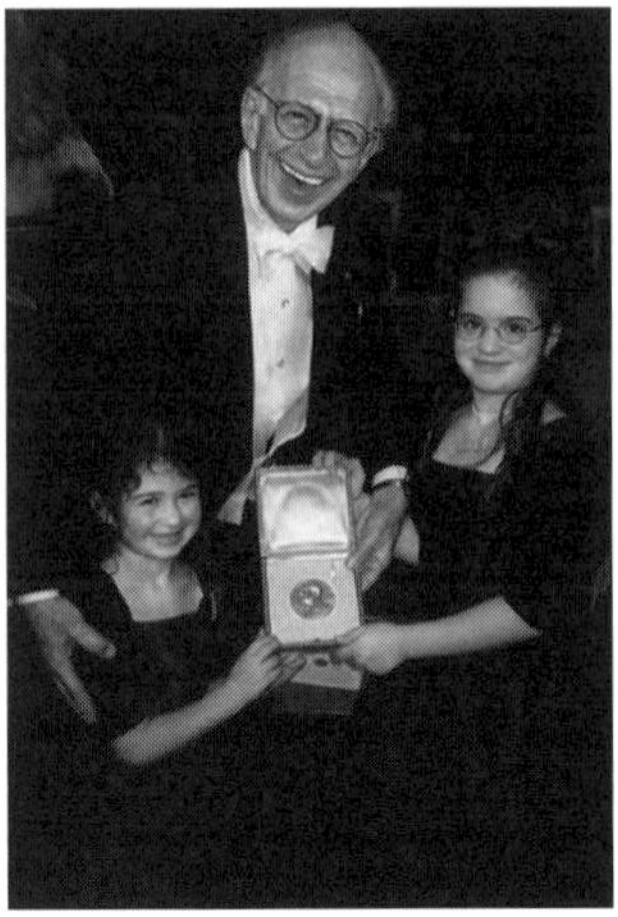

エリック・カンデルと孫。2000年12月10日、スウェーデンはストックホルムでのノーベル賞授賞式にて。(Photograph by Thomas Hökfelt, from Eric Kandel's personal collection)

七〇年代後半には、カンデルは精神医学系神経科学者にとって憧れの目標となっており、新世代の若い精神医学研究者に、脳科学を進路に組み込むきっかけを与えた。

精神科医のスティーヴン・ハイマン(元アメリカ国立精神保健研究所[NIMH]所長で、元ハーバード大学学長)とエリック・ネスラー(マウントサイナイ医科大学の神経科学科長)は、いずれもカンデルの後継者だった。一九九三年、二人は『精神医学の分子生物学』という非常に重要な書籍を出版し、精神医学に対する精神科医の見方を変えた。この書籍は、三〇年にわたるカンデルの先駆的な研究にヒントを得て、神経科学の基本的手法をどのように精神疾患研究に応用できるか、説明するものだった。

ケン・デイヴィス(マウントサイナイ医療センターの最高経営責任者)もやはり、カンデルの影響を受けた初期の精神医学系神経科学者だった。デイヴィスはアルツハイマー病のコリン作動性仮説に基づく治療法を開発し、これがドネペジルやガランタミンといった、アルツハイマー病に多く使われている薬の開発につながった。トム・インセル(元NIMH所長)はカンデルの先見性あふれる研究を見て、途中で研究分野を臨床精神医学から基礎神経科学に転換することにした。当時の状況では非常に勇気のある決断だった。

その次の世代の精神医学系神経科学者は、謎に包まれた脳の働きにさらに近づく道を切り開いた。スタンフォード大学の精神科医で、分子生物学と生物物理学の教育を受けたカール・ダイセロスは、脳の構造と機能を解明するための、型破りで革新的な手法（光遺伝学とCLARITY）を考案し、多くの人から喝采された。ダイセロスはあらゆる意味で、カンデルの業績――患者を診る臨床精神科医でありつつ、世界的な神経科学者――の継承者と言える。精神科医の中でノーベル賞の最有力候補だという意味でも、カンデルの継承者である。

記憶を探究したカンデルの長く孤独な旅は、最終的に広く称賛を浴びた。一九八三年にはラスカー基礎医学研究賞を受賞し、一九八八年にはアメリカ国家科学賞を授与される。そして二〇〇〇年には、あらゆる研究者にとって最高の栄誉であるノーベル生理学医学賞に選ばれた。現在、若い精神科医は脳研究を当然のように行っている。今では精神医学の分野でも、ほかの医学分野に劣らぬほど、MD-PhD――医師と科学者両方の訓練を受けた研究者――の存在が珍しくなくなった。また、ノーベル賞を受賞した精神科医はカンデルがわずか二人目にすぎない（一人目はマラリア療法で受賞したユリウス・ワーグナー＝ヤウレック。モニスは神経科医だった）が、道を切り開いたカンデルに続いて、三人目が出る日もそう遠くないだろう。

会話療法の改良

精神薬理学と、神経画像と、神経科学における劇的な進歩が、生物学的精神医学を強化し、脳革命を促す一方で、精神力動的精神医学も、平行するように進歩していた。一九六〇年代には、まだ精神科医の主な治療法だった会話療法に、初めて重要な前進が起きる。

二〇世紀初頭にフロイトが初めて精神療法の基本原則を確立して以来、精神分析は診察室の王者だった。何世代にもわたって、シュリンクのところへ行くという言葉から一般市民が思い浮かべたのは、患者が長椅子か安楽椅子に横たわり、一時間のセッション中、神経症を引き起こす生活上の細々した問題をすべて吐露する光景だった。ウディ・アレンの初期の映画にも、この描写はたびたび登場する。患者との接し方についてフロイトが定めた絶対的ルールは、医師はよそよそしく、人間味を表さずにいるべし、というものだった。感情や共感を示すことは禁じられていた。一九九〇年代になってもなお、精神科医は患者と距離を置き、患者から質問されたら自分から質問をし直して、話を逸らすよう教えられていた。強い匿名性をまといつづけるために、家族写真や卒業証書といった私的な表象は、一切オフィスに持ち込まれなかった。

この硬直した会話療法の流儀についに変化をもたらしたのは、ある幻滅した精神分析家だった。そもそも、精神分析に特に破壊的な異議申し立てを行った人の多くは、元フロイト派だった。たとえば、元精神分析家のロバート・スピッツァーは、一九七〇年代に精神科診断名としての神経症を削除した。やはり元精神分析家のネイサン・クラインは、一九六〇年代に精神薬理学的治療の先駆者となった。そして精神分析家のティム・ベックは、治療的変化を起こす方法はほかにもある、精神分析ではなく精神療法を用いるのだと宣言して、精神医学界の異端者となった。これは、マルティン・ルターがビッテンベルクの教会の扉に九五箇条の論題を貼りつけた瞬間〔宗教改革のはじまり〕にも似ている。

アーロン・「ティム」・ベックは、ロシア系ユダヤ人移民の息子として、一九二一年にロードアイランド州で生まれた。イェール大学医学部を卒業して精神科医になり、当時、有力だった理論を受け入れた。一九五八年、「私は、医学生兼医師の卵のニーズに特に適した概念体系が、一つあるという結論に達した。それは精神分析だ」と同僚に書き送っている。

ベックは、精神分析理論こそが精神疾患の正しい考え方だと信じきっていた。そのため、精神分析理論を科学的研究で検証できることを、懐疑的な人たちに証明したいと考えた。そこで一九五九年、「内に向けられた敵意」と言われる、精神分析におけるうつ病の学説を実証する実験を行うことにした。この学説は、うつ病の人はほかの人（多くは親）に対して怒っているが、無意識にその怒りを自分自身に向け直しているというものである。たとえば、パートナーがあなたを捨てて、もっと魅力的な男性または女性に走ったとしよう。内に向けられた敵意は、元パートナーに怒りを表出するかわりに、相手に落ち度は一つもないと言い、相手に逃げたいと思わせた自分自身に怒りを感じることである。この気持ちが悲しみと無気力という形で表れる。

内に向けられた敵意説から予測されるのは、うつ病の人は失敗すると自分に対する感情がよくなり、成功すると悪くなるということである。なぜ、このようなねじれた理屈になるのか？　うつ病の人は自分自身に怒り（「内に向けられた敵意」）を抱いているため、成功する価値などなく、自分を罰したいと思う。それで、敵意の対象（自分自身）が課題で失敗すると満足感を覚えるというのである。ベックは、被験者の成功と失敗を操れるようにカード分類検査に細工をし、検査後に被験者の自尊心を評価した。驚いたことに、結果はベックの予想とは正反対だった。うつ病の人をカード分類に成功させると、自分自身に対する感情が大いによくなり、失敗させると悪化したのである。「それ以降は、この学説が丸ごと間違っているのではないかと疑うようになった」とベックは語っている。

フロイトという目隠しが外れかけてきたところで、ベックは自分が担当するうつ病患者の認知が正確にはどのようなものか、注意深く観察しはじめた。「精神分析理論では、うつ病の人は内に向けられた敵意のために、夢の中で過剰な敵意をもっているはずだと説いていた。でも、夢の内容を調べてみると、実際には正常な人より敵意が**弱かった**」とベックは説明する。そのかわりに、うつ病患者の頭には、歪んだ考えが次々と勝手に湧いてくるらしいことに、ベックは気づいた。「自動思考」と名づけられたこれらの考えは、怒りとは無関係で、「自分自身と、自分が住む世界に関する不合理な考え」を反映していた。ある魅力的で優秀な中年女性は、自分を無能だとけなしていた。ベックは、女性がこの否定的な考え方のせいで、常に気持ちが乱れ、暗い気分になり、ついにはうつ病になったと考えた。これは精神医学のうつ病の概念を根本的に修正するものだった。うつ病を**怒り**の障害とみなすのではなく、**認知**の障害とみなしたのである。

仮にフロイトが生きていたら、うつ病の性質を再定義したというだけで、ベックを破門していてもおかしくなかった。しかし、ベックはその後、もう一つ異端の発見を成し遂げる。隠れた神経症的葛藤を患者に理解させることをやめ、かわりに、会話療法によって不合理な考えを**正し**、自滅的な認知を**変える**手助けをした結果、患者の満足感と生産性が高まったのである。さらに驚きだったのは、このような精神状態の改善が、精神分析による治療よりはるかに速いペースで起きたことだった。月または年単位ではなく、週単位で効果が出た。

この新技法の速やかな効果を初めて目にしたとき、ベックがどのように感じたか訊いてみた。「患者たちは、一〇回か一二回のセッションを受けると、すごいですね、おかげでとても楽になりました、ありがとうございます、これからは自分で対処できます、ではさようなら、と言って去っていったよ。全員、とても短期間で効果が出たので、私の患者数はゼロになってしまった。上司の学科長は私の患者がみな去っていくのを見て、『君は個人開業では成功できないね。何か別のことをやったほうがいい』と言っていたよ」。

ベックは学科長の忠告に従わず、この技法をそれまでにない精神療法の手法にまとめ上げた。患者に自らの歪んだ考えに気づかせ、その考えを問い直す方法を教えるのである。ベックはこれを認知行動療法（ＣＢＴ）と名づけた。以下は、現代の認知行動療法の治療者（Ｔ）とＡＤＨＤの患者（Ｐ）が交わした会話を短縮したものである（『成人のＡＤＨＤに対する認知行動療法』という書籍より）。患者は、自分がＡＤＨＤゆえにどのような行動をとってしまうかを心配し、仕事に必要な講習に参加するのをためらっている。

Ｔ――心肺蘇生術の講座に対して、どのような考えがありますか？

Ｐ――以前、心肺蘇生術の講座を受けたことがあるんですが、終わるまでに、注意して聞いていることが難しくなりました。私はたぶん、自分が何か間違いをしでかすんじゃないかと不安なんだと思います。特に、ほかの人とグループで作業をしているときに。

Ｔ――その不安をもっと詳しく教えてもらえますか？　具体的に、なぜそのように感じるんですか？

Ｐ――一緒に作業する相手は同僚でしょう。一緒に働き、関わり合う人たちです。その人たちの前で失敗することが心配なんでしょう。

T――もし実際にそうなった場合、どのような結果になるでしょうか？

P――私のせいで最初からやり直して、もう一度、試験を受けなければならないでしょう。クラス全体の進行を遅らせてしまいます。

T――今おっしゃったような不安、つまり、人前で間違ったり、グループの足を引っ張ったりすることが、人生で実際に起きた経験を覚えていますか？

P――どうでしょう。何度もあったわけではありません。大きな失態は避けてこられました。ある心肺蘇生術の講座で、チームでの練習中に間違ったことがあります。疲れていて、集中力がなくなっていたんです。

T――間違ったと気づいたとき、どのような考えが浮かびましたか？

P――「俺はどこかおかしい。なぜ正しくできないんだ？」と。

T――なるほど。つまり、今度の長時間の心肺蘇生術講座に抱いている不安と同じような事態が、過去にあったわけですね。間違ったと認識することは歪んだ考えではありません。このケースでは、正しい考えです。誤りを犯したわけですから。でも、自分はどこかおかしいという結論は、歪んだ考えだったように思えますね。心肺蘇生術の手順をやり直さなければならなくなったとき、チームメートはどのように反応しましたか？

P――誰も笑いはしませんでしたが、腹を立てて、私にいらだっていることが、顔に表れていました。

T――顔に表れた、いらだちの証拠というのは、どのようなものでしたか？

P――ある女性が天を仰ぎました。

T――その女性は講座終了後どのくらい、あなたの間違いのことを考えつづけたでしょうね？　家に帰って、家族に「今日の心肺蘇生術の講習で、信じられないことがあったのよ。最後の試験のとき間違った男がいたの」と言ったと思いますか？

P――（笑いながら）いいえ。たぶん、間違いのことなんて大して考えなかったでしょう。

注目してほしいのは、治療者が患者の言うことを注意深く聞き、一言一言にすぐ答えを返している点である。治療者のほうが患者より多弁でさえある。これは精神分析では大罪だった。フロイトは精神科医に、患者と距離を置き、打ち解けるなと教えた。それに反して、先のやり取りにおける治療者は、患者としっかり関わり合い、支持的であるだけでなく、会話にユーモアさえ織り込んでいる。しかし、ベックの認知行動療法と伝統的な精神分析との間には、さらに深い違いがあった。

精神分析は無意識の奥深くに隠された衝動を見つけようとしたが、ベックは覚醒意識の中でぐるぐる回っている考えに興味を向けていた。また、精神分析はつらい感情の背後にある過去の原因を明らかにしようとしたが、ベックはその人の感情と直接つながっている経験を詳しく調べた。さらに、精神分析はつまるところ悲観的で、神経症的葛藤は社会で生きる代償だとみなしたが、ベックは楽観的な見方を保ち、問題に懸命に取り組む意思が本人にあれば、神経症の傾向をなくすことができると示唆した。

認知行動療法は精神医学に活力と自由をもたらした。精神分析では、治療者の振る舞いが制限され、内容が漠然としており、期限がないため何年も続くことがあったが、認知行動療法では、治療者に対して明確に定められた指示があり、必要なセッション数が有限で、具体的な目標が設定された。ほどなく、認知行動療法の治療効果は対照実験で実証された。うつ病を治療する際の認知行動療法の効果を、偽薬および各種の精神分析と比較したのである。これによって認知行動療法は初の「科学的根拠に基づいた精神療法」——効果があることが盲検法によって証明された会話療法——となった。それ以来、不安障害、強迫性障害、ADHDを含む多くの精神障害の治療法として、認知行動療法の有効性が多数の研究で実証されている。

認知行動療法が思いがけず成功したことで、伝統的な精神分析より短期間で効果的に患者を治療することができるとわかり、科学的根拠に基づいたほかの精神療法が誕生した。一九七〇年代には、イェール大学の二人の教員が「対人関係療法」を開発する。これはうつ病患者向けの会話療法で、患者が再び気分と生活をコントロールできるように後押しするものである。一九八〇年代後半になると、境界性パーソナリティ障害の患者に対象を絞った精神療法、弁証法的行動療法が、同じ障害を抱える心理学者によって開発された。そして一九九一年には、二人の心理学者が動機づけ面接を考案した。これは嗜癖を治療するための、動機づけを引き出す精神療法の一手法である。ティム・ベックは、あえて精神分析の厳格なルールからはみ出し、神経症性うつ病の真の性質を実験で探ったおかげで、何百万もの患者の生活を改善する独特の精神療法を開発できた。それによって、厳密な科学は生物学的精神医学者だけのものではなく、精神力動的精神医学者もそれを用いて劇的な効果をもたらせると示したのである。

多すぎる遺伝子、少なすぎる遺伝子

一九八〇年代中頃には、より効果的な精神療法や、より効果的な精神薬理薬、より効果的な脳画像が精神医学で使われていた。神経科学は有力な学問分野へと急成長していた。精神科医の間では、精神疾患患者は脳に何らかの異常があるということが認められつつあった。特にそう考えられたのは、かつて施設に収容する必要があった重い精神疾患、たとえば統合失調症、双極性障害、自閉症、うつ病などの患者である。しかし、精神疾患の脳に何らかの異常があるのだとしたら、その異常はどこから来たのだろうか？　生まれつきなのか？　それとも、人生のさまざまな経験によって作り出されたのか？　答えは、誰の予想ともかけ離れたものだった。

遺伝子と精神疾患の関係に対しては、（子ども時代の経験の役割を強調していた）フロイト派も、（家族や文化的環境の役割を強調していた）社会精神医学者も興味をもたなかった。しかし、一九六〇年代前半に、医師で科学者のシーモア・ケティが、ドイツの精神科医フランツ・カルマンの研究を受け継ぎ、精神疾患の遺伝学的基盤を調べることにした。何百年も前から、精神疾患が同じ家系に生じることは知られていた。しかし、親族が共有しているものは遺伝子以外にもたくさんある。たとえば、同じまたは似通った環境に住んでいるため、経済状態や宗教、テーブルマナーなどを共有している。ケティが最初に解明しようとした疑問は、ごく単純に見えた。統合失調症の主因は、遺伝子と環境のどちらなのかという問いである。

ケティはデンマークの健康登録簿を使って、集団全体における統合失調症の割合が約一％であるのに対し、家族に統合失調症患者が一人以上いる人たちの間では、割合が一〇％であることを発見した。また、両親とも統合失調症だと、子どもが統合失調症になる確率は五〇％であることも、データからわかった。同様に、**一卵性**双生児の一方が統合失調症なら、もう一方が統合失調症になる確率はやはり五〇％だが、**二卵性**双生児の一方が統合失調症である場合、その確率はわずか一〇％でしかない。このように、統合失調症の人と共有している遺伝子が多ければ多いほど、この病気になる確率は高まるように見えたが、この相関関係は明らかに完全ではなかった。そもそも、一卵性双生児は同じ遺伝子を一〇〇％共有しているのだから、一方に「統合失調症遺伝子」があるのなら、もう一方にもあるはずだからである。

多くの批判者がこの事実を引き合いに出し、ケティの研究結果は、統合失調症の主因が環境であることの有力な証拠だと論じた。統合失調症患者が一人以上いる家族の中で発病率が高いのは、遺伝子などではなく、不健全な家庭環境のせいだというのである。ケティは統合失調症の遺伝学的基盤の問題に片をつけるため、新たな研究に着手した。出生時に養子縁組された統合失調症の人を見つけ出し、養子先の親族と生物学上の親族における統合失調症の割合を調べたのである。すると、生物学上の親族では統合失調症の割合が比較的高かったが、養子先の親族では高くなかった。また、統合失調症の母親から生まれ、養子先で育てられた子どもは、統合失調症の実母に育てられた子どもと、同じ割合で統合失調症になった。これらの研究結果が示したのは、統合失調症が少なくとも部分的には遺伝によるもので、「二重拘束をする母親」や貧困のような、環境要因のみのせいではないということだった。

ほかの精神障害についても同様の研究がすぐに行われ、精神障害の中で特に遺伝性が高いのが自閉症、統合失調症、双極性障害であり、特に低いのが恐怖症、摂食障害、パーソナリティ障害であることが示された。しかし、たとえケティらの疫学研究によって、精神疾患の素因が遺伝し得ることが証明されたように見えても、研究結果からは遺伝に関する謎がいくつか提起されていた。一つは、同じ遺伝子をもつ一卵性双生児でさえ、必ずしも同じ精神疾患になるとは限らないということである。さらに話をややこしくしたのは、統合失調症が何世代も経た後で、再びその家系に現れる場合があることだった。また、統合失調症の家族歴がまったくない人も、この病気になることがあった。これらの現象はすべて、うつ病と双極性障害にも当てはまった。

もう一つの謎は、統合失調症または自閉症の人は、恋愛をし、結婚をし、子どもをもうける確率が、精神疾患ではない人より低いにもかかわらず、集団内での両精神障害の出現率は、時間を経ても比較的一定または増加しているという事実だった。一九八〇年代に生物医学研究における遺伝学の役割が重要になってくると、精神医学者は「科学者が遺伝学的な宝探しに成功すれば、この奇妙な遺伝パターンが解明される」と確信するようになった。宝とは、特定の精神疾患を引き起こす特定の遺伝子（または遺伝子突然変異）である。

精神医学者は、まるでゴールドラッシュの地を目指す採金者のような情熱で、精神疾患遺伝子を探しはじめた。探した場所は、世界でも珍しい、地理的に孤立した集団や創始者集団〔少数の人が元の集団から離れ、隔離された状態で増えてできた集団〕――オールド・オーダー・アーミッシュ〔キリスト教の一派アーミッシュの中でも特に厳格に伝統的慣習を守る人々〕など――や、スカンディナビア、アイスランド、南アフリカの先住民族である。精神疾患遺伝子の最初の報告は、一九八八年、遺伝学者ヒュー・ガーリング率いるイギリスの科学者チームから届いた。「統合失調症の遺伝学的基盤の具体的な証拠第一号」が染色体5にあることを発見したという内容である。しかし、ガーリングが見つけた宝は偽物だった。ほかの科学者が、別の統合失調症患者のＤＮＡで、この研究結果を再現することができなかったのである。このようなどんでん返しが、これ以降、精神科遺伝学では繰り返し起きて、研究者をがっかりさせることになる。

一九九〇年代になる頃には、囊胞性線維症、ハンチントン病、レット症候群を引き起こす特定の遺伝子が発見されていたが、精神医学研究者はどの精神疾患に関わる特定の遺伝子も見つけられなかった。精神医学者は、不吉な既視感（デジャヴ）を覚えはじめる。一〇〇年以上前、当時の最先端技術（顕微鏡）を使った生物学的精神医学者は、肉眼で見える精神疾患の解剖学的基盤が**どこか**にあると確信しながら、それを見つけることができなかった。今、遺伝学でも同じことが起きようとしているのではないだろうか。

ところが、二〇〇三年に、状況を一変させる出来事が二つあった。一つは、ヒトゲノム計画が完了し、人間のDNA内にある暗号化された遺伝子セット全体の地図が作製されたことである。この直後に、驚くべき新たな遺伝学的技術が発明された。ROMA (Representational Oligonucleotide Microarray Analysis) である。ROMAが登場する前、分子遺伝学者は遺伝子を分析するのに、ある遺伝子のヌクレオチドの配列を決定したうえで、ヌクレオチドの欠損や置換(一塩基多型と呼ばれる)の有無を調べていた。それに対してROMAは、一人のゲノム全体を一度にスキャンし、特定の遺伝子のコピーの数を表にしてくれるため、その遺伝子のコピーが過剰か過少かがわかる。

コールド・スプリング・ハーバー研究所の生物学者、マイケル・ウィグラーは、がんの研究手法としてROMAを発明した。しかし、精神疾患の解明にも有用であることにすぐに気づき、遺伝学者のジョナサン・セバトの協力のもと、自閉症、統合失調症、双極性障害の患者のDNAにROMAを用いはじめた。ROMA以前、精神科遺伝学者の発する問いは「どの特定の遺伝子が精神疾患を引き起こすのか?」だったが、ROMAによって「健全な遺伝子のコピーが多すぎると(または少なすぎると)精神疾患が生じることがあるのか?」に変わった。

ウィグラーとセバトはROMAにより、精神疾患患者のDNAにあるさまざまな遺伝子を調べ、健康な人の遺伝子と比較することができた。二人が照準を定めたのは、健康な脳の機能に不可欠なタンパク質を作る遺伝子だった。たとえば、神経伝達物質の受容体の一部となるタンパク質を作る遺伝子や、神経結合の形成を導く遺伝子などである。成果はただちに現れた。精神疾患患者のDNAの中には、精神的に健康な人と同じ脳関連遺伝子があったが、患者がもっているこれらの遺伝子のコピーは、健康な人より**多い**か**少ない**ことがわかったのである。つまり、ゲノムにもゴルディロックス現象があるわけで〔ゴルディロックスとは童話の主人公で、クマの家でちょうどよい温度の粥を選んで食べたり、ちょうどよい硬さのベッドを選んで寝たりした〕、脳が健康であるためには、適切な種類の遺伝子が必要であるだけでなく、これらの遺伝子の数が「ちょうどよい」必要がある。多すぎても少なすぎてもいけないのである。

ＲＯＭＡはほかにも予期せぬ洞察をもたらした。自閉症、統合失調症、双極性障害の患者のＤＮＡにある遺伝子突然変異の大半は、各疾患に固有のものだったが、複数の精神障害に共通する遺伝子突然変異もあったのである。つまり、明らかに異なる複数の精神障害に、共通の遺伝学的要因があるということである。また、家族内での精神疾患の孤発性――数世代にわたってまったく発症しなかったり、一卵性双生児のうち一方だけに発症したりする現象――についても、考えられる原因がＲＯＭＡ研究によって浮かび上がった。特定の脳関連遺伝子は、子孫に受け継がれる（または双子の双方に現れる）かもしれないが、その遺伝子のコピーの数は異なる可能性があるということである。精子細胞や卵細胞のＤＮＡの中で、遺伝子のコピーが自然に作られたり削除されたりすることもある。たとえ双子が**同じ**種類の遺伝子を一〇〇％共有していても、その遺伝子の**コピーの数**を一〇〇％共有しているわけではない。

ウィグラーの研究結果は、自閉症やダウン症などの精神障害をもつ子どもが、比較的高年齢の男女に生まれやすい理由も示唆していた。高年齢の男女の精子細胞と卵細胞は、若い親よりも長期間、遺伝子の分裂と複製を続けているため、子どものＤＮＡに遺伝子の過剰または過少なコピーを引き渡す可能性が高くなる。なぜなら、遺伝子複製の誤りは、時間とともに蓄積するうえ、まったく新しい遺伝子を作り出す突然変異より発生しやすいからである。

脳画像、神経科学、遺伝学の新技術や、薬理学における多くの進歩と精神療法のおかげで、二一世紀の最初の一〇年間、精神医学は進歩を続けた。かつては停滞していたこの分野が、知的な活力を取り戻している徴候を数えきれないほど示したのである。

新しいタイプの精神医学

私が初めてジェンに会ったのは二〇〇五年だったが、このとき医師たちはジェンの異変の原因をはっきり特定できなかった。ジェンは裕福な家庭に生まれた二六歳の女性で、恵まれた教育を受けていた。マンハッタンの私立学校を経て、マサチューセッツ州の教養大学に入っている。その大学にいた頃、初めて問題のある行動を示すようになった。三年生のとき猜疑心と警戒心が強くなり、友達との付き合いをやめてしまった。また、気分の変動が激しくなり、ある日は気さくで陽気だったかと思うと、翌日は不安定で怒りっぽくなり、ささいなことでよく痛烈な悪態をついた。やがて、怒りっぽさと不安定さが周囲に大混乱を招くようになったため、大学側は両親に、娘を精神科に連れていってくれと懇願した。両親がそれに従い、アメリカ北東部随一の精神科施設にジェンを連れていくと、即入院となった。しかし、退院後はアフターケアの診察も受けず、処方薬の服用も怠った。何度も再発が起こり、入退院を繰り返して、再発のたびに症状は悪化した。そのうえ、入院するたびに、統合失調症、統合失調感情障害、双極性障害など、医師たちが異なる診断を下していた。

私が診察を依頼されたのは、ジェンが母親への暴力事件の後、ニューヨーク・プレスビテリアン病院コロンビア大学医療センターに連れてこられたときだった。暴力を振るった理由は、恋人と会うのを母親が阻止しようとしていると思い込んだことである。私が評価したときのジェンは、だらしない身なりをして、思考は支離滅裂に見えた。大学に行かなくなってから五年が経ち、仕事もしておらず、自宅で暮らしている。友達が恋人を横取りしようとしているという信念を何度も口にし、自分と恋人が一緒にいるためには、今すぐニューメキシコ州に逃げなければならないと説明した。

ジェンの家族と話してわかったのは、ジェンの愛する男性が、実際にはジェンにまったく気がないということだった。それどころか、相手の若い男性はジェンの母親に電話してきて、ジェンのせいで自分は困っているし、本物の彼女は脅迫を受けていると訴えた。母親がこのことを娘に説明しようとすると、ジェンは怒り出し、母親を殴り倒して、現在の入院にいたったのである。

私と話している間、ジェンは会話に身が入らず、上の空であるように見えた。これは統合失調症とよく関連づけられる態度だが、ほかの病気とも関連がある。ジェンの誤った信念は体系的な妄想ではなく、ただ単に、他者との関係に対する非現実的な見方にすぎない。また、ジェンは多様な感情を示した。その感情は強烈で常軌を逸していることも多かったが、統合失調症患者は、抑制された平板な感情を示すことのほうが多い。

入院時に下された診断は統合失調症だったが、私の臨床的な勘は、違う何かがあると告げていた。しかし、勘には証拠による裏づけがなければならない。そこで、追加情報を集めはじめた。両親にジェンの子ども時代の病歴について尋ねると、あまり収穫はなかったが、重要な事実が一つだけ判明した。母親によると、ジェンは早産で骨盤位出産（逆子）だったというのである。これだけで奇行を説明できるわけではないが、骨盤位出産や、妊娠中と分娩中のその他の外傷は、神経発達上の問題の発生増加と関連がある。外傷を伴う分娩は、乳児の脳に、酸素不足、圧迫、出血などの合併症を引き起こすことがある。しかも、ジェンと母親は血液型（Rh）が不適合だったため、ジェンは貧血状態で生まれ、即座に輸血が必要となった。その結果、ジェンのアプガー指数（小児科医が新生児に与える、総合的な身体状況を表す評点）は低く、出生時に問題があったことが示唆されたため、自宅へ帰る前の一週間、新生児集中治療室に入れられた。

私はジェンの生活や余暇の過ごし方について、本人にさらに質問をした。ジェンは短い答えを機械的に返し、質問に混乱しているように見えた。また、集中力と記憶力の乏しさも見られた。これらの著しい認知機能低下は、統合失調症患者によく生じる認知機能障害とは違っていた。統合失調症患者の場合、混乱したり忘れっぽかったりするよりも、一つのことばかり考えていたり、注意散漫だったり、想像上の刺激に気をとられていたりする。もしかしたらジェンの不安定さと奇行は、遺伝子ではなく環境によって起きたのではないかと、私は疑いはじめた。

飲酒と薬物使用についてジェンに尋ねてみると、一四歳からマリファナを、一六歳からコカインを、そして大学時代はほぼ毎日、両方を使っていたことを、最終的に打ち明けた。私の頭の中で、一つの仮説が形成されはじめた。ジェンには出生時の外傷による軽度の脳損傷があり、それが神経認知障害を引き起こしたが、思春期に大量の薬物使用によって悪化し、その結果、このような精神病に似た行動を生み出したのではないか。この診断仮説を裏づける証拠の一つは、過去にジェンに処方された抗精神病薬が、ジェンの症状にあまり効かなかったことである。

そこで、仮説の真偽を確かめるのに役立ちそうな検査をいくつか指示した。神経心理検査の結果からわかったのは、言語と動作の得点に大きな開きがあることである。統合失調症の場合、集団平均より概して低いとはいえ、言語と動作の得点は近い傾向がある。言語よりも動作の得点のほうが、脳の機能不全に影響されやすいと考えられているため、ジェンの動作の得点が言語を大幅に下回っていることは、何らかの後天性の認知障害があることをうかがわせた。MRIで明らかになったのは、側脳室と、くも膜下腔に際立って**非対称**な拡大があったことである。この非対称は精神疾患よりも、外傷または（卒中などの）血管事象と関連している場合のほうが多い（統合失調症では、脳室の拡大は比較的対称である）。また、私を補助していたソーシャルワーカーが、ジェンの両親からの情報を使って、詳しい家系図を作成してくれた。家系の中に精神疾患はまったくない。血縁の親族に見られた唯一の関連疾患は、数人のきょうだいと、いとこの物質乱用だった。

これで、ジェンの症状の原因は、発達損傷と物質の毒性だという診断に確信がもてた。過去に、統合失調症、統合失調感情障害、双極性障害という診断が下されたのも、無理はなかった。実際、ジェンは精神疾患の「表現型模写」をもっていたからである。つまり、DSMで定義されている疾患がないにもかかわらず、そのような疾患に酷似した症状を示していた。

もし、私が精神科医としての訓練を受けはじめた三〇年前に、ジェンが精神科病棟に入院していたなら、おそらく入院が長期におよんでいただろうし、ほとんど動けなくなるほど強い抗精神病薬を投与されていたはずである。あるいは、数カ月または数年にわたって精神分析療法を受けさせられ、子ども時代、そして特に母親との緊張に満ちた関係を探っていたかもしれない。

しかし、ジェンは現在の精神医学の世界で、速やかに退院し、集中的な物質乱用治療や、社会復帰のための認知療法と社会療法を受け、治療過程における症状の安定のために少量の薬を処方された。ジェンの生活の質は徐々に改善してきて、今では集中力と注意力を取り戻し、人生を変える手助けを受けたことに感謝の念を表してもいる。一人暮らしもしていないし、仕事で活躍してもいないし、結婚して子どもがいるわけでもないが、パートタイムで働き、母親と穏やかに暮らして、安定した社会的関係を築いている。

ジェンのささやかな回復――このような成功例は増えつつある――は、過去一〇年間の脳革命とさまざまな科学的進歩によって、臨床精神医学がいかに変わったかを物語っている。しかし、現代の精神医学のありようを形成するのに貢献した大発見が、もう一つだけあった。おそらく、これほど見過ごされ、過小評価されている発見はほかにないだろう。

8 兵士の心臓——心的外傷の謎

いまいましい精神科医どもに兵士を病気にされてはたまらない。
——ジョン・スミス将軍、一九四四年

軍事精神医学と精神医学の関係は、軍隊音楽と音楽の関係と同じだ。
——チェイム・シャタン医師

エアコン不安

一九七二年、私はワシントンDCのデュポンサークル付近にある、ぼろアパートに住んでいた。当時、そのあたりは治安が悪い地区だった。ある朝、生理学の授業に出るためジョージ・ワシントン大学に行こうとすると、部屋のドアを荒々しくノックする音が聞こえた。開けてみると、二人の若い男が、鋭い黒い瞳でまっすぐこちらをにらんでいる。通りをよくうろついている、このへんのごろつきだと、すぐに気づいた。

二人は一言も発さずに、私を部屋の中へ押し戻した。のっぽのほうが大きな黒い拳銃をこちらに向けて、「有り金を全部よこせ！」と怒鳴った。私の脳は、大きすぎて開けないファイルに出会ったコンピューターのごとく、完全に停止した。

男は「おい！『金はどこだ？』って言ってんだよ！」と声を張り上げ、銃口を私の額に押し当てた。

私は口ごもりながら「何もないよ」と答えたが、失敗だった。小さいほうの男が顔面にパンチを食らわせ、大きいほうが銃で耳のあたりを殴った。二人は私を乱暴に椅子に座らせ、小さいほうがポケットを探り、のっぽのほうが寝室に入ってタンスやクローゼットを漁りはじめたが、数分後、期待外れの結果に悪態をついた。テレビとステレオ、それに財布の中の三〇ドル以外、金目のものは見つからなかったのである。しかし、二人は洋服ダンスの中を調べていなかった。

一番上の引き出しの、積み重なった下着の下に、宝石箱を隠してあった。中には祖父のパテック・フィリップの腕時計が入っている。それを失うことは想像すらできなかった。亡くなる前に、祖父が初孫へのプレゼントとしてくれたもので、何よりも大切だったのである。

「ほかに何をもっていやがる？　もっとあるだろ！」と、のっぽのほうが声を張り上げ、私の顔の前で銃を振り回した。そのとき、不思議なことが起きた。激しく湧き立っていた恐怖が突然、消えたのである。心が落ち着き、意識が冴え、過覚醒状態でさえあった。時間がスローモーションになったような気がした。航空管制から整然とした指示が来たかのように、明晰な考えが頭の中に生まれた。「言われたことに従え。撃たれないためにすべきことをしろ」。どういうわけか、冷静でさえいれば、命は――もしかしたら宝石箱も――取られないだろうと思った。

「何もないよ。ほしいものは何でも持っていけばいい。でも、僕はただの学生だから何もない」と冷静に告げた。侵入者はもう一つの寝室を示しながら、「ルームメートはどうだ？」と言ってつばを吐いた。法学部の学生だったルームメートは、授業に行っていた。

「大したものはないと思うけど、全部、持っていけばいい……ほしいものは何でも」。大きいほうが私をいぶかしげに眺め、思案顔で私の肩を銃でトントンと叩いた。強盗たちは顔を見合わせ、一人が急に私の首から細い金鎖を引きちぎった後、二人でテレビとステレオとタイマー付きラジオを抱え、何食わぬ顔で玄関ドアからおもむろに出ていった。

この押し込み強盗は、それまでの人生で最も恐ろしい経験だった。読者諸氏は、私が動揺して悪夢を見たり、身の安全にこだわったりするようになったと思うかもしれない。しかし、意外にもそうはならなかった。ワシントンの警察に何の役にも立たない被害届を出した後、新しい電気製品を買い、すぐに元の生活に戻った。引っ越しもしなかったし、悪夢も見なかった。事件についてあれこれ考えることもなかったし、ふいにドアをノックする音がしたら、すぐ応対した。数カ月後、帰宅途中に通りで二人組の片割れを見たときも、たじろぎさえしなかった。実を言うと、もうあの事件の詳細をあまりよく思い出せない。同じ年に見た平凡なパニック映画『ポセイドン・アドベンチャー』の詳細と同じくらい記憶が薄れている。銃は大きくて黒かったはずだが、小型の金属リボルバーだった可能性も大いにある。若かった私には、その経験全体がある意味で刺激的に思えた。自分が勇敢にも耐え抜いた冒険という印象である。

しかしその一二年後、またもや劇的な出来事があり、今度はまったく異なる反応が現れた。その頃、私は妻と三歳の息子と、マンハッタンの高層ビルの一五階に住んでいた。一〇月に入ったため、重いエアコンを息子の寝室の窓から外し、冬が終わるまでしまっておかなければならなかった。

部屋の外に、張出し棚がねじ釘で取りつけてあり、エアコンはその上に置いてあった。私は窓の下枠からエアコンを持ち上げられるよう、エアコンの上部を押さえていた窓を引き上げた。これが大間違いだった。窓を引き上げた途端、エアコンの重さで、張出し棚が外壁から取れてしまったのである。

エアコンは、一五階下のいつも通行の多い歩道へと落下しはじめた。まるで映画のスローモーションのように、宙を舞い降りていく。突然、目の前に、私の人生が文字通り映し出された。精神医学の仕事の夢も、子育てに関する計画も、すべてこの機械の流星とともに落ちていく。私はなす術もなく、ただ「危ない!」と叫ぶことしかできなかった。門番が「なんてこった!」と叫び、大あわてで飛びすさった。エアコンが人ではなく舗道の上に落ちたのは奇跡だった。通りの両側の歩行者が、ガシャーンという大音響のほうに一斉に振り向いたが、幸い、けが人は出なかった。

私はまたもや危うい状況を免れたわけである。しかし、今度は心の奥底まで動揺した。自分があまりにも愚かだったことや、もう少しで他人を傷つけ、人生を棒に振るところだったことが頭から離れなかった。食欲を失い、睡眠にも支障を来たして、眠れたとしても、エアコンが落ちる決定的な場面の生々しい悪夢に苦しめられた。日中はずっと、その出来事について思いめぐらさずにはいられず、無限に繰り返すビデオのように頭の中で延々と同じ場面を再現して、そのたびに強烈な恐怖を再体験した。息子の部屋に入るときは窓には近づかなかった。見るだけで気持ちが乱れるからである。

それから数十年経った現在でも、あのときの恐怖と無力感は、実感として容易に思い出せる。実を言うと、椅子に座ってこの出来事について書こうとしたとき、テレビでリバティ相互保険のコマーシャルが流れた。「ヒューマン」という哀愁を帯びた曲を背景に、ポール・ジアマッティが流麗な声で人間の弱さを説明する中、一人の男性が誤ってエアコンを窓から隣家の車の上に落としてしまう。毒がなくウィットに富んだ広告だが、私はこれを見て恐ろしい記憶に縮み上がった。自分の人生が一五階下に落ちていったあの恐怖の瞬間へと、私の一部がただちに連れ戻されたのである。

これらはすべて、精神疾患の中でも特に異色で論争の多い、心的外傷後ストレス障害（ＰＴＳＤ）の典型的な症状である。ＰＴＳＤがほぼすべての精神疾患と違う理由の一つは、原因が明快ではっきりしていることである。衝撃的な経験によって起きるのである。ＤＳＭの最新版に載っている二六五の診断名は、いずれも原因に触れずに定義されているが、物質使用障害群とＰＴＳＤだけは違う。薬物嗜癖が明らかに環境の影響によって起きる――化学物質の再三の摂取が神経的変化を引き起こす――のに対し、ＰＴＳＤはある出来事への心理的反応によって起き、これが精神状態と行動に持続的な変化を生む。その出来事以前は精神的に健康そうだった人が、出来事以後は、精神的に傷を負った状態になる。

衝撃的な出来事のどの部分が、そのような強烈で持続的な影響を生むのか？　心的外傷が生じる人と生じない人がいるのは、なぜなのか？　そして、予想不可能に見えるＰＴＳＤの発症を、どう説明すればよいのか？　エアコンを落としたときはＰＴＳＤのような影響が現れ、荒っぽい押し込み強盗事件のとき現れないというのは、一見、信じがたく思える。強盗事件の際、私は暴行を受け、命が正真正銘の危険にさらされていたが、エアコン落下の際は身体的危険はまったくなかった。何らかの重大な要因が、それぞれの出来事に対する脳の処理の仕方を決定したのだろうか？

ＰＴＳＤは独特な性質と珍しい歴史をもっているため、精神疾患の中でもとりわけ興味をかき立てる。ＰＴＳＤ

の物語には、波乱に満ちた精神医学史の、これまで見てきた要素がすべて詰まっている。診断の歴史、治療の歴史、脳の発見、精神分析がおよぼした影響と精神分析の否定、そして精神科医に対する社会の態度の緩慢な変化――露骨に嘲笑していた人たちが渋々敬意を払うようになったこと――が、ここに凝縮されているのである。また、ＰＴＳＤは脳内における精神障害の発症の仕方を、まだ完全ではないにせよ、精神医学である程度、理解できた先駆的な例の一つでもある。

ＰＴＳＤの遅すぎる解明がはじまった場所は、精神科医療を行うには過酷だが、ＰＴＳＤを発症するにはうってつけの環境だった。戦場である。

そんなやつらにかかずらっている暇はない

一八六二年、全米最大級の軍事病院だったフィラデルフィアのターナーズ・レイン病院で、臨時の外科医助手ジェイコブ・メンデス・ダ・コスタが北軍兵士を治療していた。ダ・コスタにとって、こんなにも大量の死体を見たのは初めてだった。銃剣によってぱっくり開いた傷、砲火で吹き飛ばされたぼろぼろの手足。半島方面作戦〔南北戦争中、バージニア州のジェームズ川とヨーク川間の半島で戦われた、リッチモンドをめぐる戦い〕の負傷者の容態をゆっくり順番に診ながら、ダ・コスタは目に見える傷だけでなく、多くの兵士が珍しい心臓の問題、特に「急速で持続的な頻拍」――速い心拍を表す医学用語――も示しているようだと気がついた。

例として、ダ・コスタはニューヨーク第一四〇義勇兵連隊の二一歳の兵士、ウィリアム・Ｃについて描写している。この兵士は三カ月間、下痢に苦しんだ末に治療を求めてきたのだが、「動悸の発作、心臓部の痛み、夜間の呼吸困難によって心臓に注意を引きつけられていた」という。戦争が終わるまでに、これと同じ独特で異常な心臓の問題を示す兵士を四〇〇人以上診たが、その中には身体の戦傷がまったくない兵士も少なくなかった。ダ・コスタの見立ては、

「酷使によってダメージを受けた過活動の心臓」だった。そして一八六七年、観察結果をアメリカ衛生委員会の刊行物の中で報告し、この症候群らしきものを「過敏で消耗した**兵士の心臓**」と名づけた。治療法としては、入院と、心拍数を下げる薬であるジギタリス・チンキを挙げている。

ダ・コスタは、自分が発見した病気がまさか心理的なものだとは思わなかったし、南北戦争のほかの従軍医師も、兵士の心臓と、戦争の精神的ストレスを結びつけはしなかった。身体的外傷がないにもかかわらず、前線復帰を拒んだ兵士の公式記録を見ると、最も多い記載は「精神錯乱」と「郷愁」、つまりホームシックだった。

南北戦争ではおびただしい量の血が流れたが、第一次世界大戦の機械化された残虐さと比べれば、まだましなほうだった。後者では、重砲が何キロも離れた場所から大量の死をもたらした。機関銃がほんの数秒で小隊全体を殲滅《せんめつ》させた。毒ガスが皮膚にやけどを起こさせ、肺をあぶった。兵士の心臓の事例が激増し、イギリスの医師が、**シェルショック**という新たな病名を与えた。砲弾（シェル）の爆発と関係があるようだと考えたのである。

シェルショックに苦しむ兵士たちは、かつてダ・コスタが記録した頻拍を示していただけでなく、「大量の発汗、筋肉の緊張、震え、激しい腹痛、吐き気、嘔吐、下痢、大小便の失禁」のほか、ぞっとするような悪夢にも悩まされていることに医師は気づいた。ベン・シェパードによる重要な書籍『神経戦』の中で、イギリスの医師ウィリアム・リヴァーズが、フランスの戦場から救出されたシェルショックの中尉の様子を描写している。

彼は仲間の士官を探しに行き、爆発で砕け散った亡骸を見つけた。頭部と手足が胴体からもげていた。そのときから、亡くなって肉片となった友人の姿に、夜間、悩まされるようになった。眠ると、友人が出てくる悪夢を見た。実際に戦場で見たばらばらの姿をしていることもあれば、手足と顔がハンセン病に蝕まれた、さらに恐ろしい姿のこともあった。ばらばらになったか、ハンセン病に冒された夢の中の士官は、どんどんこちらに近づいてくる。そこで突然、患者は目を覚ます。汗だくになり、恐怖は極限に達している。

これ以外のシェルショックの症状は、まるで神経学的機能不全のオンパレードである。奇怪歩行、麻痺、どもり、聴覚障害、発話障害、震え、発作のようなひきつけ、幻覚、夜驚症、ひきつり。しかし、心的外傷を負った兵士に、上官は微塵も同情を示さなかった。それどころかシェルショックの兵士は、男の世界である戦争の過酷さに耐えられない、「根性なしの臆病者」として激しく非難された。上官に罰せられることも少なくなかったし、臆病さや任務放棄を理由に処刑されることもあった。

第一次世界大戦のとき、軍の医療隊に精神科医はほとんどいなかった。軍指導部は、精神医学から連想される精神的なもろさや情緒的な弱さを、兵士たちの目に触れさせたくなかったのである。軍事訓練の目的と言えば、ひとえに不死身の感覚、つまり何ものをも恐れない勇壮な心理状態を生み出すことだった。精神科医が促す感情の探究と率直な表出ほど、軍事訓練の精神的強化に反するものはない。その一方で、シェルショックも簡単に無視できるものではなかった。第一次世界大戦で従軍した全兵士の約一〇％が、心理的な障害を負ったのである。

医学文献に初めて「戦時の心的外傷」の記述が現れたのは、一九一五年の『ランセット』誌の論文だった。著者はケンブリッジ大学の二人の教授で、心理学者のチャールズ・マイヤーズと、精神科医のウィリアム・リヴァーズである。二人は論文の中で、シェルショックを説明するために、発表されたばかりのフロイトの精神分析理論を応用した。子ども時代の抑圧された記憶が、戦争の心的外傷によって抑圧を解かれ、神経症的葛藤を生み、それが意識に侵入する。神経症の原因となる記憶を追い払うには、患者が自分の経験をもっと受け入れやすく解釈できるようにする「治療者の能力」（フロイトが転移と呼んだもの）が必要だと、リヴァーズは提唱した。

オーストリアの医師たちが、**心理的な**負傷兵に対する治療ミスで起訴されたとき、フロイト自身が裁判で専門家証人となり、シェルショックは確かに本物の病気で、一般的な神経症とは異なるが、精神分析で治療することは可能だと結論を下している。ほどなく、精神科医はシェルショックの兵士に、催眠法や心のこもった励ましといった、ほかの治療法も用いはじめ、よい成果を上げたことを報告している。それでもなお、戦闘による心的外傷の性質や治療法に関しては、一致した見解がまったくなかった。

第一次世界大戦は未曾有の惨禍をもたらしたが、第二次世界大戦はそれをさらに上回る過酷さだった。空爆、大型の大砲、火炎放射器、手榴弾、閉所恐怖症を引き起こすような潜水艦、そして凶悪な地雷が、第一次世界大戦の兵器の改良と相まって、兵士の心臓をさらに頻発させるようになった。病名は、**戦闘疲労**、**戦争神経症**、**戦闘消耗**に変わっていた。

当初、軍は、戦争神経症が臆病者と心理的に弱い者にしか生じないと考えていたため、性格に欠陥があると思われる新兵を審査で落としはじめた。この基準により、一〇〇万人以上の男性が戦争神経症になりそうだという理由で、戦闘不適格とみなされた。しかし、軍の上層部はこの考え方を見直さざるを得なくなる。心理的な損耗人員の割合が、「精神的に適格」な兵士の中でもなお一〇%にのぼったからである。しかも、そのような損耗人員の中には、かつて勇敢に戦った古参兵もいた。

膨大な数の心理的な傷病兵が出た結果、軍は不本意ながらこの問題を認めざるを得なくなった。アメリカ陸軍は手の平を返すように、一般社会で注目を得つつあったシュリンクの助力を求めた。第一次世界大戦の開始時には、軍に精神科医はいなかった。第二次大戦開始時にも、人数は非常に少ない。一九三九年における陸軍医療隊員一〇〇〇人のうち、三五人のみがいわゆる神経精神科医――精神科医を指す軍の用語――だった（この名称には語弊がある。神経精神科医のほぼ全員が精神分析家で、脳の神経構造に関する知識が皆無に近かったからである）。しかし、戦争が進行し、身体は無傷ながら心理的な傷を負った兵士が増えるにつれて、軍は精神医学への態度を改める必要を認識したのだった。

神経精神科医の不足に対処するため、軍は他科の医師に集中的な精神医学の訓練を実施しはじめた。この訓練は、軍医総監局が一九四三年一〇月に送った書簡――「戦闘地域での神経精神科医療の現状に対する早期の認識と対応」――で正式に認められているが、アメリカ軍が現役兵士の「精神的健康」の重要性を公式に認めたのは、おそらくこれが初めてだろう。「神経精神科医の不足のため、すべての軍医は、兵士の身体的健康だけでなく、精神的健康に対する責務にも注意を向けられたい」。

開戦時、軍医総監局にあった部門は、内科と外科の二つだった。しかし、戦場の精神科医がさらに必要になったため、新部門が追加された。神経精神科である。新部門の初代責任者はウィリアム・C・メニンガーだった。メニンガーは、ほどなく『メディカル二〇三』――DSM－Iの前身――の作成を任せられただけでなく、准将の階級をもつ初の精神科医にもなった。一九四三年には、他科の医師六〇〇人が神経精神医学の訓練を受け、四〇〇人の神経精神科医が直接、陸軍に採用された。神経精神医学の訓練を受けたか、神経精神科を専門としていた陸軍医は、終戦時には二四〇〇人を数えることになる。心的外傷の医師という新たな役割が、精神科医に作り出されたのである。

メニンガーの『メディカル二〇三』には、「戦闘消耗」という診断名について詳しく記載されている。ただし、これを単一の病気とみなしてはおらず、「ヒステリー性神経症」「不安神経症」「反応性抑うつ神経症」など、戦時ストレスから生じ得るさまざまな神経症に分類している。一九四五年には、国防総省が、各種の戦闘消耗を軍医に教えるための五〇分の映画を製作した。精神分析的な考え方が目立つ内容だが、この病気に対して驚くほど進歩的な態度をとっている。映画の中で、ずらりと並んだ半信半疑の軍医たちが、戦闘消耗という病気が実際にあるのかどうかを疑う場面がある。一人が、「私たちは本当に撃たれた兵士を診るのです。そんなやつらにかかずらっている暇はありませんよ」と言い放つ。別の医師が、「精神的に参るなんて、その兵士は最初から不適格者だったに違いない」と主張する。その後、教官が、どれほど勇敢な百戦錬磨の兵士でも戦闘消耗になり得ると根気強く説明し、この病気は榴散弾《りゅうさん》による傷と同様、実際に存在して、人間を衰弱させるものなのだと力説する。

このような考え方は、軍にとって一八〇度の方針転換だった。第一次世界大戦中には想像すらできなかっただろう。当時、欧米諸国の軍は精神医学と関わりたがらず、シェルショックの兵士は性格に欠陥があるとみなされていた。それでも、依然として戦闘消耗という概念を嘲り、兵士の心臓など単なる臆病風だと考えつづける士官も多かった。よく知られた話だが、一九四三年のシチリア島上陸作戦の際、ジョージ・パットン将軍は後送病院の傷病兵を見舞い、うつろな目をした、外傷のなさそうな兵士を見つけた。そして、「どこが悪いのかね」と尋ねた。

「戦闘消耗です」と兵士が小声で答えた。

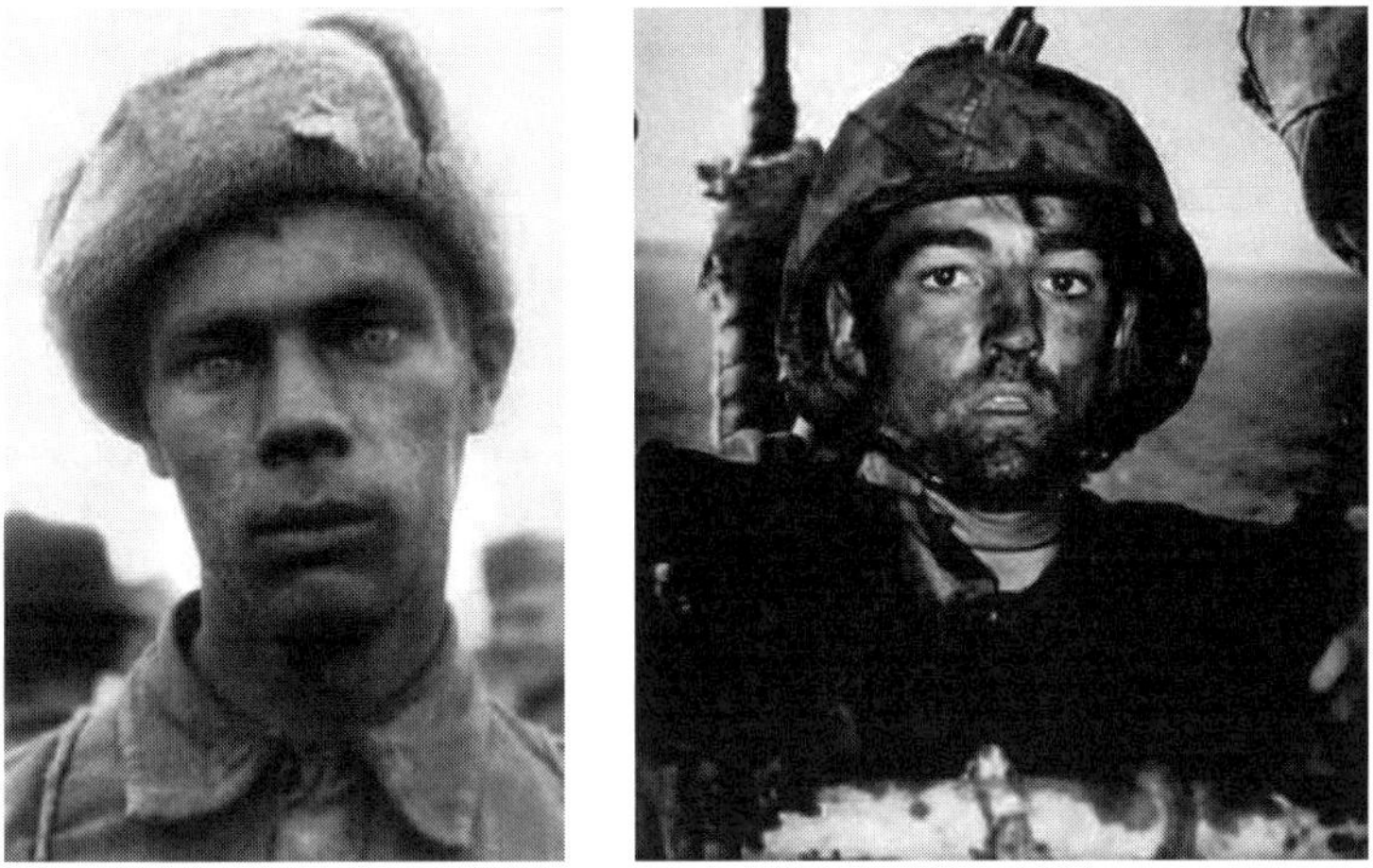

第二次世界大戦中、戦闘疲労もしくは戦闘消耗に特有の「1000ヤードの凝視」を呈している、ロシア人兵士（左）とアメリカ人兵士（右）。（右：U.S. Military, February 1944, National Archives 26-G-3394）

パットンは兵士の顔を平手打ちし、仮病を使っている意気地なしとみなして、長々と説教した。その後、戦闘消耗のせいで戦えないと主張する者を、全員、軍法会議にかけろという命令まで出している。軍の名誉のために言うと、パットンはドワイト・D・アイゼンハワー将軍に譴責《けんせき》され、兵士への謝罪を命じられている。

戦闘消耗は、精神分析的治療が効くと思われる、数少ない重い精神疾患の一つだとわかった。精神分析的神経精神科医は、心的外傷を負った兵士に対して、軍事訓練の内容や男らしい自制心に従って感情を隠すのではなく、それを認めて表出するよう促した。心の傷について率直に語る兵士のほうが、戦闘疲労の苦しみが比較的軽く、回復が早いことに医師は気づいたのである。この治療法についての精神分析的な根拠は疑わしかった――軍の神経精神科医は、隠れた神経症的葛藤を見つけて和らげていると主張した――が、効果は明らかだったため、現在、心的外傷を負った兵士には、共感的な支持を与えることが標準的な治療法になっている。フロイト流の手法が戦闘消耗に有効であるように見えたことで、軍のシュリンクは自信を強めたほか、終戦後、一般社会で治療を再開した際に、多くが精神分析の熱烈な支持者になった。こうして、フロイト派がアメリカ精神医学を征服する一翼を担ったのである。

もう一つ、軍の神経精神科医が知った事実がある。それは、兵士は国家や自由のためというより、隣で戦っている仲間のためのほうが、戦闘のストレスに耐えられるということである。そのため、心的外傷を負った兵士を、回復のために本国に帰還させると――第二次世界大戦開始から数年間は一般的な方法だった――兵士は仲間を捨てた罪悪感と恥の意識にさいなまれ、状態がかえって悪化した。そこで、陸軍はやり方を変える。精神的な損耗人員を軍事病院やアメリカに送るのではなく、前線に近い野戦病院で治療し、可能になったらいつでも部隊に戻るように勧めたのである。

心的外傷への理解はささやかながらも有益な進歩を遂げたわけだが、第二次世界大戦が終わると、精神医学はすぐに興味を失ってしまった。戦闘消耗は一つの診断名としては存続せず、ＤＳＭ－Ⅰの「重度ストレス反応」という、大まかであいまいなカテゴリーの中に組み込まれ、ＤＳＭ－Ⅱからは完全に削除された。精神医学が心的外傷の精神的影響に再び興味を抱くのは、アメリカの悪夢、ベトナム戦争が起きてからだった。

ラップグループ

ベトナム戦争は、徴兵を通じて兵士を集めた、アメリカの最後の戦争だった。第一次および第二次世界大戦とは違い、この東南アジアにおける戦いは非常に評判が悪かった。一九六〇年代後半に戦闘が激化すると、政府は地球の反対側にある戦場へ、そしておそらくはあの世へと兵士を送る順番を決めるために、徴兵抽選制を実施した。私は医学部に入ったため徴兵を猶予されたが、それ以前に通っていた大学のクラスメート――顔も頭も運動神経も抜群で、級長だった人気者――が、中尉として陸軍にとられた。数年後に聞いた話では、ベトナムに上陸後、数カ月で戦死したという。

ベトナム戦争は、再びアメリカ軍と精神医学の関係を変える、大きな転換点となった。新たな戦争は、またもや壮絶さにおいて過去の戦争を凌駕した。空からナパーム弾の火炎が降り注ぎ、子どもたちの皮膚をはぎ取った。手押し車や飴の箱のような身近なものが、簡易爆発物になった。捕虜となったアメリカ兵は何年も拷問にかけられた。ベトナム戦争では、戦闘による心的外傷が第二次世界大戦より多く発生している。なぜか？ よく語られる見解が二つある。一つは、第二次大戦で戦った「最も偉大な世代」のほうが、ベトナムで戦ったベビーブーム世代より、たくましくて禁欲的だったというものである。最も偉大な世代は大恐慌時代に成人し、男は心の痛みに黙って耐え、「弱みを見せるな」「我慢しろ」と教えられた。しかし、私がもっと信憑性が高いと思うのは、もう一方の見方である。それは、第二次大戦の復員軍人も、ベトナム戦争の復員軍人と同じ精神的影響を被っていたが、社会がまだその症状を認識できる状態になかったというものである。言い換えると、第二次大戦の復員軍人の精神的ダメージは、埋もれていて、ただ認識されなかっただけだった。

当然のことだが、第二次大戦は国家の勝利として祝われた。帰還兵は偉大な勝利者として称えられ、国民は兵士の精神的苦痛に気づかぬ振りをした。心理的な障害は、勇敢な英雄の一般的イメージとは合致しなかったからである。帰国時の復員軍人に起きていた変化や問題を指摘したい人など、どこにもいなかった。そのようなことをすれば、非国民のレッテルを貼られかねない。それでも、当時の大衆文化には、戦闘の心的外傷の痕跡がはっきり見てとれる。

アカデミー賞を獲得した一九四六年の映画『我等の生涯の最良の年』には、三人の軍人が第二次世界大戦から帰還して経験した、社会への再適応の難しさが描かれている。全員が、ある程度のＰＴＳＤの症状を示している。フレッドはカッとなって顧客を殴り、仕事をクビになってしまう。アルは妻子とうまく接することができず、帰還当日の夜、自宅で過ごすのではなく、バーに飲みに行きたがる。さらにもう一本、第二次大戦の心理的な傷病兵を描いた映画がある。『光あれ』という、あまり知られていないドキュメンタリーで、『アフリカの女王』の名監督ジョン・ヒューストンが製作し、その父親のウォルター・ヒューストンがナレーターを務め、心的外傷を負った兵士七五人の帰還後の様子を記録した作品である。「わが陸軍の損耗人員の二〇％が、精神神経的症状を抱えていた。それは、今にも大変なことが起きるという感覚、絶望感、恐怖、孤立感である」とナレーターが淡々と伝える。この映画は一九四六年に封切られたが、陸軍から突然、配給を禁じられた。理由は、登場する兵士のプライバシー侵害だと言われていたが、実際には新兵募集に悪影響をおよぼしかねないという危惧からだった。

ほかに、ベトナムで心的外傷が増えた理由として挙げられたのは、戦争の動機づけが不明瞭だったことである。第二次大戦では、アメリカが真珠湾を先制攻撃され、世界支配を目論む大量虐殺者に脅かされていた。善と悪がはっきり区別され、アメリカ兵は明確な目的をもって、明確な敵と戦うために戦場へ行った。

それに引き換え、ベトコンが私たちの国や国民を脅かしたことは一度もなかった。ベトコンはイデオロギー上の敵対者であって、アメリカのためではなく、小さく貧しい自分たちの国のために、一つの統治体制を提唱しているだけだった。アメリカ政府が述べたベトコンと戦う理由はあいまいで、たびたび変化した。南ベトナムの人々は私たちの味方だったが、私たちが殺すべき北ベトナムの人々と見た目も話し方もそっくりだった。つまりアメリカ兵は、危険な罠や入り組んだトンネルだらけの遠く蒸し暑いジャングルで、たいていは味方と区別のつかない敵を相手に、抽象的な政治的信条のために戦っていたのである。敵を殺す動機づけが不明瞭だと、兵士の罪悪感は強まるようである。大量虐殺を行い、フランスを侵略していたナチスの突撃隊員を殺すことのほうが、ただ共産主義を支持しているだけのベトナムの農民を殺すことより、納得しやすかった。

第二次大戦とベトナム戦争に対するアメリカの態度の違いは、ワシントンDCにある、この二つの戦争の記念碑に表れている。第二次大戦の記念碑はローマの公共建築を彷彿とさせ、噴水や、堂々とした柱のほか、兵士が宣誓している姿、英雄的な戦いに参加している姿、死者を埋葬している姿を描いた浅浮彫りなどからなっている。一方、ベトナム戦争の記念建造物は二つある。一つは、マヤ・リン設計の、大地に刻まれた傷を意味する陰うつな黒い壁で、表面に五万八二〇九人の戦没者の名が彫られている。その向かいには、記念物としてはより平凡な、三人の兵士の銅像が建っている。ただしこの兵士たちは、硫黄島で星条旗を象徴的に掲げるような、愛国的ポーズはとっていない。戦闘による心的外傷の典型的な徴候、「一〇〇〇ヤードの凝視」の目つきで、生気なくどこかを見つめている（皮肉なことに、「一〇〇〇ヤードの凝視」という言葉は、太平洋戦争でのアメリカ海兵隊を描いた、一九四四年の絵画

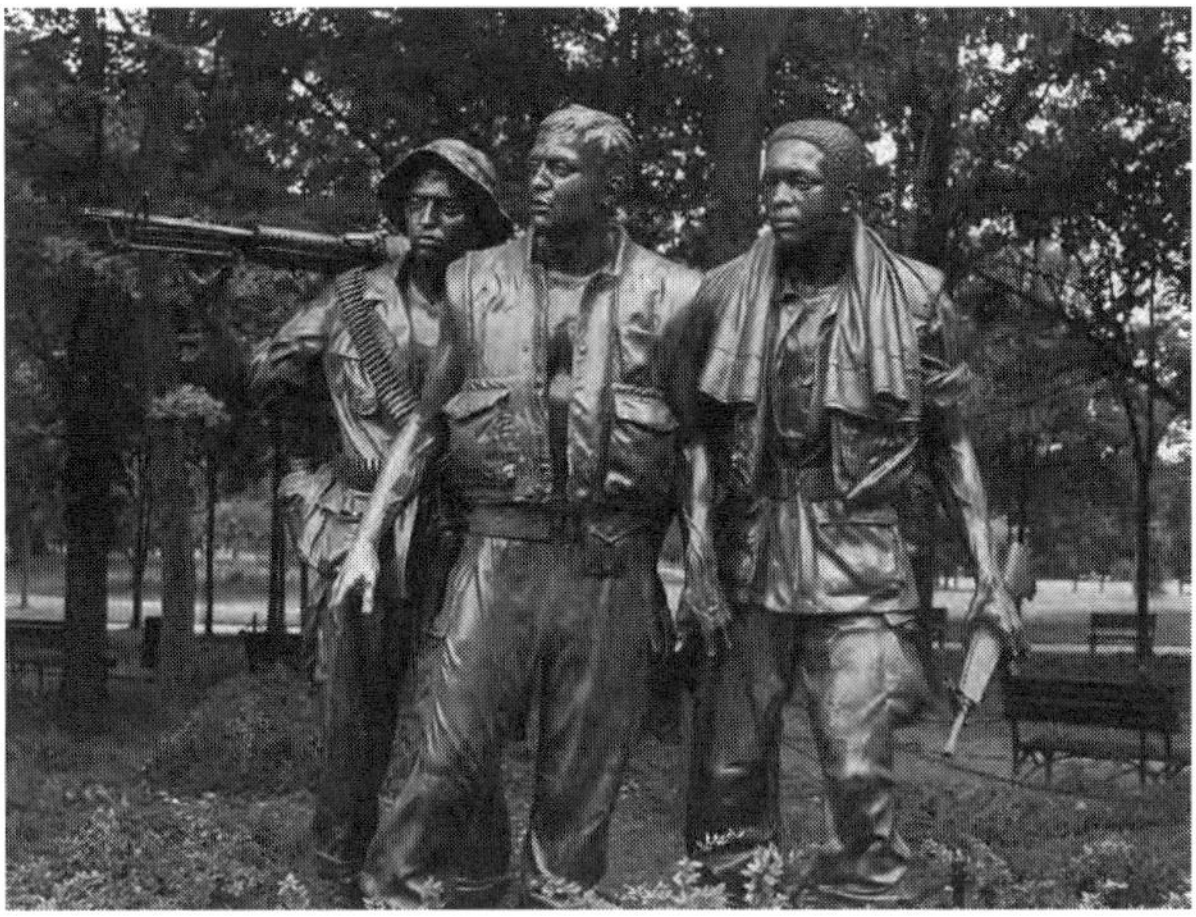

「三人の兵士」。ワシントン DC にあるフレデリック・ハート作のベトナム記念建造物。
（Carol M. Highsmith's "America", Library of Congress Prints and Photographs Division）

「二〇〇〇ヤードの凝視」に由来している）。英雄的行為や愛国意識を称えるかわりに、ベトナム戦争の銅像は戦闘員の甚大な精神的ダメージを記念し、壁は国家が被った精神的ダメージを象徴している。

「戦闘消耗」の治療は第二次大戦時に進歩したように見えたが、ベトナム戦争中の心的外傷に対する理解は不十分で、「統合失調症を作る母親」時代の統合失調症に対する理解と同レベルだった。精神分析的な治療法によって、心的外傷が改善したように見えた兵士も多かったが、時間の経過とともに悪化するように見えた兵士もいた。第一次大戦からベトナム戦争までの間に、軍事医学は飛躍的に進歩したが、心的外傷の医学的知識を前進させる努力は、今から考えると驚くほど手薄だった。第一次大戦では、戦傷者の八〇％以上が死亡した。しかし、イラクとアフガニスタンにおける最近の戦争では、外傷外科と内科のめざましい進歩によって、戦傷者の八〇％以上が命を取り留めている。ＰＴＳＤは、認知度の高まりと科学的進歩の欠如のために、二一世紀の兵士が負う代表的な傷となっている。

ラップセッション

心的外傷を負った兵士がベトナムから帰国したとき、待っていたのは敵意に満ちた国民と、自分たちの病気に関する医学的知識の圧倒的不足だった。しかし、見捨てられ、蔑まれたこれらの帰還兵たちに、意外な擁護者が現れる。チェイム・シャタンはポーランド出身の精神分析家で、一九四九年にニューヨーク市に移り住み、個人開業した。平和主義者であり、一九六七年に反戦集会に参加した際、イェール大学の精神科医で、同じく戦争に反対するロバート・ジェイ・リフトンと出会う。二人はもう一つの共通点にも気づいた。戦争の心理的影響に関心があったのである。

リフトンは、広島の被爆者が抱えていた心的外傷について、何年も前から考察していた（やがて、洞察に満ちた分析を『ヒロシマを生き抜く』という書籍の形で発表している）。その後、六〇年代後半に、ミライ虐殺――非武装の民間のベトナム人数百人を、アメリカ兵が殺戮《さつりく》した悪名高い事件――の現場にいた帰還兵を紹介される。この帰還兵を通じて、リフトンは、定期的に集まって経験を語り合うベトナム帰還兵のグループに関わることになる。帰還兵はこの会合を「ラップセッション」と呼んでいた。

「この人たちは痛みを抱えて孤立していた。ほかに話し相手がいなかった。復員軍人援護局はほとんど支援を行っていなかったし、友人や家族を含めて、民間人は本当の意味での理解ができなかった。その経験がわかるのは、ほかの帰還兵だけだったんだよ」とリフトンは話す。

一九七〇年頃、リフトンは新たな友人であるシャタンを、ニューヨークのラップセッションに招待した。会合が終わる頃には、シャタンの顔から血の気が引いていた。この帰還兵たちは想像を絶する残虐行為を目にしたか、それに加担した。女性や子ども、さらには赤ん坊まで撃つよう命じられた人もいた。そのうえで、凄惨な出来事を生々しいほど詳しく説明している。このようなラップセッションを行えば、戦闘による心的外傷の心理的影響が解明できるかもしれないと、シャタンは即座に気がついた。

「新しい治療の枠組みを開発するチャンスだったんだ。私たちは帰還兵を、臨床的診断名をもつ臨床集団とは考えなかった。少なくともあの頃はね。ラップセッションはとても平等で協同的な環境だった。帰還兵は戦争を知っていて、シュリンクは人間を突き動かす要因について少し知っていた」とリフトンは言う。

シャタンに徐々にわかってきたのは、帰還兵が戦時の体験から一連の恒常的な心理症状に見舞われており、その状態が、精神分析理論の提示する説明には合わないということだった。シャタンはフロイト学説の教育を受けていた。フロイト学説は、戦争神経症によって子ども時代の不快な経験が「表面化する」と主張していたが、ここにいる帰還兵たちは、過去の中に隠れていたものではなく、最近の戦時体験そのものに反応していた。

リフトンは当時を振り返った。「私たちは、精神医学の中で、心的外傷の研究が驚くほどおろそかにされていることを実感するようになった。心的外傷については有益な知識などなかったよ。何しろ、国家がホロコーストの生存者へ賠償金を支払うことに、ドイツの生物学的精神医学者が異議を唱えていた時代だからね。『もともと病気になる傾向があったに違いない、それが発病した原因だ』などと言って」。

このような、枠組みのない、平等主義の、あくまで反戦的なラップセッションに参加しながら、シャタンは戦時の心的外傷の臨床像を綿密に組み立てた。それは当時の社会通念とはまるで異なっていた。一九七二年五月六日、シャタンは『ニューヨーク・タイムズ』紙に寄稿し、そこで初めて研究結果を公に記すとともに、かつて兵士の心臓、シェルショック、戦闘疲労、戦争神経症と呼ばれていた病気に、独自の名称を付け加えた。「ベトナム後症候群」である。

シャタンは記事の中で、ベトナム後症候群が完全に発症するのは、兵士がアジアから帰国した後だと書いている。兵士は「無関心、斜に構えた態度、疎外感、抑うつ、不信感、そして人は自分を裏切るという予想が強まっていくとともに、集中力の欠如、不眠、悪夢、落ち着かない気分、拠りどころのなさ、ほぼすべての仕事や科目に対する飽きっぽさ」を経験する。また、帰還兵の苦しみには道徳的な部分が多いことも、シャタンは指摘している。罪悪感、嫌悪感、自罰などである。ベトナム後症候群の最も痛切な特徴は、自分は人を愛せるのか、愛され得るのかと、疑念にさいなまれることだとシャタンは強調した。

シャタンが提唱した新しい臨床的症候群は、ただちにベトナム戦争をめぐる政治的対立に利用された。戦争支持者は、戦闘が兵士に精神的影響を与えることはまったくないと否定したが、戦争反対者はベトナム後症候群を受け入れて、この症候群は軍に深刻なダメージを与えるとともに、病院を患者であふれさせ、ひいては国家規模の医療危機を招くと主張した。タカ派の精神科医は、DSM-IIでは戦闘消耗の存在さえ認められていないと反論した。ニクソン政権は反戦活動家としてシャタンとリフトンに圧力をかけはじめ、FBIは二人の郵便物を監視した。一方、ハト派の精神科医は、ベトナム後症候群の影響や、患者が暴力を振るう可能性を大幅に誇張し、間もなく帰還兵は「正気を失った危険人物」に戯画化されるようになる。

一九七五年の『ボルティモア・サン』紙は、見出しの中でベトナム帰還兵を「時限爆弾」と呼んでいる。その四カ月後には、『ニューヨーク・タイムズ』紙の有名コラムニスト、トム・ウィッカーが、一人のベトナム帰還兵のエピソードを伝える。枕の下に銃を忍ばせて眠り、悪夢を見ている最中に妻を撃ってしまったという。「これはベトナム後症候群という、深刻ながらも、ほぼ見過ごされている問題のほんの一例である」。

「キレやすい殺人者」というベトナム帰還兵のイメージは、ハリウッドでも使われた。マーティン・スコセッシ監督の一九七六年の映画『タクシードライバー』では、ロバート・デ・ニーロが、ニューヨークの現在と、自分が経験したベトナムの過去とを区別できずに、人を殺してしまう。一九七八年の映画『帰郷』では、ブルース・ダーン演じる心的外傷を負った帰還兵が、帰国後も社会に再適応できず、妻（ジェーン・フォンダ）と妻の新しい愛人――ジョン・ヴォイト演じる対麻痺の帰還兵――を殺してやると脅すが、最後には自殺する。

一般市民が、多くの帰還兵に精神科治療が必要なのだと考えるようになる一方で、大部分の帰還兵はシュリンクからほとんど救いを得られなかった。シュリンクは苦しみの原因を自分自身の中に探させたからである。それに対して、ラップセッションは慰めと癒やしの大きな源となった。同じ症状を抱えている仲間の経験を聞くと、自分の痛みや苦しみが理解しやすくなった。最終的には復員軍人援護局がラップセッションの治療効果を認め、シャタンとリフトンの手法を大規模に実施するため、二人に助力を求めてきた。

その頃シャタンとリフトンは、ベトナム後症候群がどのような過程によって、患者にこれほど劇的で深刻な影響をもたらすのか、頭を悩ませていた。手がかりの一つは、ほかの犠牲者の集団、たとえばリフトンが記録した広島の被爆者や、ナチスの強制収容所に入れられた人の心的外傷と、共通性があることだった。ホロコーストの生存者は早く老化し、現在と過去を取り違え、抑うつ、不安、悪夢に悩まされた。このような生存者は、道徳も人道もない世界で生きていく術を身につけたため、普通の状況で普通の人たちと関わることを得てして難しく感じた。

心的外傷の一種であるベトナム後症候群は、正統な精神疾患であり、正式にそう認められるべきだと、シャタンは結論を下した。DSM－IIが編纂されていた一九六〇年代後半には、ベトナムでの戦況が激化していたにもかかわらず、心的外傷に特化された診断名、ましてや戦闘による心的外傷に特化された診断名は、一つも含まれていなかった。DSM－Iのときと同じく、心的外傷に関連する症状は、「成人期に対する適応反応」という大まかな項目の中に入れられた。銃剣で刺し殺される子どもや、火あぶりにされる仲間の姿を見た帰還兵が、「成人への適応に問題」があると言われて憤慨したのも無理はない。

シャタンは、DSMの改訂が行われることと、特別委員会が心的外傷の診断名を含める予定がないことを知って、行動を起こす必要があると確信した。そこで一九七五年、カリフォルニア州アナハイムで開かれるアメリカ精神医学会の年次会議で、以前から仕事で面識があったロバート・スピッツァーと会う手はずを整え、DSM－IIIにベトナム後症候群を採り入れるよう、熱心に働きかけた。初め、スピッツァーは提案された症候群に対して半信半疑だったが、シャタンはあきらめずに、広島の被爆者に関するリフトンの著書を含む、症状を記述した情報を大量に送った。それは、スピッツァーが必ず目を留めてきた診断データだった。ついにスピッツァーが折れ、一九七七年、反応性障害に関する委員会の設置を承諾し、シャタンの提案を正式に審査する仕事を、特別委員会の一員であるナンシー・アンドリアセンに委任した。

アンドリアセンは腕利きで実際的な考え方の精神科医であり、医学生時代にニューヨーク病院コーネル医療センターの熱傷病棟で働いていた。この経験が、ベトナム後症候群への態度を決めることになる。「ボブ・スピッツァーは、私にシャタンの症候群を検討するよう依頼してきたけれど、私がすでに、ストレスによる神経精神障害の専門家だって知らなかったのよ。そもそも私は、重度の熱傷という、人間が経験し得る中でも最悪の部類に入るストレスの身体的、精神的影響を研究していて、そこから精神医学の道を歩みはじめたんだから」とアンドリアセンは説明する。

アンドリアセンは徐々に、シャタンの結論に賛同するようになっていった。火事で自宅を失った場合、公園で強盗に遭った場合、戦闘中に銃撃戦に巻き込まれた場合など、いかなる衝撃的な出来事からでも、恒常的な症候群が生じる可能性があるという結論である。アンドリアセンはかつて熱傷患者の心理状態を、「ストレス誘発障害」と分類していたため、ベトナム後症候群を拡大させた概念を「心的外傷後ストレス障害」と名づけ、次のような概要を提案した。「本質的な特徴は、概して人間の通常の経験範囲を超えた、心的外傷を生じるような出来事の後に、独特の症状を呈することである」。

シャタンとリフトンが帰還兵のラップグループから得た観察結果以外、この障害に関する科学的証拠は乏しかったが、特別委員会はアンドリアセンの提案をほとんど反対なしに受け入れた。仮にシャタンがベトナム後症候群を採り入れるよう迫らなかったら、おそらくＤＳＭ－IIIに載ることはなかっただろうと、のちにスピッツァーは私に打ち明けている。

それ以降、心的外傷を負った帰還兵は、はるかに治療を受けやすくなった。正真正銘の病気を抱えていることが、軍にも精神医学にも、ようやく認められたからである。

しかし、戦争で心的外傷を負った兵士――そして強姦、暴行、拷問、熱傷、爆撃、自然災害、経済的破綻を経験した人――の苦しみをＤＳＭ－IIIが認めても、一九八〇年のＤＳＭ－III刊行時に、精神科医はＰＴＳＤの病理学的基盤や、患者の脳内で起きている現象について、まだほとんど知らなかった。

花火が怖い

クロンスキー夫妻はまだ四〇代になったばかりで、夫婦仲は円満だった。夫は会計士として活躍し、妻は外国語の本を英語に翻訳していた。しかし、二人の生活の中心は、二人のやんちゃな子どもたちだった。一二歳のエリーと一〇歳のエドマンドである。ある晩、クロンスキー夫妻とエドマンドは、祝日の夕食を友人宅でごちそうになった（エリーは泊まりがけの誕生日パーティーに参加するため、クラスメートの家に行っていた）。祝祭の食卓を囲んだ後、三人は車に乗り、いつもの道を通って自宅へ向かった。エドマンドはあくびをし、ニューヨーク・ニックスのバスケットボールの試合を見逃したとぼやいていたが、父親が、録画しておいたから、明日、見ればいいさと慰めた。その後、何の前触れもなく、クロンスキー家の生活は一変し、二度と元に戻らなくなる。

交差点を通過しようとしたとき、一台の四輪駆動車が赤信号を無視して飛び出してきて、車体後部の助手席側にぶつかった。後部座席には、エドマンドがシートベルトを締めずに座っていた。後ろのドアはひしゃげて開き、エドマンドは車から交差点の真ん中に放り出された。そこへ大型のピックアップトラックが、反対方向から走ってきた。トラックの運転手には避ける間もなかった。恐れおののくクロンスキー夫妻の目の前で、トラックがエドマンドを轢いた。すぐに救急医療チームが駆けつけたが、エドマンドは助からなかった。

それから二年間、クロンスキー夫妻はともに悲しみ、友人も親戚も避けつづけた。しかし、ほんの少しずつ、妻のほうが立ち直りはじめた。まず、本の翻訳を再開した。次に、夫婦の旧友に連絡をとり、やがて一緒に映画を観に行って、観賞後には食事をともにするようになった。息子の死という悲劇を完全に忘れることは決してできなかったが、三年が過ぎる頃には、以前の習慣の大半を再開していた。

しかし、夫は違った。事故から二年経っても、ほぼ毎日、息子の墓参りに行っていた。妻が友人と会いはじめてからも、人付き合いにはまったく興味が湧かなかった。いつも怒りっぽく、注意散漫だった。会計の仕事でずさんなミスをするようになり、長年の顧客さえ離れていった。以前は家計を病的なまでに細かく管理していたが、まったくといってよいほど顧みなくなった。彼の世界にはたった一つの記憶しかなく、来る日も来る日もそれを繰り返し再現していた。怯えている幼い息子をトラックが轢く場面である。

妻が元気になっていく一方で、夫の状態は悪化の一途をたどった。深酒をし、妻と激しい言い争いをはじめた。そのために、二人は私のところへ来たのである。初回のセッションが終わると、夫がＰＴＳＤと複雑な悲嘆反応を示していることがはっきりした。私は数カ月間、夫妻の治療を行うとともに、夫の断酒を手助けした。抗うつ薬のおかげで、著しい気分の変動や怒りの爆発はいくらか緩和し、やがて夫婦間の不和も減少した。少なくとも、けんかの回数は減った。しかし、解決しない問題もあった。

私が力を尽くしても、夫は職場で仕事をうまくこなせず、以前の人付き合いや娯楽も再開しなかった。ほとんどの時間を自宅でテレビを見て過ごし、何かの番組で息子の死の記憶がよみがえると、即座にスイッチを消すという具合だった。夫の事業が傾くのに伴い、妻が一家の稼ぎ手になったが、これによって二人の関係は険悪さを増していった。妻が家族を養っていることに夫が憤ったからである。妻のほうも、夫が外で何かを**しよう**とさえしないことに、いらだちを募らせていった。

妻は、前に進もうとしない無力な夫とは、もう一緒にやっていけないという結論にいたった。その家は娘にとって不健全な環境だとも考えた。毎日、学校から帰ってくるたびに、必ず父親が家の中で腹を立てているか、ソファの上で身を丸めていて、まるで娘まで死んでしまったかのような態度をとったからである。とうとう妻は娘と家を出て、離婚を申請した。仕事を続け、娘を大学にやり、やがて再婚した。しかし、夫はまったく違う道をたどった。息子を喪《うしな》った痛ましい事故を乗り越えられず、再びアルコールを乱用しはじめ、やがて私のところにも来なくなった。私が最後に話したとき、夫は依然として独りぼっちのさびしい生活に閉じこもり、手助けしたいという人も含めて、他者とのあらゆる接触を避けていた。

二人とも同じ衝撃的な出来事を経験したにもかかわらず、なぜ夫はＰＴＳＤを発症し、妻は発症しなかったのだろうか？　ＤＳＭ－IIIの特別委員会がＰＴＳＤを認める票決を行った時点では、衝撃的な出来事が短期的、長期的影響を生む仕組みも、その影響を緩和する方法も、まったく知られていなかった。兵士の頭部に爆弾の破片が当たった場合、対処法はわかっている。出血を止め、傷を消毒し、包帯を巻いて、レントゲンを撮り、内部に損傷がないかどうかを見る。それに引き換え、ＰＴＳＤは何から何まで謎だった。これが明確な原因をもつ深刻な精神疾患なのであれば、その仕組みについて**少しでも**理解できるべきではないか？

ＤＳＭ－IIIに掲載されてＰＴＳＤが疾患として認められると、研究資金が次々に入ってくるようになった。しかし、研究が前進し、ＰＴＳＤの根底にある、脳の複雑な神経構造を理解できるようになるには、精神医学における「脳革命」――一九八〇年代の脳画像技術と、エリック・カンデルに刺激を受けた精神医学系神経科学者の増加――が必要だった。二〇〇〇年代になると、新たな脳研究によって、ＰＴＳＤを引き起こすと思われる病理過程が徐々に明らかになってきた。

この過程には三つの主要な脳構造が関係する。扁桃体、前頭前皮質、海馬である。この三つの構造が、感情を刺激する経験から学習するために必要な、一つの神経回路を形成する。しかし、その経験が**あまりにも**過激だと、この神経回路が自らにダメージを与えることがある。たとえば、イエローストーン国立公園に来たとしよう。車を止め、森の中を散策する。突然、遠くない距離に巨大なクマが一頭いることに気づく。途端に恐怖感が押し寄せる。それは、原始的な感情系の一部である扁桃体が、危険を知らせる警報を鳴らし、逃げろという信号を送ったからである。どう対処すればよいのだろうか？

脳は、私たちが生き延び、致命的な状況で瞬時に最良の決断を下せるように進化してきた。扁桃体が「命を守るために逃げろ」と叫んでも、最良の対処法は、扁桃体にかき立てられた感情を抑え、状況を分析して最善策を選ぶことである。もしかしたら、クマに気づかれないようにじっと立っていたほうが、助かりやすいかもしれない。あるいは、大声を出したり大きな音を立てたりしてクマを怖がらせるか、身を守る道具として大振りの木の枝を拾ったほうがよいかもしれない。あるいは、携帯電話を取り出して、公園の監視員に電話するのが最も賢明かもしれない。しかし、感情的な衝動を意識的に克服しない限り、決定を下すことはできない。この克服のプロセスを、神経科学者は**認知制御**と呼ぶ。意思決定と認知制御を行うのは、脳の中で最も新しく、最も高度に進化した部分の、前頭前皮質である。私たちが経験を積み、成熟度が増すほど、前頭前皮質が認知制御を働かせ、扁桃体が発する執拗な逃亡衝動を無視できる確率が高まる。

しかし、仮に心底、怯えてしまい、前頭前皮質が恐怖に逆らえなかったとしよう。扁桃体が勝利した結果、あなたは全速力で車に向かって走りはじめる。クマがそれに気づき、大きなうなり声を上げながら追いかけてくる。幸い、追いつかれずに車にたどり着き、クマが突進してきたときにはドアを閉めることができた。生き延びたのである。脳は、生命を維持したこの貴重な経験から学習するようにできている。そこで海馬が、クマと、逃げるという決定について、長期記憶を形成する。その結果、扁桃体の恐怖がたっぷり染み込んだ記憶が残る。

扁桃体－前頭前皮質－海馬のシステムが存在する第一の理由は、経験から学習して、将来、同じような場面に対応する能力を高めることである。次に森（またはジャングルや草原）で、クマ（またはオオカミやイノシシやピューマ）に遭遇したら、初めてクマに遭った場面との類似性から、保存された記憶が呼び起こされ、瞬時に対応できるよう自動的に導く。「嘘だろ、またクマか？　前は逃げて助かったから、また逃げたほうがいいな！」。

しかし、もしクマから逃げた最初の経験があまりに衝撃的で恐ろしかったために、扁桃体がタイムズスクエアの電飾のように強烈に発火したら、どうなるだろうか？　たとえば、車に飛び乗る前に、クマに追いつかれて背中を引っかかれたかもしれない。そうであれば、扁桃体の発火があまりに激しかったせいで、焼けつくような強い感情とともに、心的外傷を生む記憶が海馬に形成されてもおかしくない。保存された記憶は非常に強力なため、いったん呼び起こされると前頭前皮質を圧倒してしまい、認知制御が働かなくなる。しかも、将来、最初の出来事と漠然としか似ていない刺激から、記憶が呼び起こされる恐れがある。たとえば、毛皮で覆われた動物を見た途端――それが近所のプードル犬であっても――最初の記憶を思い出し、扁桃体は再び危険なクマに遭ったかのような反応を、本能的に示すかもしれない。「嘘だろ、また逃げなきゃ！」と。

言い換えると、PTSDを抱えた人は、新しい経験の細部を過去の出来事の激しい感情と区別できず、その精神的衝撃を扁桃体－海馬の回路に再現させてしまうのである。エイドリアン・ハスレットという女性に起きたのは、まさにこの現象だった。

二〇一三年四月の明るく晴れ渡った愛国記念日に、エイドリアン・ハスレットはボストンマラソンのゴール付近に立っていた。そのわずか数メートル先に放置されたバックパックの中に、爆発物の仕込まれたステンレス製圧力鍋が入っていた。爆発したとき、エイドリアンは片足を吹き飛ばされた。誰に起きたとしてもむごい経験である。しかし、エイドリアンにとっては特に衝撃的だった。ダンサーとして、足の素早い動きを鍛錬してきたからである。エイドリアンの扁桃体が限界まで発火し、激烈な感情信号を海馬に送ると、海馬は爆発とその恐ろしい結果について、きわめて強力な記憶を保存した。

その数カ月後のことである。マサチューセッツ総合病院から退院して自宅にいたエイドリアンは、突然、驚いて跳び上がった。またもや大きな爆発音が連続して聞こえてきたのである。市が打ち上げた、独立記念日を祝う花火だった。祝日の花火の音はエイドリアンの脳をつんざき、瞬時にマラソンの日の爆発を思い出させて、血まみれのボイルストン通りに横たわっていたときと同じ恐怖感を再現した。エイドリアンはわれを忘れて九一一番〔緊急電話番号〕に電話をかけ、どうすることもできない通信指令係に、花火を止めてくれと懇願した。

劇的で予想外ではあるが、それほど恐ろしくはない出来事に遭遇すると、ほとんどの人が、この神経現象を――より軽く、病的でない形で――経験する。レーガン大統領の銃撃のニュースを聞いたときや、スペースシャトル・チャレンジャー号の爆発を知ったとき、あるいは九月一一日のテロ攻撃のありさまを見たとき、自分がどこにいたかを思い出せる人は多い。これらはときに「フラッシュバルブ記憶」と呼ばれる。PTSDの人の頭から離れない残酷で圧倒的な記憶と似ているが、こちらは強い感情が伴わず、無害である。

心的外傷の神経メカニズムの知識を利用した最近の研究では、衝撃的な経験の直後に記憶を妨げる薬を飲むと、たとえそれが数時間後であっても、PTSDを大幅に軽減できることが証明された。心的外傷を引き起こしそうな記憶を、海馬が完全に固定するのを妨げるのである（この研究は、短期記憶が長期記憶に符号化される仕組みを示した、エリック・カンデルの研究を基盤としていた）。また、ＰＴＳＤの発症のしやすさに遺伝的な差があることも、研究は示している。覚醒、不安、警戒を制御する脳のメカニズムに関わる特定の遺伝子が、ＰＴＳＤを発症するかどうかと相関しているらしい。どの人にも限界点はあり、ストレスが長く続いたり強力だったりすればＰＴＳＤを発症し得るが、人それぞれ限界点は違うということである。

扁桃体－前頭前皮質－海馬の回路の力学を考えれば、私がエアコンを落とした後にＰＴＳＤのような症状を呈し、押し込み強盗の後には呈さなかった理由も、クロンスキー家の夫が息子の死後に頑固な症状を呈し、妻が立ち直った理由も、説明しやすくなるかもしれない。鍵は認知制御だった。

強盗に遭ったとき、私は前頭前皮質のおかげで冷静さを保てたうえに、犯人に素直に従えば無傷で助かるという信念から、自分に（たとえ錯覚であれ）制御力があると思えた。このとき、大けがも深刻な物的被害もなく乗り切ったおかげで、私の海馬は、認知制御の能力を感じることによって強烈さの減じた経験を記憶した。それに引き換え、エアコンが手から滑り落ちたときは、それが歩道へと真っ逆さまに落ちていく間、ただおろおろして叫ぶことしかできなかった。扁桃体が発する大きな警報を静められる制御力など、現実であれ錯覚であれ、一切なかった。そのため、私の海馬は、スタジアムの巨大スクリーンの映像並みに鮮明な経験を記憶したのである。

クロンスキー家の夫のケースは、これとは違っていた。自分が車を運転していたという事実が、「あの状況に対して、認知制御だけでなく、物理的に制御する力もあった」と感じさせたと思われる。しかし実際には、彼自身が受動的な被害者で目撃者という立場だったため、事故の状況を左右する力はほとんどなかった。その結果、エドマンドの残酷な最期に対する強烈な感情と、自分が運転していたという、罪悪感に満ちた認識とを伴う記憶が、海馬に保存された可能性が高い。このケースでは、認知制御の能力を感じることがいわば精神的な監獄となり、際限のない「もし〜だったら？」という問いに苦しんだ。「もし自分が早く帰りたがらなかったら、どうなっていただろう？」「もし自分が別の道を選んでいたら？」「交差点をもっとゆっくり通過していたら？」。

私は無傷で押し込み強盗を乗り切ったため、認知制御の能力を感じることが、この経験に対する感情的な強烈さを弱める方向に働いた。しかし、もし部屋に押し入ったあの二人組が、私を撃つか祖父の腕時計を盗んでいたら、「落ち着きを保とう」という同じ決断が、かえって終わりのない自己非難の泥沼へ私を突き落としていたかもしれない。脳と経験の関係はこのようなものである。私たちに教えを与えてくれるものが、私たちを傷つけもするのである。

9 多元主義の勝利——DSM－5

精神医学は身体的徴候を欠いた神経学であって、最高レベルの診断技術を要する。
——ヘンリー・ジョージ・ミラー
『ブリティッシュ・ジャーナル・オブ・ホスピタル・メディスン』誌、一九七〇年

私は傲慢さではなく謙虚さこそ、科学の成熟の適切な基盤だと考える。目指すべきは真理でも確実性でもなく、継続的で多元主義的な知識の追求である。
——ハソク・チャン〔科学史・科学哲学研究者〕

デジタル時代の診断

精神医学のバイブルの第四版は、一九九四年に刊行された。二九七の診断名を掲載し（二六五から増加）、DSM－IIIでスピッツァーが築いた枠組みを踏襲していた。DSM－IIIの刊行は大騒動と大論争を巻き起こしたが、DSM－IVの刊行は、まるでスターバックスの新店舗が開店するときのように、日常的かつ平穏無事に行われた。大部分の精神保健専門家はその作成過程にほとんど気づかず、刊行されると、ただ黙って使いはじめただけだった。

しかし、第五版は違った。二〇〇六年、アメリカ精神医学会は、DSM－5を作成する新たな特別委員会の任命を正式に承認した。従来の枠を打ち破ったDSM－IIIが一九八〇年に刊行されてから、医学と精神医学の世界には

多くの変化が起きていた。ジョージ・H・W・ブッシュ大統領は、一九九〇年代を「脳の一〇年」と宣言していたし、神経科学は急速に発展して、生命科学の中でも特に重要でダイナミックな分野になっていた。医療の世界には画像技術と遺伝学が完全に浸透した。新しい薬、新しい精神療法、新しい医療機器と医療技術もたくさん登場していた。それと同時に、コンピューターの能力と機能が飛躍的に高まり、インターネットが影響力のある社会的ツールとして普及していた。

DSMの第五版は、この新たなデジタル時代に誕生することを意識して、書名の省略形がDSM－VではなくDSM－5に変更された。ローマ数字をアラビア数字にすることで、アメリカ精神医学会は、DSMが「随時更新文書」になり、コンピューターソフトのように繰り返し改訂されると示唆して、DSM－5.1や5.2の刊行もあり得ると断言した。

二〇〇六年、アメリカ精神医学会のスティーヴ・シャーフスタイン会長は、特別委員会の委員長にデイヴィッド・クッファーを、副委員長にダレル・レジエを任命した。クッファーはピッツバーグ大学精神医学科の学科長で、うつ病と双極性障害の専門家として世界的に有名である。レジエは精神科医で疫学者でもあり、画期的な疫学的医療圏調査——一九八〇年代にアメリカ国立精神保健研究所（NIMH）が行った、アメリカの人口における精神障害の割合を調査するプロジェクト——からキャリアを積みはじめた。

クッファーとレジエは委員を集め、二〇〇七年に作業を開始した。過去のDSMの特別委員会と同じく、徹底的な文献調査を行い、データを分析し、現行の診断名に修正を加えられるよう、同業者や専門家から意見を募った。しかし、過去の特別委員会とは異なり、ほどなく不平不満が囁《ささや》かれはじめた。診断名を変更するための一貫した手順がないとか、新しい版での診断名の構成について明確な計画がないといった不満である。さらに、DSMの検討と修正の過程が密室で進められていると、精神医学界内外の関係者が口を揃えた。こうした不満を聞きつけたロバート・ウィッテカー、ゲイリー・グリーンバーグ、ピーター・ブレギンなどの新世代の反精神医学活動家、そして再び活気づいたサイエントロジー教会が、DSM－5のプロジェクトに攻撃を試みはじめた。

七〇年代にＤＳＭ－IIIへの批判が表明されたのは、ほとんどの場合、精神保健専門家の閉じた世界の中だけだった。反対者は専門誌の論評や、タイプで打った書簡や、非公開の会合で論争した。しかし、ＤＳＭ－５の舞台は二一世紀で、インターネットとソーシャルメディアの時代である。専門家以外の人も、ブログやネット上のニュースレター、活動家のウェブサイト、フェイスブックの投稿、そしてのちにツイッターを通じて、不満を発信できるようになった。精神療法家で反精神医学の文章を書いているゲイリー・グリーンバーグは、『ニューヨーク・タイムズ』紙のインタビューで、初期のＤＳＭ－５批判の多くと同じ趣旨のことを語っている。「ＤＳＭの実際の内容なんて、誰も大して重視していない。擁護する人でさえ、ＤＳＭの主な長所はほかに使えるものがないという点だと認めている」。

反精神医学運動のいつもの面々が批判をはじめた後、利害関係のある諸団体も声を上げた。このような団体は、所属する会員たちにＤＳＭの作成過程がどう影響するかを知りたがっていた。全米精神疾患患者家族会、オーティズム・スピークス〔自閉症患者支援団体〕、うつ・双極性障害支援連合、アメリカ自殺予防財団といった患者支援団体が、わが会員たちはＤＳＭ－５の作成過程について蚊帳の外に置かれていると、ネット上で不平を言いはじめた。ほどなく、ＤＳＭ－５作成過程の不透明性を非難するブログや掲示板が、無数に出現した。しかし、アメリカ精神医学会とＤＳＭ－５特別委員会が、ネットでの一斉攻撃に応えなかったため、責任者は不満の声を真剣に受け取っていないとか、状況をまったく理解していないなどという印象を与えてしまった。

実を言うと、アメリカ精神医学会にとって、ネットでの批判の高まりは青天の霹靂《へきれき》だった。インターネットを使って、整然と、あるいは効果的に返答する態勢ができていなかっただけでなく、社会の関心の強さに心底、驚いたのである。そもそもＤＳＭ－IVの作成時には、医療の専門家の間でもほとんど論争が起きなかったし、一般社会での議論も皆無に等しかった。それが今や、数え切れないほどの声が、「ＤＳＭの指導部はカーテンを開けて、次世代の精神科診断名がどのように作られているか、説明せよ」と求めているのである。

特別委員会の正副委員長やアメリカ精神医学会の上層部は、いくら騒がれようと、不満の声を無視することもできた。反精神医学を唱える過激な批判者や、この問題に関心をもつ特定の集団が、お決まりの不平や誇張をまき散らしているだけだと一蹴すればよかった。そもそも、DSM－5に対する不服の多くは、DSM－IIIや（それより少ないが）DSM－IVの作成中に聞かれた文句とさほど違わなかったのである。ただ、インターネットというデジタル拡声器で増幅されていただけである。この精神医学のバイブルから影響を受ける人や団体の数が膨大である以上、どこを修正しても怒りや不満を招くことは必至だった。アメリカ精神医学会は、ネット上の嵐を、濡れずに乗り切りたいと願っていた。しかし、まったく思いがけない二人の批判者がハリケーン並みの勢いで発言し、その願いは潰《つい》えた。

その二人の精神科医は、ネット上に一連の激しい非難文書を掲載してDSM－5の首脳部を驚愕させ、ついにはアメリカ精神医学会にDSM－5の作成方針を変えさせた。一人はDSM－IVの委員長だったアレン・フランセス、そしてもう一人は、現代のクレペリン流DSMを創造した伝説的人物、ロバート・スピッツァーその人だった。

名誉批判者

DSM－5の作成作業が正式に開始されてから一年経ち、刊行予定を六年後に控えた二〇〇七年四月、ロバート・スピッツァーが、DSM－5の副委員長ダレル・レジエに二行のメッセージを送った。「特別委員会が行った会合の、初回から数回分の議事録のコピーを送っていただくことは可能でしょうか?」。

DSM－IIIの完成後、DSMの作成過程におけるスピッツァーの役割は縮小していた。DSM－IVでも委員長になろうと懸命に働きかけたが、希望は叶わず、当時コーネル大学医学部の精神医学科教授だった、アレン・フランセスがその座に就いた。しかし、フランセスはスピッツァーを尊重し、DSM－IV特別委員会の「特別顧問」に任命して全会合に出席させた。それに対して、DSM－5の準備作業では、スピッツァーはいかなる関与からも締め出された（アレン・フランセスも同様である）。三〇年前のスピッツァーのように、クッファーとレジエは過去と完全に決別して、新しいものを作りたいようだった。自分たちの意欲的な目標を達成するために、過去のDSMの責任者と距離を置く必要を感じたのである。

レジエはスピッツァーに、議事録の一般公開は、利益相反手続きが完了し、特別委員会が完全に承認してから行うと回答した。それから数カ月後、スピッツァーは再びレジエにメッセージを送ったが、返答はなかった。最初の依頼からほぼ一年後の二〇〇八年二月、スピッツァーのもとにようやく決定的な回答が送られてきた。「前例のない」状況――「作成過程における秘密保持」の必要性もある状況――に鑑み、レジエとクッファーはアメリカ精神医学会理事会と特別委員会の委員にしか、議事録を開示しないことに決めたという趣旨だった。

この回答は、現代のＤＳＭの立役者個人への冷遇というだけではない。透明性と関与というスピッツァーの方針からも、大きく逸脱していた。スピッツァーはＤＳＭ－Ⅲへの大々的な抵抗に遭ったときでさえ、この方針を守ったし、アレン・フランセスもＤＳＭ－Ⅳ作成中、スピッツァーの開放性の方針を守った。あらゆる手順を世間の目から隠すというレジエとクッファーの決定は、ＤＳＭ－５の正統性と品質を危うくするのではないかとスピッツァーは案じ、誰もが予期せぬ行動に出た。自分の懸念をウェブに書き込んだのである。

スピッツァーは、アメリカ精神医学会のオンラインニュースに次のような公開投書を行った。「『サイキアトリック・ニュース』の六月六日号には、ＤＳＭ－５の作成過程が、複雑ながらも透明になるという朗報が載っていました。どれだけ透明で開放的になるかがわかったのは、レジエが『ＤＳＭ－５の秘密保持』のために、特別委員会の会合の議事録を私に送らない、と知らせてきたときです」。行動を起こす必要性を感じたスピッツァーは、ＤＳＭ－５の作成過程の「秘密主義」に反対する不断のオンライン・キャンペーンを開始し、完全な透明性を要求した。「それを実現しなければ、精神科診断の批判者にＤＳＭ－５の科学的信頼性を疑わせてしまいます」と、スピッツァーは二〇〇八年に書いている。また、「守秘義務同意書」の使用も批判した。これは、特別委員会と作業部会の全メンバーが署名させられたもので、特別委員会と作業部会以外でＤＳＭ－５の話をすることを禁じていた。

精神科診断名の改良という、複雑で波紋を呼びそうな仕事に取り組む間は、特別委員会と作業部会を社会の監視の目から守ったほうが、新たなＤＳＭの作成作業をうまく進められるだろう――どうやら、クッファーとレジエはそう考えたようである。スピッツァー自身も、ＤＳＭ－IIIの作成に関しては非常に強い管理を行いつづけた。しかし、極端なほどの管理を行う一方で、開放性ときめ細かい対応をとり、釣り合いをとっていた。最新状況と報告を絶え間なく発信していたし、ＤＳＭ－III作成の終盤であからさまな敵意に直面したときも、ＤＳＭ－IIIに関する質問の書簡、記事、電話には、いかに批判的な内容であっても、一つ残らず回答したことはよく知られている。

ＤＳＭ－５作成過程の秘密主義にいらだちを感じていたのは、スピッツァーだけではなかった。アレン・フランセスも、かつての師と同じ疑念を抱いていたのである。フランセスはコロンビア大学でスピッツァーに教わった経験があり、ＤＳＭ－III特別委員会で若手委員の一人となった後、ＤＳＭ－IVの委員長となった。精神医学における最も重要な書籍の仕切り役を、フランセスは立派に務めたというのが、精神保健専門家の全般的な評価だった。フランセスはスピッツァーに連絡をとり、二〇〇九年、二人の有名精神科医が連名で、アメリカ精神医学会理事会宛の書簡を掲載した。内容は、ＤＳＭ－５の指導部が「堅固な要塞のような心的態度」で「助言や批判を遮断している」ために、ＤＳＭ－５が「意図せぬ破滅的な結果」に向かって進んでいる、という警告である。二人はアメリカ精神医学会に、守秘義務同意書をすべて破棄し、透明性を高め、ＤＳＭ－５作成過程を見守る監督委員会を任命するよう、強く促した。

論争の嵐が巻き起こった。争点は、デジタル時代に精神疾患を定義するには、どのような方法をとるべきかということだった。実証データや臨床的知識がかつてないほど豊富にある一方で、ＤＳＭの変更から大きな影響を受ける有力な利害関係者――営利団体、政府機関、医療機関、教育機関、患者支援団体など――も山ほどいる。専門家に秘密のベールの奥で修正に取り組ませることは、社会のためになるのか？　それとも、診断名をめぐる討論（異論噴出の白熱した討論になることは必至）を世間の目の前で繰り広げたほうがよいのか？　「世間」とは、今やブログやツイッターやフェイスブックでつながった世界全体を意味する。

アメリカ精神医学会の擁護者と批判者双方が参戦した。アメリカ精神医学会と無関係のオンライン雑誌『サイキアトリック・タイムズ』は、辛辣な反駁を定期的に掲載した。タフツ大学医学部に所属する精神科医のダニエル・カラットは、この後に繰り広げられた争いをブログで次のように評している。「初めは研究文献を精査していた一流科学者の集団が、ハットフィールド家とマッコイ家の抗争〔南北戦争時代から数十年間続き、流血事件にまで発展した二つの家の激しい対立〕も真っ青の紛争に堕してしまった」。メディアは、著名な精神科医たちが、連邦議会における共和党議員対民主党議員のような剣幕でやり合う光景に活気づき、火に油を注いだ。ケーブルテレビのニュース番組は論客を招いて、DSMはもちろん、精神医学全般の功罪についても討論させた。デイヴィッド・ブルックス〔コラムニスト〕からビル・オライリー〔ニュース番組司会者〕にいたるまで、名だたる評論家が発言した。ブルックスは『ニューヨーク・タイムズ』紙の特集ページの記事に、「問題は、精神医学のような行動科学が実際には科学ではなく、半科学であることだ」と書いている。

二〇〇八年から二〇一三年のDSM−5刊行までの間に、新聞や主要なオンライン・ニュースサイトに掲載されたDSM−5関連の記事は、三〇〇〇本近くにのぼった。DSM−5の作成におけるささやかな区切りさえ報道されたし、ニュースになる精神疾患関連の出来事があるとすぐ、DSM論争の話が引き合いに出された。たとえば二〇一一年、アリゾナ州のショッピングモールで、ガブリエル・ギフォーズ下院議員が精神異常の若い男に銃撃されたとき、DSM−5に関するニュースが爆発的に増えた。また、二〇一二年にコネティカット州ニュータウンの学校で乱射事件が起きた際も、加害者のアダム・ランザが何らかの自閉症を抱えていたらしいと報じられた後、DSM−5に関する報道が激増している。その多くは、精神医学が精神疾患の診断と治療の方法をよくわかっていないと、ほのめかす内容だった。

アメリカ精神医学会はこの種の世論の圧力を、長年、経験していなかった。最後に経験したのは、ローゼンハンの研究や、同性愛論争、反精神医学運動により、精神分析から脱却して、まったく新しい精神科診断の枠組みを採用せざるを得なくなった、一九七〇年代前半のことである。しかし、今回は一体どのような対応をとるのだろうか？

アメリカ精神医学会の対応

ＤＳＭ－５の作成過程の間中、クッファーとレジエはアメリカ精神医学会理事会に対し、内部の不平や外部の雑音はあるが、すべて順調に進んでいると、定期報告書の中で何度も請け合っていた。しかし、ネット上の論争にスピッツァーとフランセスが加わっただけでなく、特別委員会と作業部会から漏れ出た統率力不足の噂が止まないのを見て、理事会は、これだけ煙が立つなら実際に火があるのではないかと疑いはじめた。ＤＳＭ－５の作成過程には、クッファーとレジエが認めない深刻な問題があるのか？　それとも、二人が問題に気づいてさえいないのか？

それを突き止めるため、アメリカ精神医学会理事会は、二〇〇九年に監督委員会を任命した。この新たな委員会の役目は、ＤＳＭ－５の作成過程を調査して、理事会の介入が必要な問題が実際にあるかどうかを、理事会に通知することである。ジョージタウン大学医学部の元学部長で、アメリカ精神医学会の前会長だったキャロリン・ロビノウィッツが委員長に任命され、私も委員に任命された。

私たちはＤＳＭ特別委員会の会合に出席して、ＤＳＭ－５の委員長と副委員長から最新状況を聞き、その後、クッファーとレジエの同席なしで、特別委員会の委員と個別に面談した。実情は噂通り深刻だということが、すぐに明らかになった。ＤＳＭ－Ⅲのチームは、新たなＤＳＭの構想に関して一丸となっていたし、ロバート・スピッツァーの統率力に全幅の信頼を置いていたが、ＤＳＭ－５のチームでは、作成過程と統率者の両方をあからさまに批判する委員が少なくなかった。

レジエとその補佐役は、まとまりと自信を欠いているように見え、クッファーはよそよそしく、やる気のない態度で、運営の責任をレジエに委ねていた。これは極端なほど直接関与していたスピッツァーとも、それをまねたフランセスとも、まったく異なる運営手法だった。ロビノウィッツは、監督委員会の厳しい結論をアメリカ精神医学会理事会に報告した。「ＤＳＭには深刻な問題があるため、解決しなければならない」。

理事会はロビノウィッツの言葉を真剣に受け止めたが、どのような策を講じればよいのか、わからなかった。作成過程が社会全体から疑問視されている中、途中で担当者を交代させれば、批判の内容に信憑《しんぴょう》性を与え、DSMの信頼性を損なう危険がある。理事会はその方法を避けて、二つの臨時検討委員会を設けるという次善策をとった。一つは、提案された変更点の正当性を証明する科学的証拠を検討し、もう一つは、変更点が臨床や公衆衛生に与える影響を検討する委員会である。新たな委員会の追加は、運営問題に対する理想的な解決策とはほど遠いが、精神医学界内部から発せられていた批判の多くを逸らすのには役立った。

一方、インターネットの世界は依然として非難轟々《ごうごう》だった。特に目立っていたのは、DSM－5が正常な言動を病気扱いしようとしているという主張だった。皮肉にも、普通の言動を病気扱いしているというのは、ロバート・スピッツァーが精神分析家に向けていた辛辣な批判の一つだった。というのも、精神分析家は日常生活の精神病理について臆面もなく論じたり、誰もが少し精神疾患を抱えていると主張したりしていたからである。スピッツァーとDSM－IIIの大きな功績の一つは、精神疾患患者と健康な人の間に、明白でわかりやすい境界線を引いたことだった。DSM－5をめぐる混乱のさなかでも、その区別は厳守されていた。

正常な言動の病気扱いという非難のほとんどは、ためこみ症や過食性障害や月経前不快気分障害など、一般人には取るに足りないか、性差別的に見える診断名から起きていた。しかし、これらを障害に指定しようという主張には、データまたは多くの臨床経験による裏づけがあった。例として、DSM－5で初登場した、ためこみ症を取り上げてみよう。これは強迫感によって、ものを捨てられない症状を伴い、たまったものがその人の生活環境を妨げ、生活の質を大いに低下させている状態を指す。古いものを捨てたがらない収集魔はどこにでもいるが、ためこみ症の患者は、積み上がったものの山が健康に深刻な危険を与えかねないほど、多くの**がらくた**をためることが多い。

私がかつて治療した裕福な中年女性は、マンハッタンのアッパーイーストサイドにあるマンションの広々とした一室に住んでいたが、ドアを開けて出入りすることが難しい状態だった。新聞紙、ペット雑誌、通販番組で買った未開封の品物、それに九匹の飼い猫の服が積み上がって、いくつもの不安定な塔をなしていたのである。ついに、女性の部屋が発する悪臭や害虫に近隣住民から苦情が出て、立ち退きをちらつかされた。女性は家族に入院させられ、生まれて初めて、ためこみ症の治療を受けた。三週間後、女性は退院して、家族が掃除した清潔な部屋に戻った。現在は衝動をコントロールするため、クロミプラミン（強迫性障害の治療によく使われる、三環系抗うつ薬）を服用し、認知行動療法を受けている。今のところ、清潔な広い部屋で以前よりはるかに幸せな生活を送り、隣人からも家族からも苦情は出ていない。

DSM－5の作成過程に深く関わった者として言うが、より多くの精神障害をこしらえたり特定の診断名の該当条件を緩めたりして、精神医学の取り扱い範囲を広げても、組織的利益にはまったくならない。現行の精神科医療システムのもとでも、対処しきれないほどの患者がいるし、数十年前から確立している病気の治療費さえ、保険会社に支払わせるのに四苦八苦している。精神医学界が普通の言動を病気扱いしようとしていない最強の証拠は、診断名の数の変化にあるかもしれない。DSM－Ⅳに載っていたのは二九七だが、DSM－5では二六五に減っているのである。

私は、二〇一二年の春にアメリカ精神医学会の次期会長になったとき、DSM－5に対する責任を受け継いだ。完成して刊行されるのは私の任期中で、その成功または失敗は私が見守るのである。私にとっていくらか慰めになったのは、前任者たちが設置した臨時委員会が有能で、DSMの作成過程を大幅に改善してくれたことだった。内部の不満の声は止み、精神障害の新設または変更のための明確で厳密な手順が確立され、何よりも、すべての診断基準案が、過去のどのDSMより多くの証拠を積み重ね、多くの審議を経ていた。

DSM－5がアメリカ精神医学会の代表者会議で投票にかけられるまでの半年間、アメリカ精神医学会会長のディリップ・ジェスティと私は、提案されたすべての精神障害の最終検討を行い、承認または却下するための、体系的な「サミット」プロセスを設けた。最終的に承認された診断名は、その後、三〇年前のスピッツァーのDSM－Ⅲと同じ方式で、アメリカ精神医学会の代表者会議に一括提示される。特別委員会、作業部会、臨時委員会の代表全員が、サミット・プロセスに参加した。失敗したら何を失うかを誰もが理解していた。二一世紀における精神医学に対する信用と、患者全員の幸福である。私たちの決定が患者の生活に影響をおよぼすのである。

サミット・プロセスでは、常に意見の一致を目指した。新たな診断名や、現行の診断名の修正に、裏づけとなる明確な科学的証拠も説得力ある臨床的根拠もない場合は、DSM－Ⅳの診断名をそのまま残した。大部分の診断名は議論なしに承認されたが、パーソナリティ障害をめぐっては激しい論争があった。パーソナリティ障害は、初期のフロイトの精神分析理論に起源をもっていて、精神科医の間で常に論争の種なのである。そのほかに意見の相違があったのは、子どものための新たな診断名「重篤気分調節症」を採用するかどうかと、大切な人の死を悲嘆している人をうつ病と診断できるかどうか、そして統合失調症の診断基準を変更するべきかどうかだった。この三つの変更は最終的に承認されたが、新たに提案されたパーソナリティ障害の構成は承認されなかった。

ついに二〇一二年一一月一〇日がやってきた。DSM－5が投票にかけられる日である。アメリカ精神医学会の代表者会議は、ワシントンDCのJWマリオットホテルで開催されたが、そのわずか数日前、ちょうど二ブロック先にあるホワイトハウスにあと四年間、住む権利を、バラク・オバマが手にしたばかりだった。ネットやメディアであれだけ侃々諤々《かんかんがくがく》の議論があったにもかかわらず、ついにDSM－5を承認する最終投票のときが訪れると、事はあっけなく終わった。会場にはほとんど議論が起きず、投票自体もすぐに満場一致で終了したのである。内容を変えるための必死の試みや土壇場の努力が行われたDSM－Ⅲのときとは、大違いだった。

DSM－5は二〇一三年五月一九日に刊行された。DSMの中で最長の作成期間（七年）と、前版刊行との最長の間隔（一九年）についに終止符が打たれた。ただし、これだけ遅くなった原因は、論争や作成過程の不手際というより、DSM－5作成のための作業範囲が、かつてないほど広かったことである。精神医学のバイブルの新版には、過去の四版すべてを足し合わせたより多くのデータと、証拠と、審議がつぎ込まれた。精神科医、心理学者、社会学者、看護師、消費者〔患者〕の支援者を含む専門家一六三人が、一〇万時間以上を費やし、何万編もの論文を詳しく調べ、何百人もの現役臨床家から診断基準に関する意見を聞いた。委員長と副委員長を除いて、これらの貢献者は報酬を一銭も受け取っていない。

ＤＳＭ－５作成中に表面化した波乱や不安や野心とは裏腹に、結局、完成版はＤＳＭ－Ⅳをかなり控えめに修正したものとなった。斬新な第三版にスピッツァーが導入した要素は大半が維持された。精神疾患は、主観的苦痛または機能障害を引き起こす恒常的で持続的な症状のパターンだという、スピッツァーによる精神疾患の基本的定義もそのまま残った。

刊行後、ジェスティは次のように書いている。「この診断マニュアルを——厳しい期限を守り、社会の監視の目に大いにさらされながら——無事に刊行できたことは、精神医学にとって絶対的な勝利です。二〇一二年五月には、刊行は困難だろうと思われたし、メディアに現れた記事はほとんど批判的でした。私たちは批判者を攻撃することなく、非常に建設的に対応しました。もし首尾よく刊行できなかったら、アメリカ精神医学会のみならず、精神医学という分野にとっても不名誉な出来事になっていたでしょう。これは医学史の中で最も多くの検討を経た診断システムに違いありません。私たち全員が、このすばらしい功績に誇りをもつべきだと思います」。

私も、成果に誇りをもつ一人である。しかし、完成版をひどく期待外れだと考える人もいた。刊行直前に、アメリカ国立精神保健研究所（ＮＩＭＨ）の所長、トム・インセルがきわめて批判的なブログを掲載し、メディアで最大のＤＳＭ騒動を起こすことになった。デジタル時代のＤＳＭに対するインセルの非難は、またもや精神医学にダメージを与えるかに見えたが、現代精神医学の真の強さと回復力を示す機会となった。

多元主義の精神医学に向けて

政府機関の精神科医として最高位にあり、精神医学研究に対する世界最大の資金提供元の責任者が、二〇一三年四月二九日付のブログで、次のように言明した。「精神疾患の患者にはＤＳＭ－５よりましなものが用いられるべきである。そのため、ＮＩＭＨは、実施する研究をＤＳＭのカテゴリーから引き離していくつもりである」。トム・インセルの激しい非難はたちまちウイルスのように広がり、メディアはこの発言を、NIMHによるDSMの公式な拒絶として報道した。インセルは、精神医学の診断名は科学的に信頼できないと世界に宣言しているようだった。そして、DSMのかわりに、遺伝学、神経生物学、脳回路、生物学的指標に基づいた、新たな診断システムを作ることを提唱した。

インセルの言葉には、精神病理の神経学的定義を確立しようという、生物学的精神医学の永遠の夢が表れていた。もともとは一五〇年前、ヴィルヘルム・グリージンガーとドイツ人の支持者たちが表明した目標である。しかし、精神医学の二〇〇〇年の歴史を通じて見てきたように、精神疾患を生物学的に説明しようとする試みは、ほとんど頓挫してきた。グリージンガー自身も失敗したし、クレペリンは挫折して症状と病気の経過に方向転換した。フロイトはその不毛さを認識して精神分析を開発したし、ロボトミーを正当化するエガス・モニスの機能的固定説は否定された。ジョン・ケイドによる躁病毒素説も間違っていたし、クロマトグラフィーを使った精神科医たちの、薄紫とピンクのしみも誤りだった。精神疾患の原因の生物学的説明のうち、異論のないものと言えば、進行麻痺（梅毒の細菌によって生じる）、ペラグラ（ビタミンB－12の欠乏によって起こる認知症の一種）、そして最近わかった疾患ではアルツハイマー病とその他の種類の認知症、そして薬剤誘発性精神病くらいである。そのほか、嗜癖とPTSDが脳内で生じる過程は、まだ知るべきことも多いが、かなり解明されている。これまでに生物学的精神医学は興味をそそる手がかりを発見してきたが、精神医学史全体を見渡すと、精神疾患の生物学的理論のレベルは、精神力動的理論のレベルと大差ない場合が多かった。どちらの学派も、統合失調症、うつ病、不安障害、双極性障害の厳密な原因について、説得力ある説明をまだ提示できていない。これまで脳と心の間を何度も行き来してきた振り子から、私たちが学んだことがあるとすれば、それは視野を狭くすると、たいていは精神疾患という複雑なものを説明しきれないということである。

皮肉な話だが、NIMHの所長トム・インセルが、純粋に生物学的な精神医学を採用すべきだとブログに綴る六〇年前、NIMHの初代所長、ロバート・フィリックスが生物学的精神医学を非難し、いかなる生物学的研究にも資金を提供しないと宣言した（残念ながら、この約束は守られた）。かわりに、貧困、人種差別、家庭不和のような社会病理に焦点を定めるよう、精神科医に求めたのだった。時代が下って一九八〇年代前半に、画像技術、遺伝学、神経科学の前進によって、精神医学の振り子が再び脳のほうに振れはじめると、イェール大学精神医学科のモートン・ライザー学科長は、「私たちは脳のない精神医学から、心のない精神医学に移行しようとしている」と述べた。

ロバート・スピッツァーの非凡な点は、生物学的精神医学と精神力動的精神医学のどちらが有用かという問題に、不可知論的な態度を保ったことだった。スピッツァーが作成した診断枠組みは、どちらの視点の研究も取り込めるし、両方、取り込まなくてもよいものだった。ＤＳＭ－５の各診断名が遺伝学、神経生物学、脳回路、生物学的指標を採り入れていないのは、それを支持する証拠がまだ不足していたためで、何らかの見落としや、理論に関する偏見や、生物学的精神医学に対する意図的な拒絶からではない。それはむしろ、精神疾患への責任ある成熟した考え方を反映しており、そのような考え方が、精神医学理論に対するＤＳＭの公平な態度に表れたのである。究極的には、実証データこそが――それがいかに扱いにくく、革新的でなく、かわりばえしないものでも――重要だった。

精神医学史を通じて繰り返された、考え方の大きな変転を見ると、スピッツァーのとった偏りのない不可知論の大切さがよくわかる。精神医学が特に優れた成果をあげたのは、還元主義的な神経生物学と、純然たる唯心論という両極端に走るのを避け、中庸の道をとり、経験に基づいたデータ供給源すべてから知見を受け入れたときだったからである。今もなお、もっぱら精神力動的な考え方や、生物学的な考え方、社会学的な考え方のみに固執する精神科医は存在する。しかし、精神医学全体としては、精神疾患を理解および治療する最良の方法は、心と脳に同時に取り組むことだという認識に達している。

現在、精神科医は患者を評価するとき、神経科学の最新手法と、精神機能に関する最も適切な精神力動的原理を用いるよう教育されている。脳画像技術を用い**ながら**、患者の経験や感情や欲求の話に耳を傾ける。バージニア・コモンウェルス大学の精神医学および人類遺伝学教授で、存命中の精神医学研究者のうち屈指の被引用回数を誇るケン・ケンドラーは、精神疾患に対するこの統合的で偏りのない研究態度を「多元主義的精神医学」と呼んだ。

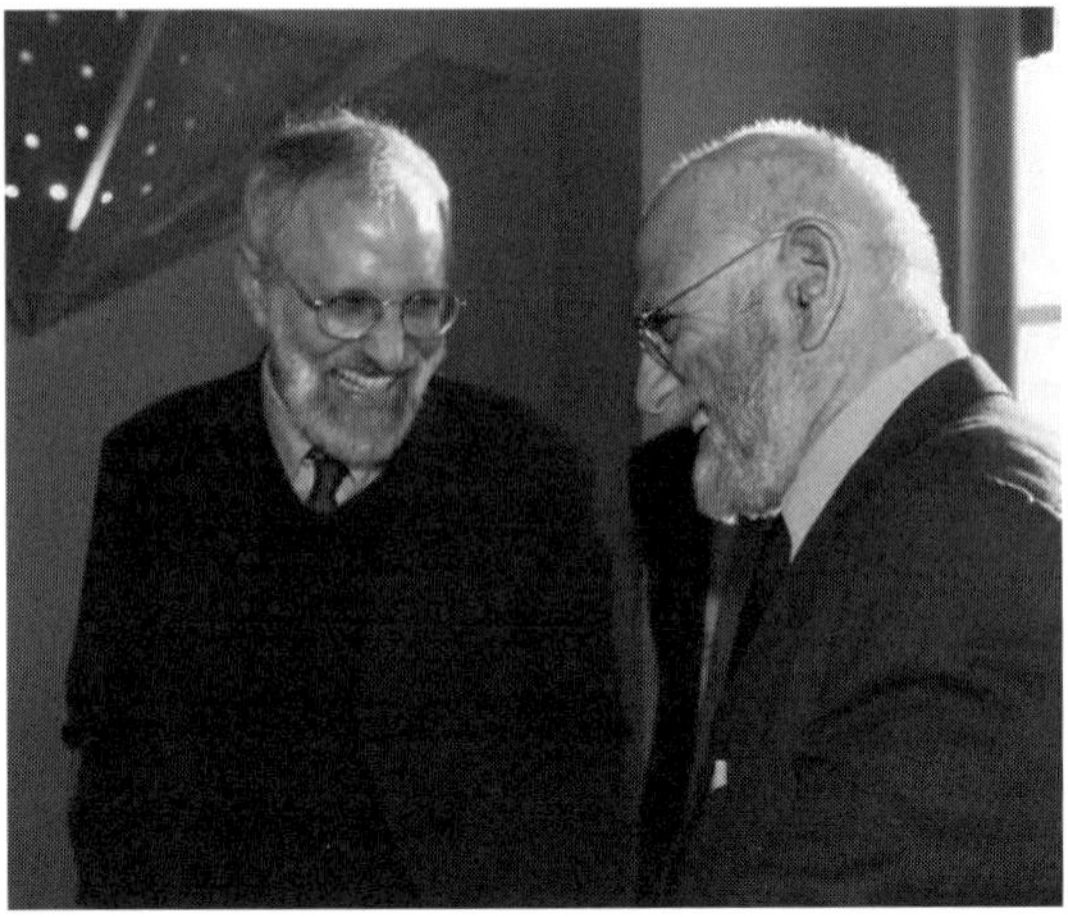

ケン・ケンドラー（左）とオリヴァー・サックス（右）。2008年、ニューヨーク市での、あるレセプションにて。（Courtesy of Eve Vagg, New York State Psychiatric Institute）

ケンドラーは二〇一四年に洞察に満ちた論文を発表し、最近、台頭した精神医学系神経科学者に対して、一九四〇年代と五〇年代の精神分析家や、六〇年代と七〇年代の社会精神医学者のような「猛烈な一元論」に傾かないよう警告している。このような精神分析家と社会精神医学者は、狭い理論的レンズで精神疾患を見て、自分たちのやり方だけが正当だと宣言した。精神医学に対する両者の排他的な態度は、ケンドラーの言う「知に関する傲慢さ」を表している。この傲慢さに対する最良の解毒剤は、証拠に基づく多元主義だとケンドラーは述べている。

エリック・カンデルは、当然ながら、精神医学における脳革命のはじまりに貢献したことで知られている。しかし、カンデルの経歴全体には、精神疾患の多元主義的なとらえ方が表れている。カンデルの研究目的は記憶の神経生物学を解明することだったが、研究の動機と背景には、フロイトの精神力動的理論を信じる気持ちがあった。カンデルは、フロイトの個々の考えには誤りもあるが、精神力動的な心の見方は、生物学的な見方に劣らぬほど必要で重要なものだと信じつづけた。一九七九年に『ニューイングランド・ジャーナル・オブ・メディシン』誌に発表した、「精神療法と単一シナプス」という重要な論文に、カンデルの多元主義が表れている。カンデルによると、精神科医は二種類に分かれる傾向があるという。精神障害の生物学的な説明を希求する「ハード派」の精神科医と、生物学は実際に役立つものをほとんど生んでこなかったから、精神医学の未来は新たな精神療法の開発にあると考える「ソフト派」の精神科医である。そのうえでカンデルは、両者が対立しているように見えるこの状態が、未来の発展につながり得ると述べている。せめぎ合った後、最終的には和解せざるを得ないからである。カンデルは今なお多元主義的な考え方を捨てておらず、二〇一三年の『ニューヨーク・タイムズ』紙の特集ページで、デイヴィッド・ブルックスのDSM－5批判に次のように応えている。

この新しい心の科学は、心と脳が不可分だという原則に基づいている。脳は、走る、食べるといった比較的単純な運動行動だけでなく、考える、しゃべる、芸術作品を作るといった、人間らしいと思われている複雑な行為も司っている。この観点から見ると、私たちの心は、脳によって実行される一連の操作である。これと同じ一体性の原則が、精神障害にも当てはまる。

では結局、精神疾患とは何**である**のか？　精神障害が恒常的な症状群を示すことを、私たちは知っている。多くの精神障害が、特有の神経的徴候を脳内に有していることもわかっている。特有の脳活動パターンを示す精神障害が多いこともわかっている。精神障害の遺伝学的基盤についても、ある程度、理解している。精神障害を抱える人を、その症状だけに作用し、健康な人には効かない薬と身体的治療法で治療することもできる。特定の精神療法が、特定の精神障害を抱える人に明らかな改善をもたらすこともわかっている。そして、もし治療せずにいると、これらの精神障害が激しい苦痛、苦悩、能力の障害、暴力、そして死さえ招くこともわかっている。このように、精神障害は異常で、持続的で、有害で、治療可能で、生物学的要素をもち、信用できる診断を下せるものである。この定義は、誰の医学的疾患の定義にも合致するだろう。

しかし一方で、精神障害はほかとは異なる医学的疾患でもある。「実存病」とでも言うべきものを患える器官は、脳しかない。物理的な損傷ではなく、実体のない経験によって、その働きが妨げられるのである。ほかの身体器官はすべて、毒素、感染、鈍器損傷、絞扼などの物理的刺激がなければ、疾患を生じない。しかし脳だけは、孤独、屈辱、恐怖などの、形のない刺激によって病気になることがある。仕事をクビになったり、配偶者に捨てられたりすれば、うつ病になり得る。わが子が車に轢かれるのを目撃したり、金融危機で退職後の蓄えを失ったりすれば、PTSDになり得る。脳は無形のものと有機的なものとの接点であって、経験の骨組みである感情と記憶が、ここで分子生物化学に変化する。精神疾患は医学的状態ではあるが、実存的な状態でもある。この特殊な二重性こそが、精神医学の過去の騒動と未来の可能性の起源であり、私たちに人間の行動と精神疾患への強い興味を抱かせるのである。

生物学的検定法や、脳画像技術や、遺伝学の能力がいかに進歩しようとも、それらが実存病固有の精神力動的な要素にすっかり取ってかわることは、ないのではないだろうか。医師が親身になって、精神疾患のきわめて個人的な人間的要素を解釈することは、今後も精神医学の柱でありつづけるだろう。たとえその精神疾患が、自閉症スペクトラム障害やアルツハイマー病といった、特に生物学的性格の強い疾患であっても同じである。とはいえ、患者の精神障害を一〇〇％精神力動的に解釈するだけでは、顕在的な症状を起こしている神経的、生理学的な異常を決して説明しきれない。患者が感じている状態への繊細な認識と、入手可能なすべての生物学的データを組み合わせて初めて、精神科医は最も効果的な医療を提供できるのである。

トム・インセルの主張には私も強い共感を覚える。もちろん私も、精神疾患に関する神経生物学的な理解が進むよう望んでいる。しかし、知に関する傲慢さに陥らないようにし、さまざまな視点からの証拠と見解を受け入れる態度を保つことが、精神医学にとって最善だと考える。DSM－5は、生物学的精神医学を目指した末の失敗作でもなければ、精神力動的概念への後退でもなく、むしろ多元主義の大きな勝利である。インセルが辛辣なブログを掲載した後、私はこの問題を話し合うためにインセルに電話をかけ、最終的には、アメリカ精神医学会とNIMHから、共同声明を出すことで合意した。それは――少なくとも、さらなる科学的進歩によって改訂や差し替えが妥当になるまでは――DSM－5こそが診療に用いられるべき、認められた標準であることを、患者、医療提供者、医療費の負担者に確認するためだった。

二〇一三年五月のＤＳＭ－５刊行以来、驚くべきことが起きている。批判者もメディアも水を打ったように静かなのである。今になってみると、刊行前の論争や騒ぎはもっぱら、周囲から見たＤＳＭ－５の作成過程への批判と、完成版に記される内容に影響を与えるための努力だったようである。また、刊行後は、精神医学界内外の多くの批判者から「もし～だったらよかったのに」――もしアメリカ精神医学会が別の指導者を任命していたら、もし作成過程が異なる方法で運営されていたら、もし特定の精神障害に、正式採用されたものとは違う診断基準が定められていたら、など――という無理からぬ失望の声が上がったものの、ＤＳＭ－５が医療提供者と消費者に十分、役立っていることはうれしいほど明らかである。

しかし、ネットとメディアで広く展開された激しい論争によって、あることが浮き彫りになった。精神医学が私たちの文化の骨組みに深く浸透し、主要な社会的機関に入り込んで、きわめてありふれた日々の出会いに影響を与えているということである。よくも悪くも、ＤＳＭは単なる医学的診断名の一覧ではない。私たちがどのように自分を理解し、どのような生活を送るかを決定する一助を担う、万人のための文書になったのである。

10 汚名の終焉――精神医学の未来

私たちの家族や友人に理解してもらわなければならないのは、
精神疾患を抱えている一億人のアメリカ人が、地獄に堕ちたわけでも、
使いものにならなくなったわけでもないということである。
私たちは、もっと元気になり、幸せになり、
満足感をもたらす人間関係を築くことが十分にできる。

――パトリック・J・ケネディ下院議員
自身に下された双極性障害の診断について

ほかの器官が病気になったら同情されるのに、なぜ脳だけは違うの?

――ルビー・ワックス〔コメディアン〕

屋根裏に隠されて

幸運にも、私は精神医学史における最も劇的で好ましい一大変化を、じかに体験することができた。精神医学は、シュリンクたちの精神分析カルトから、科学的な脳の医学になった。

四〇年前、いとこのキャシーに精神疾患の治療が必要になったとき、私は当時の有名で定評ある精神科施設には行かせなかった。病状を悪化させるだけではないかと思ったからである。今では、主要な医療センターの精神科ならど

こであれ、ためらうことなく受診させるだろう。診療と精神医学研究の第一線で働いてきた者として、私は精神医学を変貌させたさまざまな進歩をこの目で見てきた。しかし、残念ながら、誰もがこの恩恵を受けられたわけではない。

コロンビア大学精神医学科長になってすぐ、私はキム夫人という六六歳の女性の診察を頼まれた。キム夫人は、長年、治療しなかったと思われる非常に重い皮膚感染症で入院していた。しかし、これは不可解な話だった。キム夫人は高学歴で裕福な女性だったからである。医学部を卒業し、有名なアジア系実業家を夫にもっているのだから、超一流の医療を受けられたはずである。

キム夫人と話してみると、なぜ皮膚感染症患者の診察に精神科医が呼ばれたのか、すぐにわかった。気分を尋ねようとすると、取り乱して大声を上げ、奇妙な、怒りに満ちた身振りをはじめる。そこで、何も言わずに静かに見ていると、独り言をつぶやく。いや、もっと正確に言えば、存在しない人たちに話しかけている。私は本人と会話ができなかったため、家族と話すことにした。翌日、夫と、成人した息子と娘が、気乗りしない様子で私のオフィスにやってきた。こちらがお世辞やお愛想をさんざん並べると、ようやく、キム夫人が医学部卒業の直後に統合失調症の症状を示しはじめたことを打ち明けた。

家族は夫人の病気を恥じていた。お金や手段はいくらでもあるのに、キム夫人の両親も夫も、一切の治療を受けさせようとしなかった。逆に、何をしてでも、この恥ずべき診断名を誰にも知られないようにしようと決めたのである。キム夫人の居住スペースを広い邸宅の一翼に限定し、来客時には常に夫人を隔離した。医学の学位があるにもかかわらず、医師として働くことなどまったく不可能だった。邸宅からめったに離れず、長時間の外出はすることがなかった。しかし、皮膚に発疹が現れてから、状況が変わる。家族は売薬で治ることを願って、ありとあらゆる種類を使ってみた。しかし、発疹が感染してどんどん広がりはじめると、ぎょっとして、かかりつけ医を呼んだ。胴体に点々と散らばる化膿した膿瘍を見た医師は、夫人を病院へ連れていってくれと家族に懇願し、受診した病院で、重症のブドウ球菌感染症という診断が下されたのである。

私は愕然として、今、聞いた話を家族に復唱した。過去三〇年あまり、世間体を守るために、全員が共謀して自分の妻や母親を世の中から隔離していた？　家族は悪びれもせず、同時にうなずいた。私は信じられなかった。二一世紀のニューヨーク市ではなく、シャーロット・ブロンテの小説の中にいるようである。そこで私は家族に、治療を受けさせないことにしたのは、むごいだけでなく、社会的倫理にも反している——が、残念ながら違法ではない——とぶっきらぼうに言い、治療できるよう、この病院の精神科病棟に移させてほしいと要求した。家族は疑念をにじませながら少し話し合い、断ってきた。

たとえ治療がうまくいったとしても、今になってキム夫人の状態が変われば、自分たちの生活や地域内での立場に大きな打撃がおよぶだろう。夫人がこれだけ長く姿を見せなかった後で、突然、人前に現れはじめた理由を、友人や知り合いに説明しなければならない。それに、そのような状況で夫人自身が何を言い、どのような行動に出るかもわからない。家族はそう話した。家族にとって精神疾患の汚名はとてつもないものであり、夫人の精神疾患を認めた場合の社会的影響に向き合うよりは、かつては聡明で本来なら健康だった女性を、精神病状態で何もできないままにしておき、脳に取り返しのつかないダメージを負わせるほうがましだったのである。

ほんの数世代前には、精神疾患の治療を妨げる大きな壁と言えば、効果的な治療法がなく、診断基準の信頼性が低く、精神疾患の基本的性質に関する理論が硬直化していたことだった。しかし、現代において治療を阻む唯一最大の壁は、科学的知識の欠如でも、医学的能力の不足でもなく、社会的な汚名なのである。残念なことだが、この汚名を持続させてきたのは、精神医学が過去に犯してきた失敗の遺産と、「精神医学は医学ののけ者だ」という、もはや正しくないにもかかわらず、いまだに消えない悪評である。

私たちは、異なる人種や宗教や性的指向に対して、かつてないほど寛容な時代に生きている。しかし、四人に一人が否応なしにかかる精神疾患は、いまだに恥辱のしるしとみなされ、“crazy”〔頭がおかしい〕のC、“psycho”〔精神異常者〕のP、“mental”〔精神障害の〕のMは緋文字さながらに扱われている。仮に、友人の結婚式の日に、図らずも病気になってしまったとしよう。欠席する理由を伝えるとしたら、腎結石と躁病エピソードでは、どちらが口にしやすいだろうか？　腰痛とパニック発作では？　偏頭痛と二日酔いでは？

私はこの恥の意識と敏感さを示す証拠に、ほぼ毎日遭遇している。私たちの大学に受診しにくる患者の中には、精神科治療を受けたことを知られないよう、医療保険を使わず自費で払いたがる人が多い。また、コロンビア**精神科**クリニックの医師や、ニューヨーク州立**精神医学**研究所の私を訪ねてくるのではなく、診療科をはっきり示していない個人医院に行きたがる患者もいる。南米、中東、アジアからここニューヨークへ、はるばる飛行機で受診しにくる患者にもたびたびお目にかかる。精神科医にかかっていることを自国の誰にも知られないためである。

数年前、私は精神医学研究の資金集めのために、マンハッタン中央部で開かれた昼食会で、精神疾患について講演した。終了後、出席者の間を回ってみた。みな洗練され、社会的地位が高く、社交的な人たちで、サラ・フォスターからじかに招待を受けていた。サラは社交界の著名な女性で、数年前、統合失調症を患う高校生の息子を自殺で喪《うしな》っていた。出席者はポーチドサーモンとシャブリを堪能しながら歓談し、精神疾患への意識向上を図るサラの献身的な努力を口々に称賛していた。しかし、精神疾患にじかに触れた経験を認める人はいなかった。逆に、精神疾患はまるでスーダンの大量虐殺やインドネシアの津波のように、ぜひとも世間の注目を浴びるべきだが、自身の生活からは遠くかけ離れた問題として扱われた。

数日後、私のオフィスに電話がかかってきた。昼食会に出席していた、ある出版社の女性編集者からで、助けを求める内容だった。仕事に興味がなくなり、よく眠れず、ひどく感情的になることもしばしばで、泣いてさえしまうという。自分は中年危機なのだろうか？　私は診察することにし、最終的にはうつ病と診断した。しかし、女性は診察の日時を決める前に、このことは決して口外しないでほしいと言い張った。そして、「どうかサラには何も言わないでください！」と付け加えた。

翌日、別の出席者から電話があった。未公開株式投資会社に勤務する女性で、二〇代の息子が会社を立ち上げるために、大学院をやめたことを心配していた。息子の起業家精神は立派だと思うが、「新しいソフトウェアを使って世界の貧困をなくす」という壮大な構想を思いついた時期に、奇行と不眠が見られたという。そこで息子を評価したところ、最初に抱いた疑念が裏づけられた。躁病エピソードの初期段階だったのである。

それから数週間にわたって、サラの招待客から続々と電話がかかってきた。嗜癖を抱える配偶者、不安障害のきょうだい、認知症の親、注意力に問題のある幼い子ども、そしてまだ実家で暮らしている成人した子どもについて、助けを求めてきたのである。やがて、私に連絡してきた人は昼食会出席者の半数を超えた。その中には会場となったレストランの所有者も含まれる。

みな、教養と見識のある人たちで、懐を気にせず最高の医療を受けられる立場にあった。もし息苦しいとか熱が引かないなどの症状なら、おそらく、かかりつけ医に診てもらうか、少なくとも、できるだけよい医師への紹介を求めていただろう。しかし、精神疾患につきまとう汚名のために、精神疾患の資金集めイベントでたまたま精神科医に出会うまで、問題を抱えながらも受診を避けていたのである。そのうえ、自分をイベントに招待したのが、息子の死後、精神疾患への意識向上に努めている友人だったにもかかわらず、驚いたことに全員、その友人に自分の問題を知られたくないと思っていた。

この汚名に別れを告げるときがついに来た。それができると考える根拠が十分あるのである。

隔たりを埋める

精神疾患の診断を受けると、まるで世界中の目にさらされる不名誉な烙印を医師から額に押されたように、自己像が傷つくことがある。そのダメージの深さは、かつて白眼視されたほかの病気――てんかん、ハンセン病、天然痘、がん、エイズ（そして、新しいものではエボラ）など――につきまとった歴史的な汚名とまったく変わらない。かつて、こうした病気の患者は社会ののけ者となった。しかし、いずれの場合でも、最終的には科学の進歩によって病気の真の性質が明らかになり、社会はそれが道徳心の弱さでも天罰でもないことを理解するようになった。医学によって病因がわかり、効果的な治療法が提供されはじめると、汚名は消えていった。今では、乳がん患者への支援を表明するために、ナショナル・フットボール・リーグ（ＮＦＬ）の選手が、ピンク色のものを身に着けて試合を行い、エイズ研究の資金集めのためにすべての主要都市がウォーキング大会を開催し、全国規模で自閉症への意識を高める日が設けられている。社会の態度がこのように劇的に変化したのは、人々が汚名を負った病気について率直に話しはじめ、しかも――こちらのほうが重要かもしれないが――医学によってその病気が解明され、治療され得ると信じはじめたときだった。

史上初めて、精神疾患を覆っている汚名をはぎ取る真の機会が、ようやくやってきた。ほとんどの精神疾患を、非常に適切に診断および治療できるようになったからである。それでも汚名が持続してきたのは、心臓病、がん、エイズの治療法の進歩と違って、社会が精神医学の進歩にすぐには気づかなかったからである。あるいは、精神医学が本当に進歩したことを、社会はまだ**信じて**いないと言うほうが当たっているかもしれない。

現在、精神科医はすっかり医学分野の一員となり、ほかの医学的疾患と同じ姿勢で精神疾患に取り組んでいる。治療のために薬を処方したり、電気けいれん療法を行ったりしながら、効果が証明された精神療法を提供する。発病リスクを下げるため、あるいは病気の影響を弱めるために、科学的証拠に基づいて、食事、睡眠、運動、生活様式を変えるように忠告する。ほかの専門医と率直かつ頻繁にコミュニケーションをとり、心理士、ソーシャルワーカー、精神科看護師、リハビリ療法士といった、連携する精神保健専門家に、患者の治療の一部を委ねる。患者とは、ざっくばらんで共感的な態度で関わる。そして、よい成果が上がっている。

現代の精神科医は精神疾患に対して、神経科学、精神薬理学、遺伝学を含んだ多元主義的なとらえ方をしている。それだけでなく、患者がたどってきた独特な経歴を理解し、その人に合った治療を行うために、精神療法と心理社会的な手法も用いる。

かつて、医学生が精神科を選ぶのは、自分自身の問題を解決するためだと広く考えられており、医師の間でさえそう信じられていた。また精神科は、ほかの診療科で競争できない劣等生の受け皿になったこともある。今でも、アジアや中東の一部の国ではこの状況が続いている。しかし、時代は変わった。

現在、精神医学はトップクラスの研修医をほかの診療科と奪い合っている。二〇一〇年、私たちは、コロンビア大学の精神科研修課程に出願することを検討していた、モフシン・アーメドという優秀な人材をスカウトしようとした。医師免許と博士号をもち、有名な神経科学者のもとで神経生物学の博士課程を修了していて、その神経科学者によれば、これまで教えた大学院生の中でも指折りの優秀さだという。アーメドは引く手あまたで、国内のどの研修課程でも選べる立場だった。精神科に興味を示してはいたが、迷いがあることも明らかだった。

私は面接のたびに、アーメドと何度も会話を交わすよう心がけ、この分野のおもしろさを伝えようと最大限の努力をした。精神医学は神経科学によって変貌を遂げているが、患者と人間的な関わりを保てるという点をアピールしたのである。年一回の選定過程によって、卒業する医学生たちの研修先が決まったとき、私はアーメドが最終的に精神医学を選んで、コロンビア大学に来ると知り、大喜びした。しかし、一年目の研修の途中で、アーメドは専門の選択について再考しはじめ、神経学に転向したいと研修責任者に申し出た。

私は速やかにアーメドとの面談を設定した。本人によれば、精神疾患の途方もない複雑さに魅力を感じたものの、精神科の臨床業務に失望したのだという。アーメドは、「私たちはいまだに症状に基づいて診断を下していますし、治療効果も、検査結果ではなく患者の観察によって評価していますよね」と嘆いた。「私は担当患者の調子がなぜ悪いのか、自分たちの治療が患者の脳内でどのように作用して役立っているのか、しっかり理解していると実感したいんです」。

これにどう反論できるというのか？　アーメドの気持ちは言わば決まり文句だった――ヴィルヘルム・グリージンガーからトム・インセルにいたるまで、あらゆる人が口にしてきた――し、一〇〇％正論だった。しかし、私は次のように説明した。私たちは依然として、心理学的な概念と神経生物学的なメカニズムの隔たりを埋めている最中だが、エリック・カンデルやケン・ケンドラーなど、多くの世界的な精神医学研究者のように、両方を受け入れることも完全に可能だ。二一世紀における最も刺激的な精神医学研究は神経科学と関連があり、今や精神医学のトップクラスの人たちはみな、何らかの形で生物学か神経学の教育を受けている。その一方で、精神療法もまだ着実に進歩している。

最近、精神力動派の草分けのアーロン・ベックが、うつ病に特に有効な精神療法である認知行動療法を、統合失調症患者の陰性症状を治療するために改変した。これは、年齢に関係なくすばらしい功績だが、疲れ知らずの九〇代の研究者が成し遂げたとなると、大快挙ではないか。

君の世代こそが、精神力動的な概念と生物学的なメカニズムの隔たりを、ついに埋めることになる。それに、君の能力と情熱があれば、その牽引役になれる。私はそうアーメドに語りかけた。アーメドは精神科研修医の中ですでに頭角を現しているし、精神病性障害の病態生理学に関する革新的なプロジェクトを行っている。皮肉なことに、神経科学研究に重点を置きながらも、アーメドは非常に共感的で優秀な精神療法家でもあり、患者と心を通じさせるコツをよく知っている。私の考えでは、アーメドは二一世紀の精神科医の象徴である。モフシン・アーメドは、もはやエイリアニストでも、シュリンクでも、薬売りでも、還元主義的な神経科学者でもなく、温かみのある多元主義的な精神科医になった。

『サイコ』から『世界にひとつのプレイブック』へ

精神疾患に対処する科学的知識と臨床能力を獲得し、一流の人材を惹きつけるようになった精神医学にとって、最後の——もしかしたら最も難しい——課題は、大衆文化と、精神医学および精神疾患に対する社会の態度を変えることである。

殺人鬼というアメリカ映画のステレオタイプを大衆の心にしっかり焼きつけたのは、アルフレッド・ヒッチコックの一九六〇年の映画『サイコ』だった。主人公のノーマン・ベイツは、モーテルを経営する精神異常者で、女装して亡き母と交信し、宿泊客をむごたらしく殺害する。言うまでもないが、このおどろおどろしい作中の描写は、臨床的事実をひどく誇張している。しかし、『サイコ』がヒットして以来、『ハロウィン』のマイケル・マイヤーズから、『エルム街の悪夢』のフレディ・クルーガー、そして『ソウ』のジグソウにいたるまで、銀幕には精神異常の殺人犯が次々に登場してきた。

また、映画業界は伝統的に、精神科医をはじめとする精神保健従事者を、不気味、無知、あるいは残酷に描いてきた。精神科収容施設の恐ろしさを描いた『ショック』(一九四六)や『蛇の穴』(一九四八)から、『カッコーの巣の上で』、『羊たちの沈黙』(狡猾で傲慢な精神科病院長が登場する)、『17歳のカルテ』(若い女性患者の精神科病棟を舞台としているが、スタッフは患者が抱えている真の問題に気づかない)、『ゴシカ』(不気味な精神科施設が描かれ、その所長がきわめて残虐)、『シャッターアイランド』(狡猾で傲慢で乱暴そうなスタッフのいる不気味な精神科施設が描かれる)、『サイド・エフェクト』(狡猾な精神科医と強欲な製薬会社が登場する)、それに『ターミネーター2』(精神科病院のスタッフを温かく有能な人間としてではなく、冷淡で愚かに描いている)でさえ、その伝統に連なっている。

しかし、ここ数年、ハリウッドは精神疾患の別の側面を描きはじめた。ロン・ハワードの映画『ビューティフル・マインド』では、統合失調症を抱えながらノーベル賞を受賞した数学者、ジョン・ナッシュの感動的な物語が展開する。もう一つの例は、人気テレビドラマ『ホームランド』である。CIAの優秀な分析官(クレア・デインズが演じている)が登場するのだが、彼女は双極性障害を抱えていて、聡明で思いやりのある精神科医の姉に支えられている。ストーリーのおもしろさと演技の巧みさもさることながら、このドラマは、主人公の精神障害の影響と治療を、現実的に正確に描いている点が出色である。それと同時に、精神疾患があるからといって、高度な専門能力を身につけられないわけではないことも示している。

アカデミー作品賞にノミネートされた『世界にひとつのプレイブック』は、精神障害を抱えた魅力的な登場人物を現実的に描いている。それぞれが目的のある生活を送っており、精神疾患はその人の本質ではなく、単なる生活の一部分でしかない。主役を演じたジェニファー・ローレンスは、アカデミー主演女優賞を受賞した際に、「ぜん息を患っていたら、ぜん息の薬を飲みますよね。糖尿病だったら、糖尿病の薬を飲みますよね。でも、脳のための薬を飲まなければならなくなった途端、汚名を着せられるんです」と堂々と述べた。

共演者のブラッドリー・クーパーは、双極性障害の最悪期を脱して安定を取り戻しつつある青年を演じ、その後、精神疾患のための支援活動をはじめた。二〇一三年に開かれた精神保健に関するホワイトハウス会議で、私は本人に活動の動機を尋ねてみた。このとき、クーパーが語った言葉を私は決して忘れない。「あの映画に出演して、私は高校のときの、精神疾患を抱えていた友達を思い出したんです。友達がどんなものに対処していたかがわかってきて、自分が手助けも理解もまったくせず、ただ無知で無関心だったことが恥ずかしくなりました。この映画を作ることで、以前の私のように知識のない人が世の中にどれほどいるかと考えたし、私が映画によって気づいたことを、その人たちにも届ける手助けができるのではないかと思いました」。

女優のグレン・クローズは、精神疾患に対するハリウッドの意識向上を身をもって示している。クローズは二五年前、映画『危険な情事』の中で、ペットばかりか人間さえ殺しそうな境界性パーソナリティ障害の人物に扮し、その演技で観客の目を釘づけにした。現在は、エンターテインメント業界で最もよく知られた精神疾患の代弁者となっている。クローズが立ち上げた非営利団体、ブリング・チェンジ・トゥ・マインドは、「精神疾患を取り巻く負のイメージと差別をなくすこと」を目的としており、クローズは全米各地に赴き、精神医学研究と精神疾患の治療法について一般市民を啓発している。その原動力は、家族にある。妹のジェシーが双極性障害を、甥のケイレンが統合失調感情障害を抱えているのである。

これまでに、精神疾患に関する経験を率直に語った有名人は少なくない。人気作家のダニエル・スティールは、双極性障害と闘った末に自殺した息子のニック・トレイナを記念する財団を創立した。トーク番組の司会者ディック・キャヴェットと、『60ミニッツ』の司会者マイク・ウォレスは、勇敢にも、うつ病との闘いについて語った。キャサリン・ゼタ＝ジョーンズは双極性障害で入院したことを明らかにした。元大統領候補のマイケル・デュカキスの妻、キティ・デュカキスは、うつ病を抑えるために電気けいれん療法を受けて命を救われた経験について、本を書いている。

私は幸運にも、『トゥデイ』の元司会者ジェイン・ポーリーと知り合いになった。それは、ポーリーが自ら精神疾患を経験し、精神疾患に関する支援活動を行っているからである。『空中文字』と『あなたの天職』という著書には、双極性障害が人生におよぼした影響が綴られている。ポーリーが育ったインディアナ州の小さな町では、精神疾患の知識をもつ人は皆無で、精神疾患について話す人もいなかった。そのため、ポーリーは自分の頻繁な気分の変動についてあまり気にかけたことがなかったが、五一歳のとき、転機が訪れる。ステロイド薬のプレドニゾンをしばらく飲みつづけて、重い躁病エピソードが起き、精神科病棟に入院したのである。この予期せぬ入院によって初めて、それまで伏せられていた親族の気分障害の病歴のほか、自分が長い間、知らずに双極性障害の症状に耐えていた事実と対峙させられる。ポーリーは自分の病気を隠しておくこともできたが、率直に話すという勇気ある決断を下した。

有名人が精神疾患の影響で亡くなり、精神疾患の汚名について社会的議論を引き起こすこともある。ロビン・ウィリアムズは、同世代のコメディアンの中でも際立った才能をもち、騒々しくエネルギッシュなユーモアで有名だったが、六三歳のとき手首を切ろうとし、その後、寝室でベルトで首をつり、亡くなった。多くの喜びと情熱を世界に伝えた人間が、生涯の大部分を重いうつ病と闘いながら生きていたらしいことに、ファンは衝撃を受けた。悲劇的な最期を遂げたことは計り知れない喪失だが、報道の大半が精神保健専門家に意見を求め、とても愛されていながら、本人は生きがいを感じていなかったらしいことを、正面から扱っていたのは救いだった。

文化的態度の変化を示すもう一つの例は、アメリカで最も有名な政治一家の子弟が、精神疾患の精力的な代弁者になったことである。パトリック・ジョゼフ・ケネディは、マサチューセッツ州選出の上院議員エドワード・ケネディの末子で、元大統領ジョン・F・ケネディの甥である。一九八八年、二一歳でロードアイランド州議会の下院議員に当選して、ケネディ家最年少の政治家となった。一九九四年には、連邦議会の下院議員に当選する。

私が初めてパトリックに会ったのは、二〇〇六年に友人の自宅で開かれた資金集めイベントのときだった。パトリックはまだ下院議員だったが、議会での立派な活動歴より、酩酊や情緒不安定の逸話のほうが目立つようになっていた。その前の五月には連邦議会のバリケードに車を激突させ、それから間もなく、嗜癖の治療と社会復帰のためにメイヨークリニックを受診している。私と会ったときのパトリックは、能弁で人を惹きつける政治家としてのイメージとは裏腹に、やや不安定で一貫性を欠いているように見えた。おそらく双極性障害の症状だろうと私は推測した。

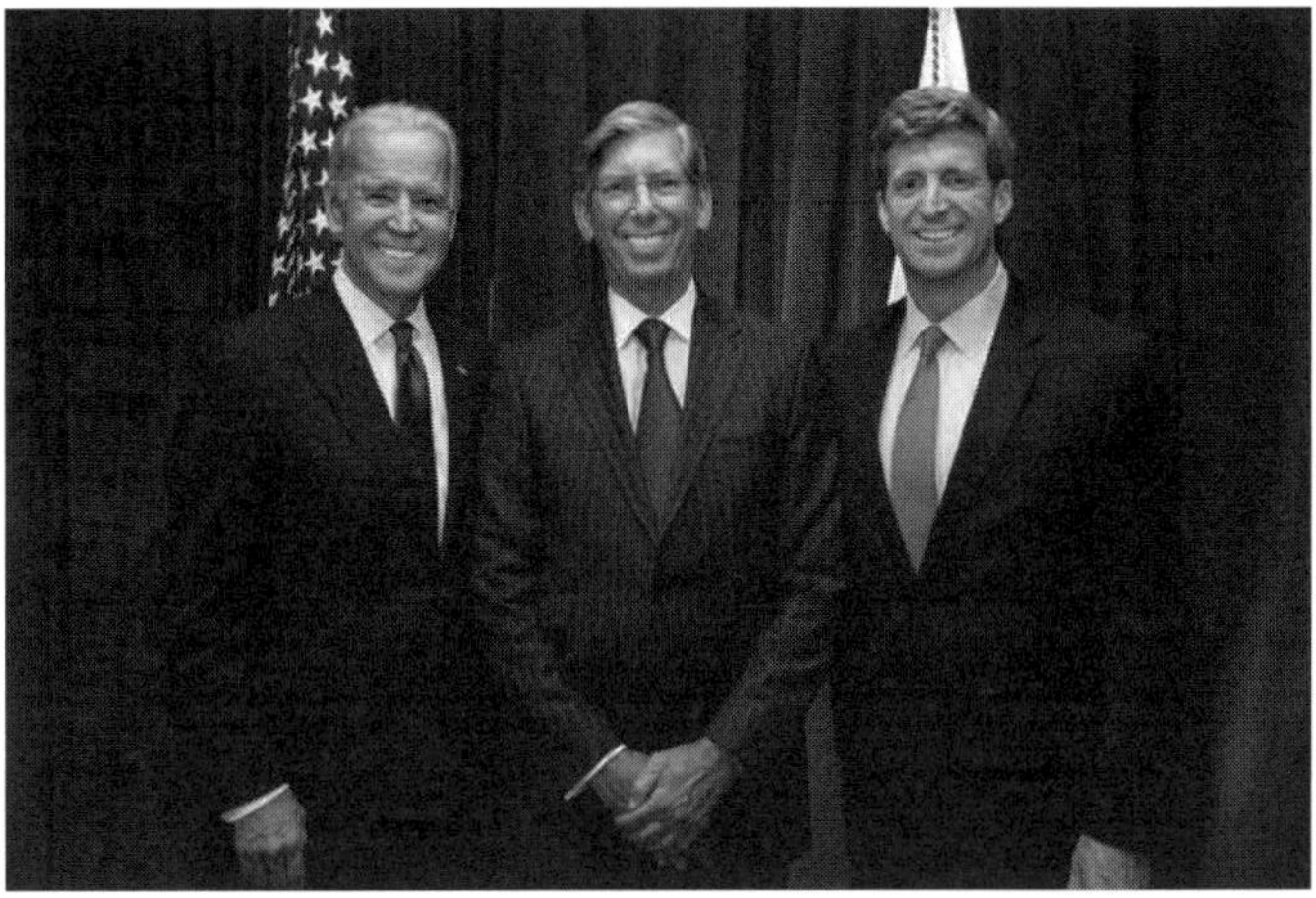

元連邦下院議員パトリック・ケネディ（右）、副大統領ジョセフ・バイデン（左）、筆者（中央）。2013年10月25日、ボストンのジョン・F・ケネディ大統領図書館で開かれた、地域精神保健センター法50周年行事にて。（Ellen Dallager Photography, American Psychiatric Association, 2014）

五年後、ワシントンDCで開かれた精神科医療に関する会合で再会したとき、私はその変貌ぶりに驚いた。落ち着きと集中力があり、会話での応答もしっかりしている。以前と変わったように見えますね、と本人に話しかけると、双極性障害と物質乱用の効果的な治療を受け、今では健康的な生活を送り、とても調子がよいとのことだった。一年後にはニューヨークで婚約パーティーが開かれ、私も出席した。乾杯と祝辞の後、パトリックは私を脇に引っ張っていき、人生の次のステージを、精神疾患と嗜癖に関する支援活動に捧げることにした、と教えてくれた。

この決断に刺激を受け、私は翌日、アメリカ精神医学会の会長に立候補する決心をした。もし幸運にも当選したら、精神疾患にまつわる汚名の払拭と、精神医学に対する人々の啓発という目標を追求するうえで、パトリックは最高のパートナーになると思った。それ以来、パトリックとともに数多くの精神医学関連の立法に取り組んできた。精神衛生と依存症公平法の最終規則、患者保護および医療費負担適正化法、精神保健上の危機における家族支援法などである。そのほか、精神疾患と嗜癖と精神科医療の実情を、一般市民に伝える活動でも協力してきた。今パトリックは、アメリカで最も有名で、雄弁で、優れた精神疾患の代弁者かもしれない。このように公然と積極的に重い精神疾患と向き合う政治家も、パトリックが初めてかもしれない。パトリック・ケネディや、ブラッドリー・クーパー、グレン・クローズ、ジェイン・ポーリー以外にも、アラン・アルダ〔俳優〕、ゴールディ・ホーン〔女優〕、アリアナ・ハフィントン〔ハフィントン・ポスト創設者〕をはじめとする大勢の有名人が、精神疾患への意識向上に自らの知名度と影響力を活かしはじめている。すばらしい第一歩である。しかし現実には、社会が「医学によって精神疾患が解明され、効果的な治療が行われ得る」と完全に信じない限り、精神疾患の汚名は克服できないだろう。幸い、精神医学では近い将来、ひときわ目覚ましい数々の進展がありそうである。

明るい未来

過去二〇〇年にわたって、精神医学史では長い停滞期と突然の大きな変化が繰り返されてきたが、あいにく、その多くはよい方向への変化ではなかった。しかし、私たちは今、かつてないほど見事な革新を次々に生み出すような、科学的進歩の時代に突入している。

特に有望な研究分野の一つは遺伝学である。個々の精神疾患が、単一遺伝子のみによって生じるわけではないことはほぼ確実だが、遺伝学的技術の向上のおかげで、遺伝子の特定のパターンまたはネットワークが、大小さまざまなリスクを与えることがわかってきている。これらの遺伝学的特性が、患者のさらに正確な診断に役立つだろう。また、重い精神疾患になりやすい人をより早く発見できるようになり、予防的介入も可能になるだろう。

精神医学における遺伝学の適用例をいち早く示したのが、グレン・クローズの親族である。二〇一一年、マサチューセッツ州のマクリーン病院で、ハーバード大学の心理学者、デボラ・リーヴィー博士が主導した研究に、グレン・クローズの妹のジェシーと甥のケイレンが自主参加したのである。ジェシーとケイレンのDNAを（ROMAに似た手法で）遺伝子解析したところ、二人はまれな遺伝子変異を共有していて、この変異により、ある遺伝子の過剰なコピーが起きていた。その遺伝子は、アミノ酸の一種グリシンを代謝する酵素を作り出すのだが、このことが精神病性障害に関係していた（グリシンは、興奮性の神経伝達物質、グルタミン酸の活性の調節を助けるからである）。この遺伝子の過剰なコピーがあるために、ジェシーとケイレンの身体は、グリシンを代謝する酵素を作りすぎ、グリシンの欠乏を起こしていた。リーヴィー博士がグリシンのサプリメントを投与すると、二人の精神症状は著しく改善した。まるで、アスピリンの服用によって熱が下がるような効き方だった。グリシンのサプリメントを中止すると、二人の症状は悪化した。

二人の精神疾患を改善する薬を見つけるため、遺伝子検査を用いたことは、精神医学に個別化医療を適用した先駆的な例だった。この手法は精神疾患の診断と治療に革命を起こす可能性がある。

精神疾患のための有用な診断検査は、近いうちに誕生すると思う。遺伝子検査に向けた前進以外にも、診断と治療法の選択に役立つ検査法をもたらしそうな、有望な技術がいくつかある。たとえば、電気生理学（心電図のような脳活動検査法を確立する）、血清学（コレステロールや前立腺特異抗原の検査に似た血液検査法を生み出す）、脳画像（MRIとPETで特徴的な脳構造と脳活動を検出する）などである。アメリカ食品医薬品局（FDA）は最近、アルツハイマー病のPET検査を承認したし、近々、自閉症の診断にも脳画像が役立つようになりそうである。精神疾患をSPECTで診断するというダニエル・エイメンの主張はまやかしだが、科学的に証明された脳画像による診断手法が生まれることになる。

精神科治療の前進は、ほかの領域でも起きている。たとえば新薬では、脳内のどこでどう作用するかに関して従来より精密に狙いを定めたものが、現在開発されている。また、脳刺激療法(電気けいれん療法としてはじまった治療法)も、目覚ましい進歩を遂げつつある。電気けいれん療法よりはるかに侵襲性の低い、新たな脳刺激法が二種類——経頭蓋磁気刺激（TMS）と経頭蓋直流電気刺激（TDCS）——考案されたのである。これらの治療法は、磁場または弱い電流を使い、発作を誘発せずに特定の解剖学的部位の脳活動を刺激したり抑えたりするもので、非侵襲的であり、麻酔も必要ない。精神病、うつ病、不安障害の症状の発生源と考えられる、脳の特定部位に照準を定めることができる。

薬やほかの脳刺激療法に反応しない、特に重い難治性の精神疾患には、脳深部刺激療法（DBS）が新たな希望をもたらしている。脳深部刺激療法では、正確に特定した神経構造の中に、手術で電極を埋め込む。非常に侵襲的で脳神経手術が必要な治療法だが、強迫性障害やうつ病のきわめて深刻な症例のほか、パーキンソン病や捻転ジストニアといった神経障害に、最後の治療手段として使われ、よい成果を上げてきた。

精神療法研究の有望な道は、認知神経科学——脳のソフトウェアを研究する分野——から現れつつある。この分野の研究により、会話療法を通じて変えられる精神機能と、会話療法に影響され**にくい**精神機能の神経基盤が、解明されはじめている。精神療法中に働く特定の神経生物学的プロセスがわかりはじめているため、この情報を活かせば、精神療法の手法を効果がありそうな病気にのみ適用して、それらを精緻化させることができる。

会話療法の有効性を高めるため、特定の薬と併用している研究者もいる。会話療法の効果を得にくくする症状を軽減しようと、抗うつ薬、抗精神病薬、抗不安薬がよく用いられる。精神病的な思考があったり、叫び声が聞こえたり、重いうつ状態だったり、不安で身体がすくんだりしているときは、有意義な会話を交わしにくい。学習能力と神経の可塑性〔変化のしやすさ〕を高める薬を用いれば、精神療法の効果を高め、必要なセッション数を減らせる。

このような相乗効果の一例に、認知行動療法とD－サイクロセリンの併用がある。D－サイクロセリンはもともと結核治療用に承認された薬だが、この薬が脳内のグルタミン酸受容体に作用し、学習能力を高めることがわかった。D－サイクロセリンを認知行動療法と併用すると、効果が高まるようである。強迫性障害、不安障害、PTSDの患者にも、薬と精神療法を併用する同種の治療法が適用され、効果を上げている。

もう一つの新たな例は、私の同僚でコロンビア大学の神経科医、スコット・スモールの研究室がもたらしたものである。カカオ豆由来のフラバノールの濃縮抽出物が、海馬の神経活動を刺激し、加齢に伴う記憶障害を抱える人の記憶力を劇的に向上させることを、スモールは発見したのである。このような栄養補助化合物が、認知リハビリテーションの新たな方法になるかもしれない。

さらに、患者の治療遵守を手助けしたり、補助的な治療支援を行ったり、患者と精神科医療者の仮想の接触を保ったりできる、インターネットを介したモバイル機器アプリケーションも、次々に登場しはじめている。コロンビア大学実験精神病理学研究室の室長、デイヴィッド・キムヒーは、統合失調症の患者がつらい症状に襲われたときに使えるモバイル・アプリケーションを開発した。幻聴が強まったら、対処法を教える認知行動療法的な文章を、スマートフォンの画面に呼び出せるのである。

スクリーン1――今、声が聞こえますか？［はい／いいえ］
スクリーン2――声の強さはどれくらいですか？［一～一〇〇の点数で］
スクリーン3――したいことはどれですか？
リラクセーション法
気晴らし
原因探し
何もしたくない
スクリーン4.1――**リラクセーション法**［解説付きの呼吸法が四五秒間、画面上で起動する］

また、コロンビア大学精神医学科の行動医学部門責任者、リチャード・スローンは、センサー付きのリストバンドやベストといった装身具を患者に身に着けさせ、生体信号（心拍、血圧、呼吸、体温、筋肉の緊張など）をモニターする。センサーがリアルタイムでデータを送信し、患者の精神状態を示すのである。

精神異常者を石造りの寒い部屋に鎖でつなぎ、唖然とする大衆の前で化けもののようにさらした時代に比べると、精神医学は大きく進歩した。悪評まみれの険しい道のりを経た後、この分野は今、正しい知識に基づく効果的な精神科医療を行い、治療の成功を目の当たりにするという、精神科医にとって最もうれしい瞬間を生み出している。多くの場合、それはただ単に症状が軽減するというだけではない。患者の人生が根底から変わるのである。

数年前、私はアビー・アバクロンビーのような患者を担当した。彼女はパニック発作に悩み、二〇年間、自宅から出られなかった。そこはマンハッタンにある狭苦しい部屋で、初め、患者はその単調ながらも安全な環境から出ようとしなかったため、私が往診しなければならなかった。ついに私のオフィスまで来られるようになると、いつでも逃げられるように、部屋のすぐ外に自転車を止め、ドアを開けたまま、その近くに座った。しかし、今では夫とハイキングに出かけ、友達と会い、子どもを学校に送り、私に「自分の世界が一〇〇倍、広くなったような気がします」と話す。

以前、治療した五〇歳の男性は、何十年も、うつ病を患い、自殺未遂を二度、起こしていた。仕事を何度も辞め、恋愛関係を維持することもできなかった。しかし、抗うつ薬と精神療法による治療を二カ月行うと、憂うつのベールが取り払われたように感じ、「ほとんどの人はこんな気分なんですか？　ほとんどの人はこんなふうに**生きて**いるんですか？」と尋ねた。

友人のアンドリュー・ソロモンも、効果的な治療を受けるまで、自殺性うつ病を何年か患っていた。この病気については、著書『真昼の悪魔――うつの解剖学』の中で雄弁に語っており、本はピューリッツァー賞の最終選考に残ったほか、全米図書賞を受賞してもいる。現在、ソロモンは円満な結婚生活を送り、仕事面でも、著述家、活動家、人気講演者として大活躍している。ソロモンは私に、「現代精神医学がなかったら、今頃、死んでいたかもしれないと心から思うよ」と断言している。

比較的最近まで、パトリック・ケネディのように双極性障害を抱えた人は、自分はいずれ経済的に破綻し、面目を失い、人間関係を壊してしまう運命だと思っても無理のない状況だった。やはり私の大切な友人であるケイ・ジャミソンは、カリフォルニア大学ロサンジェルス校の大学院で学び、心理学の若手教員として働いていた頃、猛スピードで飛行するような躁状態と、押しつぶされそうなうつ状態という二重の苦しみにさいなまれた。将来の見通しは暗いように思えた。しかし現在、ジャミソンはジョンズ・ホプキンス大学で精神医学の終身教授となり、『タイム』誌から「医学のヒーロー」の称号を授けられ、「全米ベストドクターズ」の一人にも選ばれた。五冊の書籍を含む著作物は高く評価され、セントアンドルーズ大学から名誉文学博士号を受けている。そんな彼女は、精神医学が「自分の人生を修復してくれた」と語っている。

では、三大精神疾患の中で最も深刻で恐ろしい、心にとって最大の災いである統合失調症についてはどうだろうか？今、もし統合失調症——最も過酷な精神病——の人が主要な医療センターの精神科に来て、良質の治療を十分に受け、退院後も治療を継続すれば、たどる経過として最も可能性が高いのは、回復して、自立生活を送り、学問や仕事を続けられるというものである。友人のエリン・サックスについて考えてほしい。

エリンはマイアミの上位中産階級の家庭で育ち、両親の愛情を受けながら、陽光降り注ぐノーマン・ロックウェルの絵のような子ども時代を過ごした。振り返って考えると、将来、発症する精神疾患の手がかりはいくつかあったかもしれない。たとえば八歳のとき、靴と本をまったく同じ順番で注意深く並べなければ寝ようとしなかったことや、寝室の窓の外に恐ろしい人影が潜んでいるため、よく布団を頭までかぶっていたことなどである。しかし、ほんの少しサックス家を訪れただけの客なら、エリンを上機嫌で、聡明で、いたって普通の女の子だとしか思わなかったはずである。言動に変化が現れはじめたのは、テネシー州ナッシュビルのバンダービルト大学に入ってからである。

最初は衛生面が悪化した。まめにシャワーを浴びなくなり、友人から着替えろと言われるまで、毎日、同じ服を着つづけることが多くなった。その後、周囲を心配させる行動をとるようになる。あるときは、マイアミから遊びにきていた友人を置き去りにして、はっきりした理由もなく寮の部屋から駆け出し、凍えそうな寒空の下で中庭を走り回り、頭上で毛布を翻しながら、寮生全員に「私は飛べるのよ！」と宣言した。しかし、このような予兆も治療には結びつかず、卒業生総代で大学を卒業し、マーシャル奨学金を得てイギリスのオックスフォード大学に留学した。

イギリスで、初めて精神病的な変調を来たした。このエピソードは、賞を獲得したエリンの著書『中核が壊れる——私が体験した狂気』に綴られている。「一つの呪文が頭の中を駆けめぐり、眠れなかった。私はクズだから死んだほうがいい。私はクズだから死んだほうがいい。私はクズだから死んだほうがいい。時間が止まった。真夜中になる頃には、夜明けなど二度と来ないと確信していた。死に関する考えに埋もれていた」。

統合失調症と診断されて入院したが、まだ一九八三年だったため、主に会話療法の治療を受けた。薬は一つも処方されなかった。

退院後、オックスフォードでの勉学をどうにか終え、イェール大学法科大学院に合格さえした。しかし、病気は悪化した。コネティカット州ニューヘイブンにあるイェール在学中に、人が自分の心を読み、言動を操ろうとしていると考えはじめた。思考は支離滅裂で突飛になり、筋の通った話ができなくなった。ある日の午後、エリンは契約法の教授の部屋を訪れる。この聡明でおもしろい女性教授を、エリンは「先生は神様だから、その後光に浴したい」と慕い、理想化していた。教授室に入ると、見た目も行動も奇妙なエリンに、教授は「あなたのことが心配なの」と告げ、少し仕事をしたらすぐ一緒に帰宅しようと誘った。喜んだエリンはすぐ立ち上がって窓によじのぼり、桟に腰を下ろした。そして身体を揺らし、両足を蹴り上げながら、ベートーヴェンの「歓喜の歌」を大声で歌いはじめた。エリンは再入院――今回は自らの意思に反した入院――となり、身体拘束と強制的な投薬を受けた。

あれは人生で最悪の体験だったとエリンは私に語った。自分は精神的な病なのだ、永遠に治らず、精神を歪めてしまう統合失調症なのだと実感した瞬間だったという。もう二度と普通の生活は送れないだろうと確信した。「夢の規模を小さくしなければならないと思った。ただ死にたいと思うこともあった」。しかし、ニューヘイブンでエリンは多元主義の精神科医に出会う（著書の中では「ホワイト先生」と呼んでいる）。精神薬理薬の治療効果を理解している、フロイト派の精神分析家だった。この医師は薬が効きはじめるのを待ち、その後も投薬を続けながら、毎日エリンと会話して、一日の枠組みと希望を与えた。最終的に使用することになったのは、一九八九年にアメリカで承認された、優れた治療効果をもつ新しい抗精神病薬、クロザピンである。

ホワイト先生に励まされ、エリンは「病気に運命を決められてなるものか」と決意する。統合失調症について片っ端から学び、すべての治療を真面目に受けた。しばらくすると、再び日常生活を十分こなし、頭の冴えた日々を送れるようになった。家族、そしてのちには夫の揺るぎない愛情と支えが、自分の成功には不可欠だったとエリンは考えているが、ご家族に会った私も、心からそう思う。

家族や多元主義の精神医学に支えられ、エリンは法学者、精神保健の支援活動家、著作家として、華々しく活躍するようになった。現在は南カリフォルニア大学の法学部副学部長を務め〔原著執筆時〕、法学、心理学、精神医学、行動科学の教授でもある。また、アメリカで「天才賞」と呼ばれるマッカーサー賞も受賞したし、最近、TED〔アメリカの非営利団体で、多彩なテーマの講演会を開催している〕の講演を行い、自身の回復における温かい共感の重要性を踏まえて、精神疾患を抱える人に思いやりをもつよう呼びかけもした。ベストセラー本も出版している。

エリン・サックスも、ケイ・ジャミソンも、アンドリュー・ソロモンも、ただ症状が緩和しただけではなかった。効果的で、科学的根拠のある、温かく気遣いに満ちた治療に助けられて、自分自身の中にまったく新しいアイデンティティを見つけることができた。これは一〇〇年前には叶わぬ夢だったし、私が医師になった三〇年前でさえ、一般的なことではなかった。現在、回復は可能であるだけでなく、予想された経過なのである。自分で決めた、充実した人生が、精神疾患を抱えたすべての人の目標になっている。

ただ、このような進歩が起き、精神疾患と精神医学に対する社会の理解に明るい変化が増えてはいても、私は決して、精神医学の過去の闇が消えたとか、精神医学への疑念や軽蔑がなくなったなどとは錯覚していない。逆に、精神医学は波乱に満ちた長い道のりを経て、進化における重要かつ絶好の瞬間に到達したと思っている。それは、祝うべき瞬間ではあるが、いまだ目の前にある課題について考える機会でもある。それを考えるうえで私が思い出すのは、一九四二年のエル・アラメインの戦いでイギリスが待望の勝利を収めた後、ウィンストン・チャーチルが行った有名な宣言である。第二次世界大戦中、士気をそぐような長い敗北の末に、連合国は初めて勝利した。この期をとらえて、チャーチルは世界にこう告げる。「これは終わりではない。終わりのはじまりでさえない。しかし、もしかしたら、はじまりの終わりかもしれない」。

謝辞

ありがたいことに、私は私生活でも仕事でも多くの手引きと支えを受けてきた。本書の執筆についても例外ではない。特に感謝しているのは、両親のハワードとルース、妻のローズマリー、そして息子のジョナサンとジェレミーである。両親の愛情と影響は、私の価値観と道徳観と世界観を培った。妻と息子は私の人生を計り知れないほど豊かにし、私の努力を支え、慢性的な職務への過剰関与（別名「仕事中毒」）によって、たびたび家族と過ごせなかったことを優しく許してくれた。

この本の執筆について初めて真剣に考えたとき、ジム・シン――大切な友人で、プリンストン大学の政治経済および国際関係の教授――が、雑然としたアイディアの塊から、話の要点を明確に浮かび上がらせてくれた。また、がん専門医で、私と同じコロンビア大学教員のシッダールタ・ムカジーに助言を仰ぐことを提案してくれたのもジムであり、シッダールタは親切にも、非常に参考になる話を一時間ほどしてくれた。ピューリッツァー賞を獲得した彼の著書『病の皇帝「がん」に挑む』は、執筆の手本と発想の源になった。

本の計画をあたためていたとき、私は優れた著述家でもある友人たちに助言を求めた。ケイ・ジャミソン、オリヴァー・サックス、アンドリュー・ソロモンが私を励まし、内容に関する構想を発展させ、出版の世界とそのプロセスについて教示してくれた。ピーター・クレイマーは、一般読者向けに執筆している精神科医として、有益な助言をくれた。

近所に住む友人で、セント・マーティンズ・プレスの編集者ジェニファー・ワイスにも感謝している。私のエージェントとなった、ロス・ユン・エージェンシーのゲイル・ロスを紹介してくれた。ゲイルは私が投げたアイディアを受け取り、それをプロの技術で取っつきやすい形に変えるとともに、優れた著述家で神経科学者であるオギ・オーガスに引き合わせてくれた。オギと私は固い絆を結び、その後一八カ月間、一心同体となって、物語を練り、原稿を作成した。オギがこのプロジェクトに多大な貢献と揺るぎない献身を行ったことは、最初から最後まで明らかだったが、期限内に本を完成させるべく、婚約者を説得して新婚旅行を延期したときほど、それが劇的に表れた瞬間はなかった。

調査の作業では、寛大にも、大勢の同業者が時間を割いて貴重な情報を提供してくれた。優れた研究者でアイオワ大学の精神医学教授でもある、ナンシー・アンドリアセン。認知行動療法の生みの親でペンシルベニア大学の精神医学名誉教授、アーロン・ベック。DSM−III特別委員会委員長を務めた、コロンビア大学精神医学名誉教授のボブ〔ロバート〕・スピッツァー。スピッツァーは、妻でDSM−III特別委員会委員でもあったジャネット・ウィリアムズとともに、DSMに関わった経験や精神医学の発展について語ってくれた。また、スピッツァーとともに作業に取り組み、ほかの版のDSMにも貢献した、コロンビア大学教員のジーン・エンディコットとマイケル・ファースト。画像技術が精神医学に与えた影響について助言をくれた、優れた科学者にしてアメリカ国立精神保健研究所の分子画像責任者、ロバート・イニス。精神科医、活動家、著述家、そしてコロンビア大学教員である、ロバート・リフトン。リフトンは、ベトナム戦争時代の経験と、チェイム・シャタンとの活動について語ってくれた。コーネル大学医学部の元学部長で、一流の精神科医かつ精神分析学者のボブ・ミシェルズ。ミシェルズは、アメリカ精神医学における精神分析の軌跡を、該博な知識を用いて詳しく教えてくれた。かつてワシントンDCのセント・エリザベス病院で、因襲打破主義の精神科長として活躍し、長きにわたってアメリカ精神医学会の幹部を務める、ロジャー・ピール。ピールはその目で見たDSM−IIIの承認について話してくれた。アメリカ精神医学会とDSMに関して有益な考え方を提示してくれた、アメリカ精神医学会の元調査責任者でDSM−IVの副委員長、ハロルド・ピンカス。卓越した精神疫学者にして、コロンビア大学精神医学教授のマーナ・ワイスマンは、亡くなった夫のジェリー・クラーマンとともに対人関係療法を開発した経緯を語ってくれた。ティム・ウォルシュとポール・アップルボーム——いずれも優秀な精神科医でコロンビア大学教授——は、原稿の一部について感想を述べてくれた。グレン・マーティンは、アメリカ精神医学会代表者会議とＤＳＭ－５特別委員会との連絡担当者で、ＤＳＭ－５作成過程で起きた一連の出来事の時系列を思い出させてくれた。友人で臨床心理士のブリジット・ロックは、施術者の立場から原稿の一部について感想をくれた。インスブルック大学で生物学的精神医学科長を務める、友人で同業者のヴォルフガング・フライシュハッカーは、ドイツとオーストリアの精神医学の歴史的出来事について教えてくれ、主要な文書をドイツ語から英語に翻訳してくれた。

ハンナ・デッカーの研究書『メーキング・オブ・ＤＳＭ－III――診断マニュアルによるアメリカ精神医学の征服』は貴重な情報源となった。

各界の著名人四人が親切にも時間を割き、さまざまな草稿の多くの部分を読んで、詳しいコメントを送ってくれた。アンドリュー・ソロモンは初期の草稿を読んで、鋭くも励みになる感想を提示し、正しい軌道の出発点に立たせてくれた。高名な科学者で著述家でもある、ノーベル賞を受賞したコロンビア大学教授、エリック・カンデルは、過去と現在の精神医学について何度か私と話し合い、関連資料と原稿の一部に関する貴重なコメントをくれた。フラー・トーリー――研究者、著述家、評論家、精神疾患患者の支援活動家――と、ケン・ケンドラー――著名な遺伝学者、研究者、バージニア・コモンウェルス大学の精神医学教授――は、長い時間をかけて原稿のほぼ全体を読み、詳しい感想をくれた。

この本に役立った過去のプロジェクトでの協力者、科学ライターのピーター・ズートリンと、コロンビア大学ジャーナリズム大学院で教えているジャーナリスト、スティーヴン・フリードにも感謝したい。フリードは、一般の読者に向けた効果的な書き方についてベテランらしい助言をくれた。

本書のための写真撮影と写真提供について、マイケル・アヴェドン、アネット・スワンストローム、イヴ・ヴァッグにお礼を述べたい。イヴォンヌ・コールとジョーダン・デヴァイルダーは調査を手伝ってくれ、イヴォンヌとモニカ・ガレゴスは、写真と引用句を本書で使用するための許可を取ってくれた。また、スーザン・パルマとモニカ・ガレゴスは、私のスケジュールを精力的に管理し、本書を執筆する時間を確保するという、おそらく最も重要な作業を担当してくれた。

エージェントと私が初めてこの企画を各出版社に打診したとき、現在の担当編集者であるトレイシー・ベハーが（発行人のリーガン・アーサーとともに）ためらうことなく熱意を示し、早々にリトル・ブラウンと結びつけてくれた。本の製作中、トレイシーは同僚のジーン・ガーネットの力も借りながら、技術と経験をもって私たちを指導してくれた。この本が最終的にこの形と長さになったのは、二人が適切なタイミングで鋭いコメントと忠告をくれたおかげである。

私の大切な友人かつ同僚で、ノースカロライナ大学で私が指導した宮本聖也医師に深く感謝している。彼は本書の出版と監訳に多大なる貢献をしてくれた。彼の献身と尽力なくして『シュリンクス』の日本語版出版はありえなかったと思う。

最後に謝意を表したいのは、私の恩師やメンター、精神医学界と科学界の仲間たち、そして精神科医療の従事者たちである。私にさまざまなことを教え、経験させてくれたこと、そして精神疾患を抱える人に関する知識の発展と、患者のケアに力を注いでいることに感謝している。私たちが行っているあらゆる活動と同じく、この本もやはり、精神疾患を抱える人の生活をよりよくしたいという思いから生まれた。私に教訓と生きがいを与えてくれた患者さんたちにもお礼を述べたい。

監訳者あとがき

本書の英文オリジナルタイトルは、*Shrinks : The Untold Story of Psychiatry* である。Shrinks は日本人にはほとんど馴染みのない単語であるが、アメリカのテレビドラマや映画を見ると、「精神科医」を指す言葉として普通に使われている。一方、正式な医学用語である精神医学（psychiatry）に由来し、「精神科医」を意味する psychiatrist という呼称は、医療関係者以外からはほとんど見聞きしない。シュリンクとは、本書で何度も述べられているように、フロイトが創始した精神分析を診断と治療の主軸とする精神科医たちを、侮蔑的なニュアンスをこめて呼ぶ俗称である。シュリンクは当初、精神分析を未開のジャングルの祈祷師による原始的な魔術になぞらえて使われはじめたと思われる。精神科医は、その長い歴史の最初から、他の身体科の医師たちと同じような正当な評価を、社会や医学界から受けられなかったのである。

本書の冒頭に登場する若い統合失調症の女性患者とその家族が抱く、現代の精神医療に対するすさまじい不信感と抵抗感は、何もアメリカに限ったことではない。私は精神科医になって三〇年近くになるが、最先端の科学技術が進んだ現在の日本においても、精神科医の問診を主とした診断や、薬を高頻度に使用する治療に対する当事者や家族の強烈な疑念や批判的態度を日常的に経験する。また、メディアや人権団体などによる精神医療に対する厳しい論評を拝見することもしばしばである。実際、精神医学的診断は、経験豊富な精神科医であっても決して容易ではないケースも相当数あり、診断や治療方針決定に関する医師間の不一致率は、すべての臨床医学領域の中で最も大きいと思われる。なぜ精神医療と精神科医は、今なお異端児的扱いを受けるのか？　なぜ精神医学には、うさん臭さが常につきまとうのか？　その問いに真摯に答えるべく本書には、精神医学史に残る英雄と偉大なるペテン師が数多く登場し、これまでほとんど語ってこられなかった精神医学の光と影を含めた歴史的秘話が紹介されている。

本書の著者であるジェフリー・A・リーバーマン先生に私が初めてお会いしたのは、一九九八年四月、彼のもとに留学することになったノースカロライナ大学チャペルヒル校精神科の教授室である。渡米前に留学中の研究テーマなどをお伺いすべく何度も彼にメールを送ったが、まったくお返事をいただけなかったこともあり、留学生活全般にわたって不安ばかりが募っていた。リーバーマン先生は、当時から統合失調症研究の世界的権威かつトップリーダーとして知られ、CATIE study という新規抗精神病薬の大規模な臨床試験の立ち上げを控え、きわめて多忙な日々を送っていらしたと思う。彼のラボ（研究室）への日本人留学生は私が初めてだと聞いていたため、国を背負った気分で面会時に話す内容を何度も練り直し準備した。約束の時刻が来て、いざ教授室のドアをノックしようとした寸前、医学生と思われる若い白人女性が、彼の部屋に突然ズカズカ入っていき、私と約束していた三〇分間すべてを使って彼と話し込んでしまった。戸惑う私の背後に次の面会者が現れ、私を差し置いて今にもノックしようとしたため、あわてた私は教授室に雪崩れ込んだ。極度の緊張と予想外の展開で完全に舞い上がった私は、名前だけ名乗った後、全身から大粒の汗を流しながらしどろもどろになってしまった。リーバーマン先生は私を上から下までさっと見て首をかしげてしまった。「これはまずい」と思った私はその瞬間、「これから全力で study します」と大きな声で言い放った。彼は、「いや、study ではない。われわれから learn して（学んで）ほしい」と穏やかに話してパソコンにさっと目を向けられた。わずか一分間ほどの初対面であった。

ジェフ（リーバーマン教授を私がファーストネームで呼べるようになるまで出会いから半年かかった）から *Shrinks* の日本語訳出版を打診する旨のメールが私に届いたのが二〇一五年七月である。アメリカでは *Shrinks* が各方面からすでに大絶賛されていることを知り、早速購入して一読してみたところ、専門家の私でも知らなかった精神医学史の興味深い数々の真実のエピソードに驚くとともに、ロバート・スピッツァーをはじめとする著名な精神医学の開拓者たちの果敢な勇気と行動力に対して素直に感動した。また、*Shrinks* の執筆と出版にかけたすさまじいまでのジェフの情熱、努力、率直さと、この本に込められたメッセージの力強さに深く心をゆさぶられた。一刻も早くこの本を日本に紹介したいと切に思った。彼がノースカロライナ大学の教授室で私に伝えた「われわれから学んでほしい」というメッセージの「われわれ」には、栄光と挫折や混乱を繰り返してきた波瀾万丈のアメリカ精神医学史も含まれていたことを一七年後に悟ったわけである。

ジェフは本書執筆の動機について、「本書は精神疾患を抱える人の生活をよりよくしたいという思いから生まれた」と記述している。そのためには、精神医学に向けられている全般的な負のイメージを払拭する必要があり、それがどのような形で表現すれば可能になるのかを、時間をかけて綿密に構想したに違いない。その結果、精神医学への不良なイメージは、精神医学自らが招いた部分が大きいことを潔く認め、「長い過ちの歴史を洗いざらい告白し、怪しげな過去をどのように乗り越えたかを嘘偽りなく語るしかない。悪党もペテン師も胸の悪くなるような治療法もばかげた理論もひっくるめた、精神医学のありのままの歴史を提示する」決意を固めたと思う。第一流の科学者らしく、多くの専門家を丹念に取材して、今まで公にされなかった興味深いエピソードを紹介するとともに、国内外の膨大な文献と資料に目を通し、自らの個人的体験も交えながら、一般の読者にも読みやすい、かつてない精神医学のヒストリー＆ストーリーの展開に成功している。

私が推測するに、本書執筆の直接的な動機になったのは、彼が当時会長になったばかりのアメリカ精神医学会（ＡＰＡ）が総力をあげて完成させたＤＳＭ－５に対して、当時アメリカ国立精神保健研究所（ＮＩＭＨ）の所長であったトム・インセルが激しく非難し、ＤＳＭを公式に拒絶した二〇一三年四月の有名な騒動であったと思う。精神医学には、精神疾患の精神力動的な考え方（心の学問）と、その対極にある生物学的な考え方（脳の科学）の間を、振り子のように何度も行き来してきた歴史が約二〇〇年間ある。インセルの反撃は、現在も多くの精神疾患の病因が依然不明であり、ＤＳＭは診断の均一性と治療の個別的適切性において、科学性と妥当性を欠いているという生物学的精神医学の立場を反映していたと思う。ＡＰＡがどのように反応するのか世界が固唾をのんで見守っていた中で、インセルのブログ発表からわずか一五日後に、二人はＡＰＡとＮＩＭＨの代表として連名で、共同声明（タイトルは、DSM-5 and RDoC : Shared Interests）を発表し、ＤＳＭ－５の存在意義を正式に認めた。ＤＳＭの歴史と意義に精通し、多元主義的精神科医の代表格であるジェフの真摯な説得なくして、この迅速な合意は絶対にありえなかったと思う。二人は精神医学と精神医療の本質や問題点と将来について、腹を割って議論したに違いない。もし、NIMHがDSM－5を否定して、それに基づいた精神医学研究の資金提供を拒否していたなら、アメリカはもちろん世界の精神医療は、その後はかり知れない混乱とダメージを負っていただろう。本書にはその経緯とジェフのポリシーが詳述されており、精神医学に関わるあらゆる段階の従事者にとっても十分な読み応えがあると確信する。

本書は、神秘的な偽科学として生誕したカルト宗教のようなシュリンクが、第二次世界大戦後より生命を救済する科学的な職業として緩徐に成熟していった足跡をたどっている。また、フランツ・メスマーが一九世紀に動物磁気を提唱した空想的な理論から、一九七〇年代後期に同性愛が精神障害に分類され、昏睡療法やロボトミーといった無謀な治療法にいたるまでの歴史を満載している。さらに、アメリカ精神医学を一世紀以上にわたって支配した精神分析理論の提唱者であるジークムント・フロイト一派の創設から深刻な分裂にいたったリアルな経緯や、脳に焦点を当てた研究の開拓者であるエリック・カンデルを代表とする神経科学者たちが、英雄たるフロイトの君臨をいかに終焉させたかを忠実に物語っている。精神医学史において多くの先覚者と傑出した理論を産出した伝統あるドイツ精神医学が、アメリカの精神科医たちにどのような影響を与え、現在彼らがどのように捉えているかを知る上でも本書は貴重であると思う。

また本書には一九七〇年代から二〇〇〇年代にわたって、精神医学に関連した映画や楽曲などが、ジェフの青春時代の体験とともに数多く紹介されており、当時のアメリカ文化の香りが漂ってくる。さらに、精神疾患に実際に罹患した俳優や著名人たちのエピソードもふんだんに盛り込まれており、本書に記述された映画やドラマを、これらの事情を踏まえて、あらためて鑑賞する楽しみも読者に提供してくれている。

しかし私が最も強調したいのは、本書がその核心において「精神疾患と何か？　どうやって診断し治療するのか？」という重要な問いを何度も探っていることである。本書の真の英雄は、その答えを求めるために、その時々の現状に対して批判精神と先見の明をもって果敢に挑戦した勇気ある人々である。本書は精神医学に対する人々の啓発を目標にしており、興味深い症例や先覚者の肖像を深く描き出しながら、精神疾患を「不幸な心の状態」ではなく、「病気」として治療することによって、その偏見をただちに追放することを求めている。

Psychiatry（精神医学）とは「魂の治療」を意味する。精神疾患を治療するためには、心と脳を同時に尊重し、生物学的（Biological）－心理学的（Psychological）－社会学的（Social）、そして倫理的（Ethical）な視点をもって多角的・多次元的に対応していく必要があることを、現代の医学教育では教えられている。ただし、精神医学は人間の実存的状態を扱う特殊な医学分野でもある。診療場面では、当事者の方のアイデンティティ（自己同一性）、生きる目的や意味、人生の可能性に関する根本的な問いに迫られることも多い。深い信頼に基づくきわめて独特な医師・患者関係を基盤として真の回復を目指すのが本質的に重要である。人々は温かみと思いやりのある科学的な精神医学を必要としており、精神科医は患者と家族の幸福に重い責任を負っている。「もしフロイトがいなかったら、私は精神科医になっていたかどうかわからない」と述べたジェフが、本書を*Shrinks*というタイトルに決めたのは、精神科医は怪しげなシュリンクから脱して、上記の価値観を普遍的に共有してほしいという切なる願いからだと思う。

本書は、医療関係者のみならず、精神医療に関わるすべての人々と当事者の方やご家族に読んでいただけたら幸いである。最後に、*Shrinks*の日本語訳出版の企画を私が打診した際、いち早く興味を示していただき、素晴らしい翻訳家である柳沢圭子さんを紹介され、無事出版まで導かれた金剛出版編集部の藤井裕二様と関係者の方々に心よりお礼申し上げたい。未熟な私に多くのことを教えてくださった患者様とご家族に感謝し、私をジェフのもとにポスドクとして勇気をもって推薦していただいた故青葉安里先生（元聖マリアンナ医科大学神経精神科学教室主任教授）、そしていつもサポートしてくれている私の家族に本書を捧げたい。

二〇一八年五月

桜ヶ丘記念病院 精神科
宮本聖也

Publishing Group, 2007.
Scott, W. "PTSD in DSM-III: A Case in the Politics of Diagnosis and Disease." *Social Problems* 37, no. 3 (1990): 294-310.
Shephard, B. A *War of Nerves: Soldiers and Psychiatrists in the Twentieth Century.* Cambridge, MA: Harvard University Press, 2001.
Shorter, E. A *History of Psychiatry: From the Era of the Asylum to the Age of Prozac.* New York: John Wiley & Sons, 1997.
———. *A Historical Dictionary of Psychiatry.* New York: Oxford University Press, 2005.
Skinner, B. F. *Walden 2.* Indianapolis: Hackett Publishing Company, Inc.,1948.
Solomon, A. *Far from the Tree: Parents, Children and the Search for Identity.* New York: Simon & Schuster, 2012.
———. *The Noonday Demon: An Atlas of Depression.* New York: Scribner, 2003.
Spiegel, A. "The Dictionary of Disorder: How One Man Revolutionized Psychiatry." *The New Yorker*, January 3, 2005.
Steiner, M. A. "PET—the History behind the Technology." Master's thesis, University of Tennessee, Knoxville, TN, 2002.
Szasz, T. S. *The Myth of Mental Illness: Foundations of a Theory of Personal Conduct.* New York: HarperCollins 50th Anniversary Edition, 2011.
Torrey, F. E. American *Psychosis: How the Federal Government Destroyed the Mental Illness Treatment System.* New York: Oxford University Press, 2014.
———. *Freudian Fraud: The Malignant Effect of Freud's Theory on American Thought and Culture.* New York: Harper Collins, 1992.
———. *The Invisible Plague: The Rise of Mental Illness from 1750 to the Present, with Judy Miller.* Brunswick, NJ: Rutgers University Press, 2002.
———. *Nowhere to Go: The Tragic Odyssey of the Homeless Mentally Ill.* New York: Harper Collins, 1988.
———. *Out of the Shadows: Confronting America's Mental Illness Crisis.* New York: John Wiley & Sons, 1996.
War Department Bulletin, Medical 203—Office of the Surgeon General, Army Service Forces. "Nomenclature of Psychiatric Disorders and Reactions." *Journal of Clinical Psychology* 56, no. 7 (2000): 925-34.
Ward, M. J. *The Snake Pit.* New York: Random House, 1946.
Weissman M. M., J. C. Markowitz, and J. C. Klerman. *Comprehensive Guide to Interpersonal Psychotherapy.* New York: Basic Books, Perseus Books Group, 2000.
Wikipedia https://en.wikipedia.org/wiki/Main_Page.
Zubin, J. "Cross-National Study of Diagnosis of the Mental Disorders: Methodology and Planning." American *Journal of Psychiatry* 125 (1969): 12-20.

Kraepelin, E. *Compendium der Psychiatrie.* Leipzig, Germany: Verlag von Ambr. Abel, 1983.

Kramer, P. D. *Listening to Prozac: A Psychiatrist Explores Antidepressant Drugs and the Remaking of the Self.* New York: Viking Penguin, 1993.

Lidz, T. *The Origin and Treatment of Schizophrenic Disorders.* New York: Basic Books, 1973.

Lifton, R. J. *Death in Life: Survivors of Hiroshima.* New York: Random House, 1968.

Linehan, M. M. *Skills Training Manual for Treating Borderline Personality Disorder.* New York: The Guilford Press, 1993.

Makari, G. *Revolution in Mind: The Creation of Psychoanalysis.* New York: HarperCollins, 2008.

Menninger, K. A. *The Vital Balance: The Life Process in Mental Health and Illness, 1963.* New York: Penguin Books, 1977.

_______. "War Department Bulletin, Medical 203—Office of the Surgeon General, Army Service Forces: Nomenclature of Psychiatric Disorders and Reactions, 1943." *Journal of Clinical Psychology* 56, no. 7 (2000): 925-34.

Mesmer, F. A. *Dissertation on the Discovery of Animal Magnetism, 1779. Mesmerism: Being the Discovery of Animal Magnetism.* Translated by J. Bouleur. Lynnwood, WA: Holmes Publishing Group, 2005 (rev. ed.).

Michels, R. "Giants of Psychiatry." *American Board of Psychiatry and Neurology 75th Anniversary Celebration.* Lecture presented to the American Board of Psychiatry and Neurology (ABPN), September 26, 2009.

_______. "Psychiatry and Psychoanalysis in the United States." *Philosophical Issues in Psychiatry III: The Nature and Sources of Historical Change.* Lecture conducted from University of Copenhagen, Denmark, May 10, 2013.

Nabokov, V. *Strong Opinions, 1st Vintage International Edition.* New York: Random House, 1990.

Noguchi, H., and J. W. Moore. "A Demonstration of Treponema Pallidum in the Brain in Cases of General Paralysis." *Journal of General Physiology* 17, no. 2 (1913): 232-38.

Oldham, J. M., and M. B. Riba, eds. *American Psychiatric Press Review of Psychiatry.* Vol. 13. Washington, DC: American Psychiatric Publishing, 1994.

Pauley, J. *Skywriting: A Life Out of the Blue.* New York: Ballantine Books, 2005.

Platt, M. *Storming the Gates of Bedlam: How Dr. Nathan Kline Transformed the Treatment of Mental Illness.* Dumont, NJ: DePew Publishing, 2012.

Porter, R. *The Greatest Benefit to Mankind: A Medical History of Humanity.* New York: W. W. Norton & Company, 1999.

_______. *Madness: A Brief History.* New York: Oxford University Press, 2002.

Protsch, R., and R. Berger. "Earliest Radiocarbon Dates for Domesticated Animals." *Science* 179 (1973): 235-39.

Rank, O. *The Trauma of Birth.* New York: Courier Dover Publications, 1929.

Reich, W. *The Function of the Orgasm: The Discovery of the Orgone. V1.* Rangeley, ME: The Orgone Institute Press, 1942.

Rollnick, S., W. R. Miller, and C. C. Butler. *Motivational Interviewing in Health Care: Helping Patients Change Behavior.* New York: The Guilford Press, 2008.

Rosenhan, D. L. "On Being Sane in Insane Places." *Science* 179 (January 1973): 250-58.

Rossner, J. *Looking for Mr. Goodbar.* New York: Washington Square Press, 1975.

Rush, B. *Medical Inquiries and Observations Upon the Diseases of the Mind. Vols. 1-4.* 2nd ed. Philadelphia: J. Conrad and Company, 1805.

Sacks, O. *Musicophilia: Tales of Music and the Brain.* New York: Alfred A. Knopf, 2007.

Saks, E. R. *The Center Cannot Hold: My Journey Through Madness.* New York: Hyperion Press, Hachette

Feighner, J. P., E. Robins, S. B. Guze, A. Woodruff Jr., G. Winokur, and R. Munoz. "Diagnostic Criteria from the Saint Louis School (Missouri-USA)." *Archives of General Psychiatry* 26, no. 1 (1972): 57-63.

Feuchtersleben, E. von. *Principles of Medical Psychology.* London: Sydenham Society, 1847.

Frances, A. Saving *Normal: An Insider's Revolt Against Out-of-Control Psychiatric Diagnosis, DSM-5, Big Pharma and the Medicalization of Ordinary Life.* New York: HarperCollins, 2013.

Freedman, A. M., and H. I. Kaplan. *The Comprehensive Textbook of Psychiatry.* Baltimore, MD: Williams and Wilkins, 1967.

Freud, S. *Introductory Lectures on Psychoanalysis.* New York: Edward L. Bernays, Inc., 1920.

———. Project for a Scientific Psychology. In *The Complete Letters of Sigmund Freud to Wilhelm Fliess, 1887-1904.* Edited and translated by J. M. Masson. Cambridge, MA: Belknap Press of Harvard University Press, 1985.

———. *The Future of an Illusion.* Translated by G. C. Richter. Peterborough, Ontario, Canada: Broadview Press, 2012.

———. *The Interpretation of Dreams.* New York: The Macmillan Company, 1913.

———. *Totem and Taboo.* Translated by A. A. Brill. New York: Moffat, Yard and Company, 1918.

Gay, Peter. *Freud: A Life for Our Time.* New York: W. W. Norton and Company, 1988.

Goffman E. *Asylums.* New York: Doubleday and Company, 1961.

Gorwitz, K. "Census Enumeration of the Mentally Ill and the Mentally Retarded in the Nineteenth Century." *Health Service Report* 89, no. 2 (1974): 180-87.

Houts, A. C. "Fifty Years of Psychiatric Nomenclature: Reflections on the 1943 War Department Technical Bulletin, Medical 203." *Journal of Clinical Psychology* 56, no. 7 (2000): 953-67.

Hurn, J. D. "The History of General Paralysis of the Insane in Britain, 1830 to 1950." PhD diss., University of London, 1998.

Huxley, A. *The Doors of Perception: And Heaven and Hell.* New York: Vintage Classic, 2004.

Hyman, S. E., and E. J. Nestler. *The Molecular Foundations of Psychiatry.* Washington DC: American Psychiatric Press, 1993.

James, W. *The Varieties of Religious Experience.* Rockville, MD: Manor, 2008.

Jamison, K. R. *An Unquiet Mind: A Memoir of Moods and Madness.* New York: Vintage Books, 1996.

Jones, E., and S. Wessely. *Shell Shock to PTSD: Military Psychiatry from 1900 to the Gulf War, Maudsley Monographs #47.* Hove, UK, and New York: Psychology Press, 2005.

Jung, C. G. *Studies in Word-Association.* Translated by M. D. Eder. New York: Moffat, Yard and Company, 1919.

Kandel, E. R. "Psychotherapy and the Single Synapse: The Impact of Psychiatric Thought on Neurobiological Research." *New England Journal of Medicine* 301, no. 19 (1979):1028-37.

———. *The Molecular Biology of Memory Storage: A Dialogue Between Genes and Synapses.* Monograph Reprint. *Les Prix Nobel 2000.* Stockholm, Sweden: Norstedts Tryckeri, 2001.

———. *Psychiatry, Psychoanalysis, and the New Biology of Mind.* Washington, DC: American Psychiatric Publishing, 2005.

———. *In Search of Memory: The Emergence of a New Science Mind.* New York: W. W. Norton & Company, 2006.

Kendler, K. S. "The Structure of Psychiatric Science." *American Journal of Psychiatry* 171, no. 9 (September 2014): 931-38.

文献

Adler, A. *The Neurotic Constitution.* Translated by J. E. Lind and B. Glueck. New York : Moffat, Yard and Company, 1917.

Amen, D. G. Change Your Brain, *Change Your Life: The Breakthrough Program for Conquering Anxiety, Depression, Obsessiveness, Anger, and Impulsiveness.* New York: Three Rivers Press, 1998.

American Psychiatric Association. *Diagnostic and Statistical Manual of Mental Disorders: DSM-5.* 5th Edition. Washington, DC: American Psychiatric Publishing, 2013.

———. *The Statistical Manual for the Use of Institutions for the Insane, 1918.* New York: State Hospitals Press, 1942.

Beck, J. S., and A. T. Beck. *Cognitive Behavior Therapy, Second Edition: Basics and Beyond.* New York: The Guilford Press, 2011.

Boller, F., and G. D. Barba. "The Evolution of Psychiatry and Neurology: Two Disciplines Divided by a Common Goal?" In *Current Clinical Neurology: Psychiatry for Neurologists*, edited by D. V. Jeste and J. H. Friedman, 11-15. Totowa, NJ: Humana Press, 2006.

Brown, H. G. *Sex and the Single Girl: The Unmarried Woman's Guide to Men, 1962.* New York: Open Road Media, 2012.

Campbell, J. *The Hero with a Thousand Faces.* 3rd Edition. Novato, CA: New World Library, 2008.

Castaneda, C. *The Teachings of Don Juan: A Yaqui Way of Knowledge.* Berkeley, CA: University of California Press, 1998.

Centonze, D., A. Siracusano, P. Calabresi, and G. Bernardi. "The 'Project for a Scientific Psychology' (1895): A Freudian Anticipation of LTPMemory Connection Theory." *Brain Research Reviews* 46 (2004): 310-14.

Clarke, C. A., and P. M. Sheppard. "Lessons of the 'Pink Spots.'" *British Medical Journal* 1 (1967): 382-83.

Darwin, C. *On the Origin of Species by Means of Natural Selection.* London: John Murray Albemarle Street Publishers, 1859.

Decker, H. S. *The Making of DSM-III: A Diagnostic Manual's Conquest of American Psychiatry.* New York: Oxford University Press, 2013.

Diagnostic and Statistical Manual of Mental Illness. *American Psychiatric Association Task Force on Nomenclature and Statistics.* Washington, DC: American Psychiatric Publishing, 1952.

Dickstein, L. J., M. B. Riba, and J. M. Oldham, eds. *American Psychiatric Press Review of Psychiatry.* Washington, DC: American Psychiatric Press, 1997.

Dukakis, K. D. *Shock: The Healing Power of Electroconvulsive Therapy.* New York: Avery Publishing Group, 2006.

Ellenberger, H. *The Discovery of the Unconscious: The History and Evolution of Dynamic Psychiatry.* New York: Basic Books, Perseus Books Group, 1970.

Ellman, G. L., R. T. Jones, and R. C. Rychert. "Mauve Spot and Schizophrenia." *American Journal of Psychiatry* 125 (1968): 849-51.

Endler, J. A. "Gene Flow and Population Differentiation." *Science* 179 (1973): 243-50.

著作権一覧

著者について

ジェフリー・A・リーバーマン医師は、三〇年以上にわたる職業生活において、患者のケアおよび精神疾患の性質と治療の研究を行ってきた。コロンビア大学医学部の「ローレンス・C・コルブ教授職」をもち、精神医学科長を務め、ニューヨーク州立精神医学研究所の所長でもある。また、コロンビア大学精神医学科の「統合失調症研究のためのリーバー教授職」も有し、ニューヨーク・プレスビテリアン病院コロンビア大学医療センターの精神科医長でもある。リーバーマンの活動は、精神病性障害の歴史と治療に関する知識を発展させ、現在のケア水準のほか、統合失調症の新しい治療薬開発と、早期発見・予防の斬新な戦略開発に大いに役立った。これまでに五〇〇編以上の論文を科学誌に発表し、精神疾患と精神医学に関する一二冊の本の編集に関わった。多くの栄誉や賞を贈られており、脳行動研究財団からはリーバー賞を、アメリカ精神医学会からはアドルフ・マイヤー賞を、米国精神科学会議からはスタンリー・R・ディーン統合失調症研究賞を、全米精神疾患患者家族会からは研究賞を、国際神経精神薬理学会からは神経科学賞を受けている。アメリカ精神医学会の元会長で、現在は数多くの科学者団体に属し、二〇〇〇年には全米科学アカデミー医学研究所会員に選ばれた。妻とともにニューヨーク市に住んでいる。

監訳者略歴

宮本聖也

（みやもと・せいや）

1965 年 広島県に生まれる。1990 年 山口大学医学部卒業。1990 年 聖マリアンナ医科大学神経精神科学教室入局。1998 ～ 2001 年 ノースカロライナ大学チャペルヒル校精神科留学。2001 ～ 2002 年 医療法人財団新六会 大富士病院 副院長。2004 年 聖マリアンナ医科大学神経精神科学教室 講師。2008 年 聖マリアンナ医科大学神経精神科学教室 准教授、聖マリアンナ医科大学病院統合失調症治療センター センター長。2017 年～ 社会福祉法人 桜ヶ丘社会事業協会 桜ヶ丘記念病院勤務。

主著 『改訂版 精神科・わたしの診療手順』（アークメディア［2016］分担執筆）、『ガイドライン外来診療』（日経メディカル開発［2017］分担執筆）、*Comprehensive Care of Schizophrenia : A Textbook of Clinical Management. Second Edition*（Oxford University Press［2012］分担執筆）、*Psychiatry. Fourth Edition*（John Wiley & Sons［2014］分担執筆）、*Encyclopedia of Psychopharmacology. Second Edition*（Springer-Verlag［2015］分担執筆）、*Treatment Response and Resistance in Schizophrenia*（Oxford University Press［2018］分担執筆）ほか。

訳者略歴

柳沢圭子

（やなぎさわ・けいこ）

翻訳業。上智大学外国語学部英語学科卒業。

主要訳書 『自殺で遺された人たちのサポートガイド――苦しみを分かち合う癒やしの方法』（明石書店［2007］）、『アスペルガー症候群・高機能自閉症の人のハローワーク』（明石書店［2008］）、『統合失調症と家族――当事者を支える家族のニーズと援助法』（金剛出版［2010］）、『精神疾患診断のエッセンス――DSM-5 の上手な使い方』（金剛出版［2014］）、『恥の烙印――精神的疾病へのスティグマと変化への道標』（金剛出版［2017］）ほか。

シュリンクス

誰《だれ》も語《かた》らなかった精神医学《せいしんいがく》の真実《しんじつ》

印 刷……2018 年 8 月 5 日
発 行……2018 年 8 月 15 日
著 者……ジェフリー・A・リーバーマン with オギ・オーガス
監訳者……宮本聖也
訳 者……柳沢圭子
発行者……立石正信
発行所……株式会社 金剛出版（〒 112-0005 東京都文京区水道 1-5-16）
電話 03-3815-6661　振替 00120-6-34848
装 幀……山田知子（chichols）
印刷・製本……シナノ印刷
ISBN978-4-7724-1639-9 C3047 ©2018 Printed in Japan